Bausteine
für ein positives
Mikroklima

H. Kinadeter · W. Möhring · Th. Poppe

Bausteine für ein positives Mikroklima

Gesund wohnen und leben
im biologischen Kraftfeld

Delphin Verlag

Die Illustrationen zeichnete Klaus Riedel, München

Umschlaggestaltung: Peter Engel, München
Satz: Uhl + Massopust, Aalen
Druck und Bindung: Clausen & Bosse, Leck
Printed in Germany
ISBN 3.7735.5311.0

Inhalt

Vorwort

Kälte, Schnee und Eis, Regen, Sturm und Blitzschlag, Feuchtigkeit, Dürre und Hitze: seit es Menschen gibt, versuchen wir, uns gegen die Schwankungen des Klimas auf dem Planeten Erde zu schützen. Ein Teil unserer Arbeitskraft und unserer Intelligenz befaßt sich ständig mit der Schaffung eines möglichst angenehmen, gleichförmigen und kraftspendenden Mikroklimas, um Witterungsextreme aufzufangen und ohne großen Aufwand unsere Körpertemperatur konstant zu halten.
Die »Bausteine« für dieses Mikroklima waren ursprünglich sehr einfach: wärmende Tierfelle und Feuer, kühlendes Wasser, Holz, Stroh, Lehm und Steine für das Dach über dem Kopf.
Heute sieht die Sache anders aus, komplexer, »fortschrittlicher«, farbenreicher. An den grundlegenden Bedürfnissen hat sich nichts geändert, einige andere – wie etwa der Wunsch nach mehr Form und Farbe im Raum – haben sich stärker entwickelt.
Um Ihnen nahezubringen, was wir unter »Mikroklima« verstehen, möchten wir Sie zu einer kleinen Übung einladen.
Lehnen Sie sich zurück und lassen Sie Ihren Blick in dem Sie umgebenden Raum wandern, tun Sie so, als ob Sie ihn zum ersten Mal sehen. Führen Sie die folgende Übung in jedem Raum Ihrer Wohnung und an Ihrem Arbeitsplatz aus.
Atmen Sie nun tief ein. Was jetzt Ihre Bronchien füllt, ist nicht einfach nur *»Luft«*. Sie haben ein Element eingeatmet, das viele unterschiedliche und variable Eigenschaften besitzt: spezifische Temperatur und Wasserdampfgehalt, eine bestimmte chemische Zusammensetzung aus verschiedenen Gasen, einen Anteil an Staub, Mikroorganismen und Pilzen sowie spezifische elektroklimatische Eigenschaften, wie etwa der Gehalt an positiven und negativen Ionen, und einige weitere Eigenschaften, die mitbestimmen, welche Qualität Ihre Atemluft besitzt. Wenn Sie nun beginnen, Ihre Aufmerksamkeit auf weitere Bausteine Ihres Mikroklimas zu richten, etwa auf Möbel und Einrichtungsgegenstände, denken Sie zuerst daran, daß Ihre Wahrnehmung erst ermöglicht wird durch einen weiteren entscheidenden Faktor: *Licht*.

Beobachten Sie, wie das Licht »fließt«, betrachten Sie seine Quellen. Entdecken Sie, wie es den Raum füllt, sich verteilt, an bestimmten Stellen verschluckt wird. Wo bilden sich Schatten? Ist es ausreichend? Wirkt es ermüdend oder anregend? Beobachten Sie, wie sich *Farben* und Strukturen verändern, wenn Sie künstliche Lichtquellen einschalten.
Wandern Sie nun mit Ihrer Aufmerksamkeit weiter und richten Sie sie auf die Einrichtung, auf die verwendeten Farben, auf Möbel, Wände, Bilder, Bodenbeläge, Fenster. Wenn Ihr Blick an bestimmten Gegenständen »hängenbleibt«, horchen Sie nach innen und fragen Sie sich, warum. Was stört Sie, was gefällt Ihnen besonders, werden angenehme oder unangenehme Erinnerungen geweckt?
Und denken Sie daran: Tun Sie so, als ob Sie den *Raum* zum ersten Mal sähen. *Nehmen Sie nichts als »selbstverständlich«!* Der nächste Baustein: »Öffnen« Sie Ihre Ohren. Was hören Sie? *Musik?* Wie wirkt sie auf Sie? Verkehrs*lärm?* Die Waschmaschine? Hören Sie einige Minuten zu. Seien Sie »ganz Ohr«.
Nehmen Sie sich Zeit für diese kleine Reise in Ihr privates Universum. Sie könnte zu einer der wichtigsten Reisen werden, die Sie jemals unternommen haben.
Richten Sie nun Ihre Aufmerksamkeit auf sich selbst: Wenn Sie sich gerade in Ihrer *Wohnung* aufhalten, folgt nun der wichtigste Baustein Ihres Mikroklimas: Sie selbst. Setzen Sie die Reise bei sich selbst fort und betrachten Sie sich in Ruhe. Nehmen Sie sich wahr wie einen Fremden.
Wie sind Sie gekleidet? Welche Farben, welche Stoffe tragen Sie? Ist Ihnen zu warm oder zu kalt? Fühlen Sie sich wohl in Ihrer *Haut*? Reisen Sie weiter *in* Ihre Haut. Beginnen Sie mit dem Kopf und hören Sie bei den Zehenspitzen auf. Beobachten Sie Verspannungen, Gefühle, Gedanken und Atemrhythmus.
Den letzten Baustein Ihres Mikroklimas schließlich müssen wir Ihnen im Laufe der Lektüre dieses Buches nahebringen und in seiner Wirkung beschreiben: die sinnlich nicht wahrnehmbaren Einflüsse, die aus Ihrer unmittelbaren Umwelt stammen. Hierzu zählen elektrostatische Aufladungen der Haut, nicht wahrnehmbare Ausgasungen der verwendeten *Bau- und Ausbaustoffe,* elektromagnetische Felder natürlichen und künstlichen Ursprungs, radioaktive Strahlung von Luft und Baustoffen und einige weitere Faktoren.
Lassen Sie nun die Bausteine, auf die wir Sie aufmerksam gemacht haben, vor Ihrem geistigen Auge Revue passieren, denn wir möchten Sie mit einem Gedanken vertraut machen:

Alle Elemente Ihres Mikroklimas – von der Luftqualität bis zur Farbgebung Ihrer Wände – bilden eine Art Kissen, einen Puffer gegenüber den Energien und Einflüssen, die von »draußen« kommen. Wie ein weiter Mantel werden Sie von ihnen eingehüllt. Alle diese Elemente üben Wirkung aus, beeinflussen sich gegenseitig, neutralisieren sich, verstärken sich gegenseitig.
Im Idealfall erfüllt dieses »Kissen« nicht nur eine Schutzfunktion, sondern kann auch als Quelle von Kraft und Inspiration dienen, als Aufladepunkt für unsere geistigen und körperlichen Energiereservoire.

Dieses Buch entstand, weil die Wirklichkeit in unseren Wohn- und Arbeitsräumen anders aussieht: soweit die Wahl der *Bausteine* unseres Mikroklimas unserem Einfluß unterworfen ist, entscheiden wir über ihre Qualität nach Kriterien, die von Werbung und Industrie diktiert werden, von gerade herrschender Mode und Geschmack, von Ebbe- und Flutverhältnissen in unserem Geldbeutel. Oft entscheiden wir uns für bestimmte Möbel, Heizsysteme, Farben und Gerätschaften aus Unkenntnis über bessere und gesündere Alternativen.
Jahrzehntelange Gewöhnung an bestimmte Aspekte unserer Mikroklimata hat schließlich sogar dazu geführt, daß wir lieben gelernt haben, was uns schadet, ein Faktum, das zu unserer täglichen Erfahrung zählt.
Wir können uns nicht getrennt von unserer Umwelt sehen. Der Zusammenhang zwischen Mensch, Mikroklima und Umwelt ist viel inniger, als wir uns bewußt sind. Wenn wir gesund leben wollen, müssen wir uns mit Gesundheit umgeben. Gesundheit und Harmonie sind ansteckend! Auf den ersten Blick mag unser Buch umfassende und vollständige Information bieten, aber Sie müssen Ihren Teil zum Erfolg selbst beitragen. Gesundheit, wie wir sie verstehen, ist nicht das Produkt vieler Einzelmaßnahmen, kann nicht durch das Befolgen starrer Vorschriften erreicht werden. Außen- und Innenwelt des Menschen bilden ein untrennbares Ganzes. Es besteht ein direkter Zusammenhang zwischen der Qualität Ihres Mikroklimas und Ihnen selbst, Ihrer Haltung dem Leben gegenüber.
Wenden Sie das Wissen, das Ihnen hier angeboten wird, an, aber vergessen Sie nicht, daß es wenig nützt, isoliert hier und da ein paar Tips herauszugreifen und sich nach ihnen zu richten. Wichtig ist, daß Ihr Wunsch, sich gegen Negativität zu schützen, stark und immer stärker wird, ganz gleich, aus welcher Quelle sie stammt. Sie

werden dann nach und nach fähig sein, Ihre Gesundheit selbst zu »schaffen«. Ihre Haltung wird sich ändern, wenn Sie erkennen, wie sehr Ihre Haltung dem Leben gegenüber sich in jedem Teilbereich Ihres Mikroklimas widerspiegelt.

Normalerweise erhalten wir kaum eine Chance, die richtige Haltung zu entwickeln. Sie wird bestimmt durch kulturelle, nationale, familiäre, schulische und andere Konditionierungen wie auch durch den Grad an Wissen und Unwissen über die Funktionen unseres Körpers und unserer Psyche. Die Führung eines sinnerfüllten Lebens, körperliche und geistige Gesundheit sind das Ergebnis der Fähigkeit, Körper und Geist in ein perfektes *Gleichgewicht* zu bringen, eine Fähigkeit, die an keiner Schule gelehrt wird. Unser individuelles Mikroklima ist ein direkter Ausdruck dieser Fähigkeit, beziehungsweise Unfähigkeit.

Dieses Gleichgewicht stellt sich erst ein, wenn eine Reihe von Faktoren berücksichtigt werden, die wir heutzutage stark vernachlässigt finden. Ohne Übertreibung kann man bei der heutigen Wohnkultur von einer »Verzärtelungsmaschinerie« sprechen: überheizte Wohnungen mit geringer Luftfeuchte und wohnphysiologisch ungünstige Baumaterialien sorgen für ein reizarmes Klima und für den Abbau unserer körperlichen Abwehrkräfte im Verein mit falscher Ernährung, ungünstigen Schlafstellen und einer Überfrachtung unserer Wohnungen mit einer Vielzahl elektrischer Geräte, die uns jeden Handgriff abnehmen. Der Preis, den wir für die gestiegene »Lebensqualität« zahlen, ist unglaublich hoch, ganz abgesehen davon, daß ihn auch noch unsere Kinder und Enkel bezahlen müssen. Unsere Gesundheit nimmt Schaden daran, daß wir unserem Körper »lästige« Arbeiten ersparen. Ein Fenster von Hand abzuschleifen, ist mühsam. Ein Abbeizer tut's viel schneller. Was ein Abbeizer-Lösemittel aber in unseren Lungen und später die Abfälle in unseren Flüssen und Mülldeponien »tun«, diese Frage wird selten gestellt: »Jeder ist sich selbst der Nächste und nach uns die Sintflut«.

Wir sind deshalb von der Überlegung ausgegangen, daß ein Buch über unser Mikroklima unvollständig wäre, wenn wir dem »Baustein Mensch« keine Beachtung schenken würden, wie es in vielen anderen Ratgebern geschieht. Wir werden deshalb über *Prinzipien der Gesundheit* sprechen, über das Grenzorgan zur Außenwelt, die *Haut,* über richtige *Ernährung,* Suchtgifte, und vor allem über den allgegenwärtigen *Streß* und seine Abbaumöglichkeiten. Diese Aspekte bilden in gleicher Weise wie *Licht, Luft* und *Farbe* Bausteine unseres Mikroklimas.

Verzichten Sie aber auf drastische Maßnahmen zur Änderung Ihres Mikroklimas. Gehen Sie langsam vor. Der Mensch ist wie alle biologischen Systeme empfänglicher für subtile Reize. Tiefgreifende Änderungen wirken oft schockartig und rufen eher Abwehrreaktionen und Gegenwehr hervor.

Wir behaupten:
Es ist möglich, mit einem Minimum an Selbstdisziplin (um die wichtigste Voraussetzung gleich zu nennen), an finanziellem Aufwand und mit Freude ein individuelles Mikroklima zu schaffen – ganz gleich, welche äußeren Faktoren Ihre Wohn- und Arbeitswelt gestalten –, das demjenigen, der sich ihm aussetzt, Energie, Lebensfreude und Inspiration gibt, statt Kraft zu kosten. Ein Klima, das schützt und bewahrt, das fähig ist, einen großen Teil der negativen Umwelteinflüsse (Luftverschmutzung, Strahlungen, Aggressivität) zu absorbieren und zu neutralisieren. Es ist möglich, unser Mikroklima so zu gestalten, daß es wie eine Schutzimpfung für das körperliche und psychische Immunsystem wirkt!
Dieses Buch soll zu einem Handbuch für die positive Gestaltung Ihres eigenen Lebensbereichs werden, zu einer Landkarte, die auf noch unbekannte Gebiete hinweist, sie bewußt werden läßt, und dann erste Schritte und Wege andeutet, sie zu erobern und neu zu ordnen.
Sie werden entdecken, daß die bloße Beschäftigung mit dem bunten Teppich der verschiedenen Aspekte Ihres Mikroklimas schon eine Veränderung herbeiführt. Unsere Absicht ist es, Sie dazu zu inspirieren.
Wir erheben dabei keinen Anspruch auf Vollständigkeit, dazu ist die Fülle der Einzelaspekte zu groß. Die nötige Anstrengung, um das »Bild« zu komplettieren, muß von Ihnen kommen. Ohne ein Minimum an Selbstdisziplin wird es Ihnen nicht gelingen. Ohne Humor und Lebensfreude ebensowenig.

Dr. Harald Kinadeter
Wolfgang Möhring
Thomas Poppe

Teil I:

Der Mensch

Dr. med. Harald Kinadeter

Prinzipien und vernachlässigte Aspekte der Gesundheit

Wir können im privaten Bereich und am Arbeitsplatz ein Mikroklima schaffen, das uns stärkt und vor negativen Einflüssen schützt. Es kann Impulse der Freude, der Zuversicht, der Kreativität und der Harmonie abstrahlen und verstärken, es kann uns wie eine Batterie Energie liefern, aber das alles wird uns letztlich wenig nützen, wenn wir die Energie nicht speichern können, weil aus Lecks in unserem Energiereservoir ständig Energie verlorengeht. Um den optimalen Effekt eines bewußt gestalteten Mikroklimas für uns zu erzielen, müssen wir den Empfänger dieser Energien in Ordnung bringen. Je besser unser Körper, unsere Gedanken und unsere Gefühle in sich und zusammen harmonieren, desto effektiver können wir den fördernden Einfluß eines positiven Mikroklimas nutzen. Krankheitsfördernde innere Einstellungen und Haltungen können sich wie Lecks in unserem Energietank auswirken, negative Gedanken können positive Einflüsse blockieren, und falsche Ernährungsweise kann Krankheiten herbeiführen, deren schädliche Auswirkungen durch das wunderbarste Mikroklima niemals ausgeglichen werden können. Darum ist es unvermeidlich, die Prinzipien gesunden Lebens zu suchen, um nicht in einem Lebensbereich stärkende, in anderen Bereichen aber gleichzeitig schwächende Einflüsse zu kultivieren. Unsere Aufmerksamkeit hilft uns dabei. Bestimmte unproduktive Haltungen beispielsweise verlieren ihre Macht über uns, wenn sie uns bewußt werden. Sie können nur im Dunkel operieren. Andere Grundlagen gesunder Systeme haben wir vielleicht einfach vergessen, z. B. daß jeder Teil nimmt und auch gibt, oder, wir haben falsche Vorstellungen von Gesundheit, weil wir etwas für normal halten, wenn alle es falsch machen. Es kann allerdings nicht darum gehen, eine umfassende Systematik der Gesundheitslehre vorzustellen. Gerade für uns heutige Menschen liegt die Gefahr darin, daß wir in unserem Normenglauben und unserer domestizierten Uniformität nur zu gierig Regelungen und Gebote suchen, die uns Gesundheit, Energie und Erfüllung versprechen. Darin liegt das Elend aller Leitfäden, sobald es nicht um Dinge, sondern um Menschen geht. Die Schwierigkeit liegt darin, daß wir Gesundheit nur erreichen können, wenn wir nach unserem eigenen Geschmack und Maß leben. Es gibt Menschen, die leben mit einem Gewicht von 90 kg besser, zufriedener, gesünder und länger als mit ihrem statistischen Idealgewicht von 75 kg. Die Statistik ist gnadenlos und im Einzelfall dumm. Wir müssen selbst herausfinden, was wir brauchen und was uns guttut, sonst befolgen wir Regeln, die für einen Elefanten gedacht sind, während wir vielleicht als Löwe geboren sind. Immer wieder ist versucht worden, mit Geboten und Regelungen das Wohl der Menschen zu fördern, von Herrschern und Ärzten, von Ordensstiftern und Religionsgründern. Alle diese Formulierungen waren aus einer bestimmten Situation heraus entstanden und für Menschen einer bestimmten Zeit, Mentalität und Kultur entworfen, deren Krankheiten und Fehler sie korrigieren sollten.

Gebote werden immer übertreten und erzeugen ein schlechtes Gewissen, doch ganz ohne Orientierung ist der Mensch hilflos.

In unserem Kulturkreis läßt sich die Entwicklung des Gesundheitsthemas vom Corpus Hippocraticum über die Schriften der Äbtissin Hildegard von Bingen[1] zu Hufelands Makrobiotik (1796) und weiter zum ausschließlich naturwissenschaftlichen Ansatz der modernen Hygiene verfolgen.

Nach den hippokratischen Schriften bedeutete Gesundheit ein Gleichgewicht zwischen Umwelt, Lebensführung und den verschiedenen Komponenten der menschlichen Natur. Der Arzt hatte den natürlichen Heilkräften die beste Voraussetzung zu schaffen und sie zu unterstützen, darin lag seine Leistung. In den Schriften der Hildegard von Bingen wurde der Lebensstil als zentraler Punkt der Gesundheit gesehen und dabei die Haltung der Mitte, das Gleichgewicht betont. Hufeland schließlich sah noch eine sittliche Pflicht, gesund zu leben, und erst die Moderne hat den Blick vom Menschen und der Bedeutung der Krankheit und inner- wie überpersönlicher Zusammenhänge weggelenkt auf monokausale Ursachen von Krankheiten, z. B. auf Bakterien als Infektionserreger.

Auf Kosten eines gnadenlosen Detailwissens ist der Blick für

Zusammenhänge verlorengegangen. Durch Überbetonung der analytischen Methode hat sich bloßes Faktenwissen von der Krankheit auf Kosten eines umfassenden Wissens von Gesundheit breitgemacht.

Die Naturwissenschaft kann uns jedoch den Sinn des Lebens und der Krankheit nicht erklären, und Hildegard von Bingen schrieb in der Sprache und für die Menschen über die Krankheiten des 12. Jahrhunderts. Heute sieht die Welt anders aus, auch wenn sich die Menschen nur sehr langsam verändern.

In diesem Kapitel geht es darum, allgemeingültige Aussagen zur Gesundheit in unsere Zeit zu übertragen, es geht darum, vernachlässigte Seiten unserer modernen Vorstellung von Gesundheit hervorzuheben, neue Gesichtspunkte anzubieten und die bekannten Fakten in neue Zusammenhänge zu stellen.

Es ist eher ein Streifzug durch das unbekannte Land Gesundheit als eine kartographische Vermessung.

Die Betonung liegt auf den Vorbereitungen und auf der Ausrüstung für eine eigene Expedition in dieses Land.

Es gibt keine festgelegte Route und keinen Fahrplan.

Weil jeder Mensch anders ist.

Aber es gibt Orientierungspunkte.

Und es gibt einen Kompaß.

Der Ausgangspunkt

> Suchen Sie in Ihrem Herzen zu ergründen,
> was Sie sich am meisten wünschen,
> und wenn Sie dazu fähig sind,
> so werden Sie wissen,
> was Sie zu tun haben.
> Denken Sie gut darüber nach,
> und gehen Sie dann darauf los.
>
> *G. J. Gurdjeff*

Wenn wir nicht überzeugt wären, daß bewußte Anstrengungen unser Leben gestalten können, würden wir alles treiben lassen. Die Möglichkeiten, unser Leben frei zu gestalten, können wir jedoch nur verwirklichen, wenn wir nicht mehr bloß automatisch reagieren und unter dem Zwang unbewußter Annahmen handeln.

Unsere Vorstellungen von der Wirklichkeit helfen mit, diese Wirklichkeit zu erzeugen. Was wir für unmöglich halten, werden wir nie in Angriff nehmen, und was wir für gut halten, werden wir erstreben. Wenn wir fest daran glauben, daß wir in diesem Leben Erfolg haben werden, und diese Vorstellung und dieses Vertrauen mit unserer aufrichtigen Anstrengung bekräftigen, wird der Erfolg unvermeidlich sein, genauso unvermeidlich freilich wie der Mißerfolg, wenn wir darauf programmiert sind. Mißerfolg im Bereich Gesundheit ist gleichbedeutend mit Krankheit, – und darum sind unsere Vorstellungen von Gesundheit von überragender Bedeutung.

Die WHO-Definition, Gesundheit sei »ein Zustand völligen körperlichen und sozialen Wohlbefindens« hat mitgeholfen, ein nicht mehr finanzierbares, dekadentes Gesundheitssystem zu erzeugen, in dem die Menschen glauben, sie seien krank, wenn sie sich nicht immer wohlfühlen. Vergessen worden ist, daß es geradezu ein Kennzeichen eines gesunden Menschen ist, in bestimmten Situationen sein völliges Wohlbefinden zu verlieren. Soziologen schließlich definieren Gesundheit als »Zustand optimaler Leistungsfähigkeit eines Individuums für die wirksame Erfüllung der Rollen und Aufgaben, für die es sozialisiert worden ist[5].« Mittlerweile wissen wir gerade in Deutschland ganz gut, daß kollektive Dressur nicht unbedingt das gesündeste Verhalten garantiert.

Jeder Mensch muß sich selbst kennenlernen und ein Verständnis von Gesundheit entwickeln, das auf seiner Erfahrung und seiner Veranlagung aufbaut. Er muß seine Bedürfnisse und Schwächen kennenlernen und verstehen, was ihm nützt und was ihm schadet, und warum er das, was er weiß, nicht anwendet.

Für einen Menschen bedeutet Gesundheit auch, sich wie ein Mensch zu verhalten. Das ist normal. Allerdings haben wir uns daran gewöhnt, mit »normal« heute das Alltägliche, Durchschnittliche, ja Krankhafte zu bezeichnen. Die Norm ist der kleinste Nenner, auf den man sich einigen kann. Damit haben wir unsere Ansprüche in einer Weise reduziert, die an Selbstaufgabe grenzt.

»Wenn wir uns die ewig sitzenden, verkrampften, fettbepackten, nikotinsüchtigen, unausgeglichenen, gefühllosen, unerfüllten Leiber ansehen, die von der heutigen Medizin das Prädikat ›gesund‹ erhalten, wird uns vielleicht klar, daß wir unsere Ansprüche in erschreckendem Maß reduziert haben ...«[3]

Unsere bewußten oder unbewußten Vorstellungen von dem, was normal und natürlich, möglich oder unmöglich ist, tragen mit dazu bei, daß wir uns in Situationen stabilisieren, die unergiebig und schädlich sein können. So halten wir es für mehr oder weniger »normal«, mit 40 die erste Brille zu haben und mit 50 die dritten Zähne, den zweiten Herzinfarkt mit 60 und die Sklerose mit 70. Wir halten es für ein Naturgesetz, daß mit dem Alter der Blutdruck ansteigt, obwohl das Gegenteil durch Untersuchungen an isoliert lebenden Populationen in Südamerika, Afrika und den Pazifischen Inseln nachgewiesen ist[4]. Wir finden es normal, in Streß und Rivalität zu leben, Beziehungen und die Umwelt auszubeuten und psychologische Probleme zu haben. Wir brauchen dringend eine umfassende und klare Vorstellung von Gesundheit.

Was bedeutet Gesundheit heute?

Gesundheit kann man nicht in einem Satz definieren. In Wirklichkeit geht es auch mehr darum, die Erinnerung zu wecken, denn wir haben das Wissen davon, was Gesundheit eigentlich bedeutet, tief in uns. Diese Aktivierung der Erinnerung läßt sich in Begriffen von Resonanz beschreiben. Wenn ein Eindruck in uns das Gefühl harmonischer Bewegung, des zwanglosen Zusammenspiels individueller Rhythmen und Melodien in einem lebendigen Muster hervorruft, wenn er uns Ganzheit, Schönheit und Kraft vermittelt, dann regt er in uns dieses Wissen an und beschleunigt den Prozeß der Erinnerung.

Wir können sagen: Gesundheit ist rund, Gesundheit ist Gleichgewicht, Gesundheit ist Harmonie.

Wenn wir sagen: der Ball ist rund, die Sonne ist rund usw., dann entwickeln wir ein Wissen von »rund«, das schließlich unabhängig von konkret faßbaren Beispielen wird, so daß es auch etwas bedeutet, wenn es heißt, die Erde sei rund (so wie man behauptet, in Deutschland sei der Mond viereckig).

Ähnlich ist es mit Gesundheit. Wenn wir mit verwandten Begriffen gezielt Resonanz erzeugen, erweckt dieses Vibrato unseren Gesundheitsbegriff zum Leben.

Wenn Gesundheit Gleichgewicht bedeutet, müssen wir fragen: zwischen was. Das Ideal ist, Gleichgewicht in allem zu erreichen, was man tut: zwischen der Zufuhr und dem Verbrauch von Kalorien, zwischen Verausgaben und Regenerieren, zwischen gesundem Egoismus und Rücksichtnahme.

Es gibt allgemeine und spezifische Kennzeichen gesunder Systeme. So zeigen gesunde Regelkreise, wie zum Beispiel ökologische Systeme, die allgemeine Fähigkeit zur Selbstregulierung. Jahreszeitliche Zyklen, speziesbedingte Wachstums- und Entwicklungsprozesse, Leben und Sterben sind aufeiander abgestimmt und bedingen sich gegenseitig.

Eine spezifische Eigenschaft eines gesunden Menschen ist beispielsweise seine Fähigkeit, verzweigte alpha-Ketosäuren abzubauen. Es gibt also allgemeine Kennzeichen, speziesbedingte Charakteristika, und subjektive Dimensionen von Gesundheit. Für einen Diabetiker kann es notwendig sein, sich 40 IE Insulin täglich zu spritzen, um sein relatives Niveau von Gesundheit zu halten, ein anderer würde daran sterben. Bewegung ist zwar gesund, aber nicht mit einem gebrochenen Bein.

Gesundheit bedeutet *Entwicklung nach der Norm der Spezies* und ebenso Entwicklung der eigenen unvergleichlichen Möglichkeiten innerhalb dieser Norm: von Pablo Picasso bis Arnold Schwarzenegger. Ausstrahlung von Energie und Vertrauen ist immer ein Zeichen von Gesundheit. Sie beweist, daß Energie da ist, von gröberer oder feinerer Qualität. Diese Energie wird am zuverlässigsten dadurch aktiviert, daß man den eigenen Weg geht, den eigenen Fähigkeiten, Bedürfnissen und Zielen entsprechend.

Die Gesundheit des Menschen ist mit der Gesundheit seiner Umwelt und der Gesundheit anderer Lebensformen in dem Maße verbunden, in dem er sich damit austauscht, kommuniziert, Teil ist und Energie davon bezieht.

Gesundheit ist mitteilbar und ansteckend. Gesundheit unterstützt sich selbst. Gesundheit in einem Bereich begünstigt Gesundheit in anderen Bereichen. Die Ausbreitung kann in den Begriffen von Resonanz verstanden werden.

Alle Organe und Zellen unseres Körpers stehen in Wechselwirkung zueinander, die Gedanken beeinflussen unsere Emotionen und den Körper, all dieses unsere Handlungen, und diese das Bewußtsein, und all das genauso umgekehrt. Wir stehen in einem Feld von Wechselwirkungen aus unserem inneren und äußeren Milieu. Das ganze Leben ist ein Feld von Wechselwirkungen. Diese Anschauung löst allmählich das Bild von einem mechanischen Universum ab. In einem lebenden System kann auch der Mensch nicht länger als Maschine gesehen werden, deren einzelne Teile man getrennt betrachten und behandeln kann. Er ist eingebettet in ein sich ständig wandelndes System, in dem er sich durch Anpassung behaupten muß, ohne seine Identität zu verlieren oder den Gesamtzusammenhang zu stören, da ja die von ihm verursachte Störung durch Rückkoppelungseffekte ihn selbst als Teil dieses Systems schädigen muß. Diese Vorstellung von Gesundheit steht in Übereinstimmung mit den allgemein akzeptierten Gleichungen der modernen theoretischen Physik, nach denen sich die Annahme, daß räumlich getrennte Ereignisse einander nicht beeinflussen, nicht länger aufrechterhalten läßt. Diese Anschauung stellt die wechselseitige Abhängigkeit aller Phänomene heraus und ist darüber hinaus tief in unserem abendländischen Erbe verwurzelt, der hippokratischen Tradition, auf deren Begründer unsere Ärzte heute noch ihren Eid leisten.

Ich schwöre bei Apollon, dem Arzte, und Asklepios, und Hygieia, und Panakeia, und allen Göttern und Göttinnen, die ich zum Zeugen anrufe, daß ich nach bestem Vermögen und Urteil diesen Eid und diese Verpflichtung erfüllen werde: Ich werde den, der mich diese Kunst lehrt, meinen Eltern gleich achten, Rat und Vorlesung und alle übrige Belehrung weitergeben. Meine Verordnungen werde ich treffen zu Nutz und Frommen der Kranken nach bestem Vermögen und Urteil, sie vor allem schützen, was ihnen Schaden und Unrecht zufügen könnte.
Nie werde ich, auch nicht auf eine Bitte hin, ein tödliches Gift verabreichen oder auch nur einen Rat dazu erteilen.
Ich will zu Nutz und Frommen der Kranken mich fernhalten von selbstverschuldetem Unrecht und jeder Schädigung.
Was ich bei der Behandlung sehe und höre und außerhalb der Behandlung im Leben der Menschen, soweit man es nicht aussprechen darf, werde ich verschweigen, da hier Schweigen Pflicht ist.

Der Eid des Hippokrates

Da in einer sich verändernden Umwelt irreversible Vorgänge auftreten, kann Anpassung bedeuten, einen neuen Gleichgewichtszustand zu erreichen, der auf einer anderen Ebene als der vorhergehende angesiedelt ist. Somit ist in diesem Gesundheitsbegriff der Aspekt der Entwicklung und der Evolution enthalten, aber auch Flexibilität. Sie ist überlebensnotwendig und ein Maßstab für Gesundheit. Ein neues Gleichgewicht, das sich aus der Anpassung an Veränderungen ergibt, muß so beschaffen sein, daß Harmonie, Resonanz und synchrones Pulsieren im Rhythmus der neuen Realität möglich sind, als Voraussetzungen für Wohlbefinden. Das Bedürfnis nach solcher Harmonie verführt viele Menschen dazu, sich in gemeinsamen Überzeugungen zu stabilisieren. Die gemeinsamen Überzeugungen oder Paradigmen von Gruppen oder Kulturen können jedoch nur dann dauerhaft Gesundheit bewirken, wenn sie mit den Gesetzen des Lebens übereinstimmen, mit »dem Gesetz, nach dem wir angetreten«, wie Goethe es formuliert.
Wenn wir unsere Bedürfnisse erkennen und akzeptieren, können wir leichter ein inneres Gleichgewicht erreichen, das die Integration in ein größeres System erleichtert. Ein gesunder Organismus kann nicht nur in sich ein gestörtes Gleichgewicht wieder herstellen, er kann sich auch harmonisch in ein größeres System integrie-

ren. Ein in sich zerrissener, selbstbezogener Mensch wird immer einen größeren Zusammenhang stören, weil er nie gelernt hat, seinen Egoismus zu relativieren, seine privaten Vorlieben einzuschränken, um die Stabilität des Gesamtsystems zu unterstützen. Doch falsch verstandene und übersteigerte Anpassung, nicht im Sinne von Flexibilität, sondern von Selbstpreisgabe führt dazu, daß man sich von der Quelle seiner Energie und Lebensfreude trennt durch die Weigerung, das zu werden, wozu man geboren ist. Ein Komponist kann nur gesund werden, wenn er komponiert. Er kann das »gesündeste« Leben führen, sich disziplinieren etc., – wenn er nicht komponiert, wird er unruhig werden, unzufrieden, schließlich gereizt und zuletzt depressiv. Weil ihm ein vitales Element fehlt, die für ihn notwendige Aktivität.

Gesundheit ist die Fähigkeit eines Organismus, in sich und nach außen harmonische Strukturen, Beziehungen und Prozesse herzustellen und aufrechtzuerhalten, – und gleichzeitig disharmonische Strukturen, Beziehungen und Prozesse zu verhindern oder aufzulösen. Es ist die Fähigkeit, sich in einen größeren Zusammenhang einzufügen, ohne das eigene oder das übergeordnete dynamische Gleichgewicht irreversibel zu stören und ohne die eigene Identität preiszugeben.

Gesundheit ist damit mehr eine Kapazität als eine definierte Eigenschaft und mehr ein Prozeß als ein Zustand. Gesundheit ist Ausdruck einer strukturierenden Energie, die der Entropie entgegenwirkt. Wenn wir vom augenblicklichen Gesundheitszustand eines Menschen reden, meinen wir damit die aktuelle Bilanz dieser entgegengesetzten Tendenzen:

◇ einer positiven, das Leben erhaltenden und stärkenden evolutiven Kraft in Richtung Energien höherer Ordnung oder Ordnungen höherer Energie, und
◇ einer entgegengesetzten Kraft in Richtung Desorganisation und Ordnungen niederer Energie oder Energien niederer Ordnung.

Was heißt das für uns?
Ganz einfach:

◇ Gesundheit bedeutet für uns die Kraft und die Fähigkeit, das zu werden, was wir sind, und das zu überwinden, was uns daran hindert, und bezeichnet den Zustand, der sich daraus ergibt: ein harmonisches Zusammenspiel der verschiedenen Prozesse, die den Menschen definieren im Dienste einer Absicht, die dem Sinn des Lebens folgt.

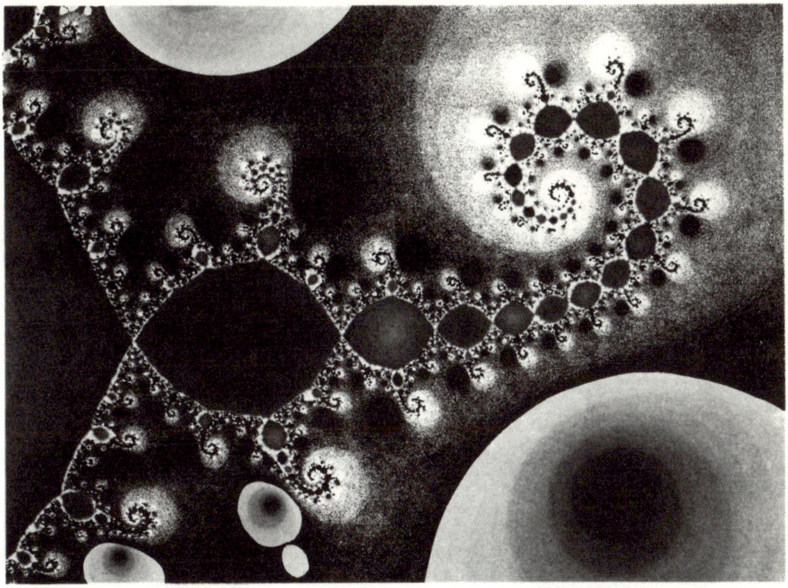

Computergrafik: Ordnung in der Unordnung?[32]

Das Organisationsprinzip der Gesundheit

Im Detail wiederholt sich – in individueller Ausprägung – die Harmonie des Ganzen.

◇ Die »fraktale« Mathematik, ein neuer Zweig dieser Disziplin, ist bis jetzt am besten geeignet, organische Wachstumsprozesse in Formeln auszudrücken. Fraktal bedeutet gebrochen und meint, daß sich die Oberfläche eines Blattes nicht zweidimensional und auch nicht dreidimensional verhält, sondern eben fraktal, genaugenommen 2,5-dimensional.

◇ Es kommt eine wunderbare Harmonie zum Ausdruck, wenn fraktale Formeln, die wohl so etwas wie mathematische Äquivalente organischer Wachstums- und Formprozesse darstellen, computergraphisch aufgelöst werden. Selbst bei immenser Vergrößerung – bei IBM wird mit einem Faktor von 10^{14} gearbeitet – bleibt die Ähnlichkeit bestimmter Figuren mit sich selbst immer erhalten. *Das kleinste Detail wiederholt die Symmetrie des Ganzen.* Das klingt nach uralter hermetischer Weisheit: »Wie oben, so unten« aus der Smaragdenen Tafel des Hermes Trismegistos und ist doch die Anwendung fortschrittlichster Computertechnik und Mathematik. Die fraktale Mathematik beschreibt die Organisation an der Grenzfläche zwischen Ordnung und Chaos, die wir Leben nennen. Noch eine bestürzende Ähnlichkeit mit dem Leben haben die Gleichungen der fraktalen Mathematik: Nach einer festgelegten Zahl von Schritten kippt die strenge Ordnung garantiert ins Chaos ab, – doch zeigt sich auch dann noch eine Konstante, Delta genannt, von der die Fachleute meinen, ihr komme eine ähnlich universale Bedeutung wie der Zahl Pi zu.

Lebensgewohnheiten

In der einzigen interdisziplinären gerontologischen Längsschnittuntersuchung im deutschen Raum verglich man langlebige mit weniger langlebigen Menschen. Die Langlebigen unterschieden sich u. a. durch:

◇ größere körperliche und soziale Aktivität
◇ mehr außerfamiliäre Kontakte
◇ weniger Konzentration auf die eigene Familie
◇ größere Flexibilität und geringere Rigidität (sie konnten sich leichter an Neues anpassen)
◇ einen höheren Sozialstatus
◇ größere Zufriedenheit mit ihrem Status[6]

In der Gruppe der Langlebigen fand sich bei den Männern eine größere Zahl von Verheirateten oder nicht allein Lebenden. Interessant ist auch, daß zu Beginn der Studie die Ärzte keinen Unterschied im Gesundheitszustand der beiden Gruppen finden konnten, daß sich jedoch die »Langlebigen« selbst subjektiv als gesünder einschätzten.[6] An der Universität of California, Los Angeles, wurden 1975 die Ergebnisse 5½-jähriger Beobachtung und Untersuchung von 11 000 Erwachsenen veröffentlicht. Die Ergebnisse erbrachten eine statistisch signifikante Korrelation bestimmter Lebensgewohnheiten mit längerem Leben, nämlich:

◇ drei Mahlzeiten täglich
◇ körperliche Betätigung
◇ meiden von Nikotin
◇ mäßiger Alkoholgenuß
◇ mäßiges Körpergewicht
◇ sieben bis acht Stunden Schlaf pro Nacht

Die statistische Lebenserwartung beträgt nach dieser Studie für einen 35jährigen Mann 67 Jahre, wenn er drei dieser Gewohnheiten erwirbt, und 78 Jahre, wenn er sich alle sechs aneignet.

Langlebigkeit als Indikator eines gesunden Lebensstils hängt zwar einerseits mit familiärer oder genetischer Disposition zusammen, andererseits scheinen sich diese angeborenen Faktoren nur dann in hohem Alter und Gesundheit auszudrücken, wenn sie mit körperlicher, geistiger und sozialer Aktivität einhergehen, und mit günstigen äußeren Faktoren wie Beruf, Einkommen, Wohnlage etc. verbunden sind.[7,8]

Die amerikanische Ärztin Dunbar untersuchte und befragte dreihundert Hundertjährige nach ihren Lebensgewohnheiten. Ähnliche Untersuchungen führte das bekannte Gallup Institut in Princeton durch. Hier ein Zitat aus dem Bericht, der die Ergebnisse von Mrs. Dunbar voll bestätigt:

»Die überwiegende Mehrheit dieser Hundertjährigen blickte auf ein hartes Leben zurück, das ihre Kräfte aktiv erhielt. Wirtschaftlich lebten sie in geordneten Verhältnissen, weder arm noch übermäßig reich. Sie besaßen eine friedliche Gesinnung und ein aufgeschlossenes Wesen. Sie waren weder strenge Asketen noch besonders verweichlicht. Gier und übertriebene Sorgen waren ihnen fremd. Die Verheirateten haben in ihrer Ehe für richtige Kameradschaft gesorgt und machten das Beste aus ihrem Lebensbund. Sie liebten ihre Arbeit und waren mit ihren Lebensverhältnissen zufrieden. Immer wieder gab es Zeiten einer regelmäßigen und frohen Entspannung. Beinahe alle erwähnten übereinstimmend, daß sie sozusagen immer einen guten und tiefen Schlaf gehabt hätten. Sie hatten die nachahmenswerte Gewohnheit, abends zusammen mit den Kleidern die Tagessorgen abzulegen und sie nicht als Ruhestörer und Schlafräuber mit ins Bett zu nehmen. Im übrigen lebten sie keineswegs nach bestimmten strengen Richtlinien und hatten sich nicht lauter Verbotstafeln aufgestellt. Gelegentlich machten sie Ausnahmen vom gewohnten Rhythmus und freuten sich daran. Sie folgten ihrem Instinkt und entwickelten ein gutes Gespür für das ihnen Zuträgliche. Übereinstimmend meinten sie, daß geregeltes und mäßiges Essen, Trinken und Schlafen, daß Körperbewegung und Liebe zur Arbeit im wesentlichen für ihr hohes Alter verantwortlich gewesen seien. Die meisten aßen abends wenig oder nichts. Gegenüber den Kurzlebigen war der auffallende Unterschied, daß sie eine hervorragende Fähigkeit zu allgemein positiver Lebensführung und Lebenskunst entwickelten und ihr Leben dementsprechend einrichteten. Sie waren durchweg wirkliche Lebenskünstler!«[9]

Here you have it in a nutshell, würde der Engländer jetzt sagen. Doch um die skeptische Wissenschaft zu überzeugen, mußten solche klaren Aussagen immer wieder in Studien bestätigt werden.

Der A-Typ und der B-Typ

Eines der auch außerhalb medizinischer Expertenkreise bekanntgewordenen Beispiele, wie persönliches Verhalten und der davon geprägte Lebensstil die Krankheitshäufigkeit und die Sterblichkeit beeinflussen kann, ist die Typisierung nach Typ A oder Typ B, eine Einteilung, welche auf die grundlegenden Arbeiten von Dr. Friedman und Dr. Rosenman zurückgeht[10,11]. Ein Typ-A-Verhalten bedeutet eine größere Anfälligkeit für Erkrankungen der Herzkranzgefäße (Coronargefäße) und damit für Angina pectoris, Herzinfarkt und plötzlichen Herztod. Insgesamt ist das coronare Risiko des A-Typs siebenfach erhöht gegenüber dem B-Typ. Man weiß zwar, daß Coronarleiden signifikant häufiger auftreten, wenn einer oder mehrere der klassischen Risikofaktoren (z. B. Rauchen, hoher Blutdruck, hoher Cholesterinspiegel, Diabetes) beteiligt sind, doch konnte für Coronarerkrankungen bei amerikanischen Männern im mittleren Alter nur bei der Hälfte ein Zusammenhang mit diesen klassischen Risikofaktoren nachgewiesen werden. Der entscheidende neue »Risikofaktor« wurde im Typ-A-Verhalten gefunden, das zusätzlich und zusammen mit den bekannten Risikofaktoren krankheitsauslösend wirkt. Die Rolle des Typ-A-Verhaltens beim Entstehen eines Herzinfarktrisikos wird heute nicht mehr bezweifelt, man glaubt allerdings mittlerweile, daß nicht das Typ-A-Verhalten an sich, sondern sein übertriebener Einsatz, die chronisch hohe Dosierung das Krankmachende darstellt.

»Das Typ-A-Verhaltensmuster ist eine Gesamtheit von Verhaltensweisen, die mit einer erhöhten adrenergen Reaktion auf die tägliche Umweltbelastung verbunden ist. Es beinhaltet Verhaltensdispositionen wie Ehrgeiz, Aggressivität, Ungeduld und Wettbewerbssinn, spezifisches Verhalten wie Muskelanspannung, rasche Erregbarkeit, rasche und emphatische Stimme, und so ist auch Stil und Takt der meisten Aktivitäten, dazu emotionale Reaktionen wie erhöhte Irritabilität und ein erhöhtes Potential für Feindseligkeit und Ärger ...«[31]

Ein A-Typ ist besonders konkurrenz- und leistungsbewußt. Er steht oder setzt sich selbst bei allem, was er tut, unter Zeitdruck. Er neigt dazu, seine Leistung in Zahlen auszudrücken. Als Chirurg wird er erzählen, wieviel Operationen er schon gemacht hat, und als Hobbysportler, wieviel Kilometer er in der Woche in welcher Zeit läuft. Er ist sehr ungeduldig und ein schlechter Zuhörer. Wenn jemand sehr langsam redet, ist das für ihn eine Folter, und er wird ihn unterbrechen, um seine vermuteten Gedanken schneller zu Ende zu führen. Seine Aggressivität ist die meiste Zeit beherrscht, wird aber gelegentlich durch nichtige Anlässe zu heftigen Ausbrüchen geweckt. Letztlich ist er chronisch frustriert durch seinen Lebensstil, da er immer zu wenig Zeit für alles hat und wenig echte Freunde, da er in jedem den Konkurrenten sieht.

Sein Gegenstück, der B-Typ, ist nun nicht etwa weniger erfolgreich im Beruf, er ist hauptsächlich darin weniger erfolgreich, sich einen Herzinfarkt zuzuziehen. Kenneth Pelletier hat die beiden Typen in seinem Buch »Mind as Healer, Mind as Slayer« so dargestellt:

»Im allgemeinen ist der B-Typ frei von dem krankhaften Gefühl des Zeitdrucks, das für den A-Typ charakteristisch ist. Er kennt es vielleicht nur zu gewissen Zeiten im Berufsleben, wenn es angebracht ist. In seiner Freizeit spielt der Zeitdruck niemals eine Rolle, denn der B-Typ betrachtet die Freizeit als das, was sie ist, – eine Zeit, in der man sich ohne Schuldgefühle entspannen kann. Wenn er ehrgeizig ist, wird sich sein Ehrgeiz wahrscheinlich auf Ziele richten, die er gut durchdacht hat. Er hat nicht das Bedürfnis, sich ständig mit seinesgleichen zu messen oder seine Leistung in Zahlen auszudrücken. Sein Selbstgefühl erwächst aus dem Können und der Arbeit für Lebensziele, die über den bloßen materiellen Erfolg hinausgehen. Er kennt auch seine Stärken und Schwächen und neigt dazu, seine Unzulänglichkeiten mit philosophischem Gleichmut hinzunehmen. Im Gegensatz dazu ist sich der A-Typ seiner Wertmaßstäbe nie sicher und sucht daher ständig eine Bestätigung seines Wertes. Da der B-Typ mehr um der persönlichen Befriedigung willen arbeitet, als um seinen Konkurrenten auszustechen, ist er nicht zwangsläufig auf Wettbewerb bedacht wie der A-Typ und frei von der Feindseligkeit, die so oft mit einem starken Konkurrenzgeist verbunden ist. Menschen vom B-Typ nehmen sich oft Zeit für eine stille Kontemplation eigenen Stils. Wird er vor ein Problem oder eine Aufgabe gestellt, denkt der B-Typ an Alternativen, er wägt alle Aspekte eines Problems gegeneinander ab und nimmt sich die Zeit, ein wirksames Vorgehen auszudenken. Interessanterweise scheint diese Methode der Problemlösung zu größerer schöpferischer Leistung beizutragen als das Verhalten des A-Typs. Hastige Entscheidungen, frei flottierende Feindseligkeit und stereotype Einstellungen bei der Problemlösung sind integrale Bestandteile des A-Verhaltens, die nicht dazu angetan sind, den erwünschten Erfolg zu bringen, wenn ein B-Typ zur Stelle ist, der bedachtsamer, origineller, ebenso kompetent und persönlich weniger ekelhaft ist. Chronische A-Typen würden offensichtlich gut daran tun, ihre Gegenstücke vom B-Typ zu studieren, da ein B-Typ mit größerer Wahrscheinlichkeit einen Lebensstil erreicht, der echtem Glück nahekommt. Außerdem ist die streßarme Verhaltensweise des B-Typs der Erhaltung der Gesundheit viel förderlicher...«[12]

Krankmachende Einstellungen und Haltungen

Durch wissenschaftlich durchgeführte Studien ist mittlerweile genügend Material gefunden worden, welches die Folgerung erlaubt, daß bestimmte innere Einstellungen für ein gesundes Leben kontraproduktiv sind. Die Hinweise häufen sich, daß für Magengeschwüre, Migräne, Darmentzündungen, Asthma, Krebs und eine unübersehbare Reihe anderer Krankheiten relativ spezifische psychologische Verhaltensmuster mitverursachend sind. Vielen dieser Muster ist gemeinsam: eine gewisse Gehemmtheit im Äußern von Emotionen (positiver, aber auch negativer), eine märtyrerhafte Opferhaltung und oft übertriebene Ängstlichkeit und Unselbständigkeit im Alltag.[13] Auch die Unfähigkeit, dauerhafte persönliche Bindungen einzugehen, scheint sich als regelmäßiges Kennzeichen eines mit Krankheit verbundenen Lebensstils herauszukristallisieren. Die Unfähigkeit, zu verzeihen, was zu chronischem Ressentiment führen muß, wird für die Entstehung der Krebskrankheit mitverantwortlich gemacht.[17] Für das Magengeschwür und das Zwölffingerdarmgeschwür glaubt man zu wissen, daß Verlust von Geborgenheit einen auslösenden Faktor darstellt.[19]
Viele Befunde deuten darauf hin, daß funktionierende persönliche und soziale Beziehungen überlebensnotwendig sind, als stellten diese Verbindungen Kanäle dar, durch die Energien ausgetauscht und erneuert werden, die der Mensch braucht. Ohne sie vertrocknet und verkümmert er, wie das René A. Spitz in seinen bahnbrechenden Untersuchungen an Heimkindern nachgewiesen hat. Die Energie, die diesen Kindern fehlte, was zu irreversiblen körperlichen und geistigen Schäden, zu Krankheit und frühem Tod führte, war die Liebe[18].

Durch Verzicht auf ein eigenes Leben binden sich viele Menschen in Abhängigkeit an einen Partner, der dann allein für die emotionale Nahrung zuständig ist, was meistens in eine Krise mündet. Der Grad an Abhängigkeit von anderen Menschen ist geradezu ein Maßstab für die Bereitschaft, mit Krankheit zu reagieren, wenn der »Verlust« eines solchen Menschen droht. Das gilt auch für die Abhängigkeit von materiellen Dingen: Wer kennt nicht die Berichte über gehäufte Selbstmorde und Herzinfarkte von Bankiers und Spekulanten im Zusammenhang mit dem New Yorker Börsenkrach von 1929?

Wie kann es möglich sein, daß jemand durch das Ende eines innigen und bedeutsamen Kontaktes dauerhaft völlig aus der Bahn geworfen werden kann oder ernsthaft krank wird? Doch nur dann, wenn das Verhältnis nicht ausgeglichen war, wenn er mehr Energie aus diesen Kontakten gezogen hat, als sie ihn kosteten, und wenn er keine Kompensationsmöglichkeiten hat. Darum ist Isolierung ein technischer Fehler in einem auf Gesundheit ausgerichteten Leben, mindestens genauso wie Abhängigkeit von einer Beziehung. So neigen offenbar Personen, die davon abhängig sind, was ihnen gesagt wird, dazu, längere Zeit krank zu sein, während Personen, die eine offene Herrschaft ausüben, keine verlängerte Genesungszeit haben[5]. Diese Auswirkungen der Abhängigkeit auf die Gesundheit ist besonders bei Männern deutlich.

Immer wieder stoßen die Forscher auf Hilflosigkeit, Ängstlichkeit und Unselbständigkeit, wenn sie nach inneren Haltungen als Krankheitsursachen suchen. Wir wissen seit den Arbeiten von C. P. Richter über den Voodoo-Tod, daß Hoffnungslosigkeit in Kombination mit heftigster Angst allein schon ausreicht, um den Tod herbeizuführen[20]. Hoffnungslosigkeit, Hilflosigkeit und Verzweiflung sind auch als diejenigen Faktoren ausgemacht worden, die nahezu regelhaft der Entwicklung oder dem Fortschreiten von Krebs vorangehen[12,14,15,16]. Diese psychischen Extremzustände zeigen am deutlichsten, daß in ihnen ein selbstzerstörerisches Potential steckt, das in abgeschwächter Form durch jedes negative Selbstbild (ich schaff's nicht, ich kann nicht, geschieht mir recht, ich taug eben nichts...) oder auch Weltbild (alles Scheiße, null Bock auf gar nichts) wirksam wird.

Die Haltungen des Selbstmitleids und die Märtyrerrolle gehören genauso dazu wie Ressentiment oder chronifizierte Angst, Mißtrauen und schlechtes Gewissen. Sie erzeugen, verstärken und kanalisieren negative, korrosive Energien, welche die Gesundheit untergraben und die Krankheit anziehen.

So werden vielfach Krebsopfer als besonders »edle« und rücksichtsvolle Menschen beschrieben, die feindselige Emotionen verdrängen und dabei einen märtyrerhaften Zug kultivieren. Sie sind so gut, daß man es fast nicht glauben mag[13].

Bei kranken Kindern ließ sich nachweisen, daß negative Phantasien überwogen, verglichen mit dem Gleichgewicht an negativen und positiven Vorstellungen, wie es für nicht krebskranke Kinder typisch ist[14]. Andere Untersucher fanden folgende Merkmale bei Krebspatienten:

◇ der Verlust einer persönlichen Beziehung vor der Diagnose
◇ die Unfähigkeit, sich durch Aggression zu verteidigen
◇ ein negatives Selbstbild
◇ gespannte Beziehung zu den Eltern[15].

Andere Forscher fanden folgendes Muster:
- ◇ eine dominante Mutter
- ◇ unreife sexuelle Anpassung
- ◇ Unfähigkeit, feindselige Reaktionen zu zeigen
- ◇ Unfähigkeit, bedeutsame Verluste zu akzeptieren
- ◇ vor der Krankheit auftretende Gefühle von Hoffnungslosigkeit, Hilfslosigkeit und Verzweiflung[16].

Die amerikanischen Krebsforscher Simonton und Simonton beschrieben die Krebspersönlichkeit folgendermaßen:
- ◇ mit einem ausgeprägten Zug, nachtragend zu sein, bzw. nicht verzeihen zu können
- ◇ einer Tendenz zum Selbstmitleid
- ◇ einer wenig ausgebildeten Fähigkeit, bedeutsame Beziehungen auf Dauer aufrecht zu erhalten[17].

Diese Liste ließe sich noch sehr lange fortsetzen, aber die wichtigen Punkte wiederholen sich nur.
- ◇ Alles, was einen Menschen klein, wertlos und hilflos macht, und sei es eben auch nur in der eigenen Vorstellung, kann ihn auch krank machen.

Umgekehrt unterstützen die zitierten Befunde die zunächst rein intuitive Annahme, daß ein mit Gesundheit korrelierter Lebensstil sich auch in einer positiven Einstellung dem Leben gegenüber ausdrückt: in Freude am Leben, an der Arbeit, am Umgang mit Menschen, in Initiative und Aktivität, und vor allem in Selbständigkeit und Zuversicht. Unter diesem Aspekt können wir zu einem neuen Verständnis einiger der altmodischen Tugenden wie Mut, Treue, Dankbarkeit oder Geduld kommen: zu einem technischen, anstatt einem romantischen oder moralischen; daß es nämlich einfach gesünder sein kann, diese Haltungen zu kultivieren, statt ihrer negativen Entsprechungen.

Diese Ergebnisse sind deshalb so wichtig, weil Grund zur Annahme besteht, daß durch eine bewußte Willensanstrengung die Tendenz zu negativen Einstellungen umgekehrt werden kann.
- ◇ Das Anschauungssystem kann erkannt und ans Licht gebracht werden, und damit kann es auch durch unseren bewußten Vorsatz verändert werden.

Es gibt Untersuchungen, die zeigen, daß krankmachende Verhaltensmuster therapeutisch zu beeinflussen sind und die Erkrankungshäufigkeit, ja wahrscheinlich sogar die Sterblichkeit verändert werden kann[31]. Wenn wir schon eine Meinung über uns selbst haben müssen, warum soll es keine positive sein? Das bedeutet allerdings, daß wir mit Aufmerksamkeit und Disziplin unsere verborgenen inneren Mechanismen beobachten, damit wir sie beherrschen können, anstatt uns weiter von ihnen beherrschen zu lassen. Das bedeutet weiterhin, daß wir Verantwortung für unsere Einstellungen übernehmen, anstatt uns als hilfloses Opfer zu sehen, denn das ist ganz sicher ungesund, wie wir gesehen haben.

Entwickeln Sie einen gesunden Egoismus

Unsere Gesellschaft erzieht uns dazu, auf Vorteil bedacht zu sein und zu konkurrieren. Gleichzeitig wird aber der Egoismus von Kirche und Staat offiziell verurteilt. Durch die Betonung von Opfer, Verzicht und Leid in der christlichen Lehre ist vielen eine Haltung des Leidens und Ertragens als beispielhaft vermittelt worden, die oft kritiklos praktiziert wird, um sich als »guter Mensch« zu fühlen. Unnötiges Leiden schadet jedoch nur. Unnötig heißt: zu keinem positiven Ergebnis kommen. Die Tabuisierung des Egoismus verhindert, daß wir uns darüber klar werden, daß er eine notwendige Funktion darstellt. Erst diese Klarheit kann uns diese Funktion von Auswüchsen abgrenzen helfen.

Es gibt den Egoismus, der sich auf Kosten anderer ausdehnt, ohne Rücksicht und Respekt, der nur haben will und nimmt. Dieser Egoismus macht uns selbst und unsere Welt kaputt. Und es gibt den Egoismus, der unser individuelles Überleben sichert, der sich darum kümmert, daß wir essen und trinken und atmen, daß wir Angriffe auf unser Leben abwehren, daß wir unsere vitalen Bedürfnisse erfüllen. Ein Akzeptieren unserer Bedürfnisse hilft uns, leichter ein inneres Gleichgewicht zu erreichen,was für unsere Gesundheit und alle unsere Beziehungen und Unternehmungen günstig ist. Niemandem würde es einfallen, jemanden egoistisch zu nennen, der einen Raum verläßt, weil es dort für seine Begriffe zu verqualmt ist. Doch wenn jemand in einer persönlichen Beziehung sich weigert, grundlos zu leiden oder sich Freiräume schafft, die er braucht wie die Luft zum Atmen, wird man ihn oft einen Egoisten nennen, und dieses Wort kann es schaffen, ihn in den Kreislauf von Frustration und Abhängigkeit zurückzubringen, in dem die Möglichkeiten echter Rücksichtnahme sehr begrenzt sind, weil solche nur aus einer Position der Stärke heraus geübt werden können. Mangel an gesundem Egoismus ist Lieblosigkeit gegen sich selbst. Doch auch unsere Fähigkeit zur Rücksicht und Anteilnahme gründet sich auf die Bereitschaft, mit uns selbst freundlich umzugehen. Diese Freundlichkeit befähigt uns, eigene Ziele mit Elan zu verfolgen und uns durchzusetzen. Sie ermöglicht uns auch, eine bestimmte Art von Aggressivität unter einem positiven Aspekt zu sehen, nämlich als Ausdruck einer vitalen Energie, die hinter jeder kraftvollen Unternehmung steckt. Auch dieser Schuß Aggressivität gehört zu einem gesunden Egoismus, denn da diese Welt kein Paradies ist, müssen wir ein bißchen kämpfen, vor allem, wenn wir sie zu einem Paradies machen wollen.

Sicher ist es ein Zeichen von Souveränität, die eigene Psyche in der Hand zu haben und die kleinen Empfindlichkeiten zu reduzieren. Nur sind manche Empfindlichkeiten berechtigt und manche Bedürfnisse vital, wie beispielsweise das Bedürfnis nach Vitamin C, ohne das wir bald zu einem jämmerlichen Bild von Mensch reduziert wären.

◇ Darum: Lernen Sie Ihre Bedürfnisse kennen und kämpfen Sie dafür. Auch wenn man Sie einen Egoisten nennen mag.

Degeneration

Seine Gesundheit zu erhalten, bedeutet auch, die Bedingungen, unter denen es zu Degeneration kommt, zu erkennen und aus dem eigenen Leben auszuschließen.

Offensichtlich führt Inaktivität zur Rückbildung der eigenen Kräfte und Fähigkeiten. Liegt ein Muskel zwei Wochen im Gips, verliert er 25% seiner Kraft. Aktivität und Initiative ist auch das offene Geheimnis der Langlebigkeit vieler Musiker, Dirigenten und aller Menschen, die mit Leidenschaft und Disziplin einen Beruf ausüben, der ihnen Freude macht, und in dem sie Harmonie und Qualität zu realisieren versuchen. Genauso wie unser Körper müssen alle unsere Fähigkeiten gefordert werden, um sich entwickeln zu können, und um funktionsfähig zu bleiben. Darum ist es auch wichtig, ab und zu an die eigenen Grenzen zu gehen, um Wachstumsreize zu setzen, und um die sonst nie beanspruchten Reservekräfte und Regulationsmechanismen zu aktivieren. Dadurch wachsen das Bewußtsein der eigenen Möglichkeiten, das Selbstwertgefühl und die eigene Kraft. So ist es meine Überzeugung, daß ein gelegentlicher Exzeß, der zu einem Aufruhr im Körper führt und die Selbstreinigungs-, Regulations- und Regenerationsmechanismen in unerhörtem Maß auslastet, letztlich die Gesundheit mehr unterstützt als allzu ängstliches Festhalten an den goldenen Regeln der Mäßigkeit und Regelmäßigkeit. Wer sich zu sehr schont, sich immer in Watte packt, nie etwas Ungesundes riskiert, sich also in keiner Weise abhärtet, wird von Krankheit nicht lange verschont bleiben. Das gilt auch für das Gift in der Nahrung und der Umwelt. Wenn wir nicht auf Reservate angewiesen sein wollen, müssen wir mit Gift umgehen lernen. So haben wir durch Entwicklung von Resistenz und Toleranz gegenüber Umweltgiften in einer Umgebung überleben gelernt, in der nicht angepaßte Organismen in kürzester Zeit an Vergiftungserscheinungen sterben müßten. Damit soll jedoch nicht gesagt werden, daß eine unnatürliche Umgebung nicht degenerationsfördernd sei. Wenn Tupayas auf zu engem Raum gehalten werden, magern sie in wenigen Tagen auf die Hälfte ihres Gewichtes ab, verlieren ihren Brutpflegeinstinkt und fressen ihre Jungen auf. Auch Feldmäuse werden unter diesen Bedingungen zu Kannibalen. Die überlebenden Nachkommen sind kränklich und in der ganzen Population ist das Sozialverhalten gestört[25,26]. Frederic Vester zieht eine Parallele zwischen dem degenerationsfördernden Einfluß des Dichtestresses bei verschiedenen Tierpopulationen und dem Zivilisationsstreß, unter dem wir leben:

»Deutlich ist beispielsweise die im Zusammenhang mit dem steigenden Zivilisationsstreß seit einigen Jahren registrierte erhöhte Sterblichkeit der Erwachsenen. Laut Statistik der Krankenkassen seit 1970 sinkt die Lebenserwartung der älteren Menschen, die bis dahin Jahr für Jahr angestiegen war, trotz aller medizinischen Fortschritte auf einmal wieder ab. Ebenso finden wir heute abnehmende Fruchtbarkeit, Rückbildung der Sexualorgane und vermehrte Fehlgeburten. Beim Rückgang der Säugefähigkeit und bei einer Zerstörung des mütterlichen Verhaltens (Kindesmißhandlungen, Aus-dem-Haus-Streben der Mutter, Schlüsselkinder usw.) zeigt die Statistik, daß schon die Kinder der nächsten Generation sich nicht mehr in einer Gemeinschaft zurechtfinden können und verstärkt zu Kriminalität, Alkoholismus und Drogenabhängigkeit neigen. Nach Unterlagen der WHO leiden mittlerweile rund 100 Mill. Menschen allein an krankhaften depressiven Störungen, ein Anteil von rund 3% der Gesamtbevölkerung, der jedoch in den Industrienationen bis auf 20% hinaufreicht«.[27]

Damit scheint belegt zu sein, daß wir in den Industrienationen einem degenerationsfördernden Faktor unterliegen, den wir als die Summe krankmachender Einflüsse aus einer denaturierten Umwelt und einem verständnislosen und herzlosen Verhalten gegen uns selbst und andere mit Zivilisationsstreß bezeichnen können. Die einzelnen Faktoren spielen bei jedem eine unterschiedliche Rolle. Heute tendieren die Menschen generell dazu, eine Versicherungsmentalität zu entwickeln, wodurch sie immer unselbständiger, ängstlicher und unbeweglicher werden. Ein zu bequemes Leben führt jedoch zur Degeneration. So bildet sich z. B. das Gehirn domestizierten Rotwildes in wenigen Generationen um 25

Gewichtsprozent zurück, verglichen mit dem wildlebender Artgenossen[28]. »Wer rastet, der rostet«, das scheint eines der Gesetze zu sein, deren Mißachtung das Leben nicht verzeiht. Ein Leben ohne Anstrengung und Mühe, ohne Verzicht und Leid führt dazu, daß auch die Freude und Annehmlichkeiten bedeutungslos werden. Der amerikanische Soziologe Lewis Mumford ist der Ansicht, daß der Versuch, »ein Leben herbeizuführen, das möglichst wenig Denken, physische Anstrengung und persönliche Anteilnahme fordert«, schließlich zu Infantilität und Senilität führe[24]. So zeigt uns auch die Geschichte, daß alle Kulturen in dem Maß, wie sie sich an ein Leben in Überfluß, Untätigkeit und verminderte Umweltgefahren gewöhnt haben, fremden Eroberern zum Opfer gefallen sind.
In einer Umgebung des Überflusses, in der keine Anstrengungen verlangt werden, entwickeln sich die verwöhnten Kinder, die Kategorie der »Erben«, wie Ortega y Gasset sie genannt hat, weich, weinerlich und ohne Biß, unfähig, selbst etwas zustande zu bringen, aber anspruchsvoll im Nehmen. Doch was keine Mühe kostet, verstärkt die Langeweile. Gewöhnlich werden dann intensive Reize gesucht, um intensive Empfindungen zu wecken, die mit Vitalität gleichgesetzt werden. So kommen für den Menschen schädliche Reize zum Zug, die ihn aus dem Gleichgewicht werfen können. Er taumelt dann wie ein Betrunkener durchs Leben und glaubt, weil sich in seinem Kopf alles dreht, die Dynamik des Lebens wiedergefunden zu haben.
Das mühelose Leben führt zur Demoralisierung, weil ein unbestechlicher Prozeß in uns, der Vertrauen und Kraft aufbaut, davon nicht aktiviert wird. Der Mensch kann sich nur gegen Widerstand entwickeln. Darum brauchen wir eine aktive positive und vielleicht sogar dankbare Einstellung gegenüber den unvermeidlichen Schwierigkeiten des Lebens und sollten sie als Kompliment des Schicksals an unsere Fähigkeiten ansehen.

Resistenz

Resistenz bedeutet, gegen bestimmte Einwirkungen unempfindlich zu sein. Im menschlichen Körper gibt es spezifische und unspezifische Abwehrsysteme. Man kann das Immunsystem generell stärken – und natürlich auch schwächen, und man kann gegen besondere, bekannte Erreger eine spezifische Immunität oder Resistenz induzieren. Eine elegante Methode, schädliche Einflüsse unwirksam zu machen, besteht darin, sich impfen zu lassen. Dabei wird durch einen abgeschwächten Krankheitserreger das Immunsystem des Menschen aktiviert, ohne daß der geschwächte Erreger auch die Kraft hätte, die Krankheit selbst auszulösen. Wenn dann der so vorbereitete Organismus diesem Erreger ausgesetzt ist, kann er sich schützen und bleibt von der Erkrankung verschont.

Auf diese Weise haben wir gelernt, auf eine Vielzahl von Krankheitserregern höchstens mit banalen Symptomen zu reagieren, die für Menschen, die keine Abwehrkörper gegen diese Erreger entwikkelt haben, tödlich sein können. In der Geschichte gibt es traurige Beispiele dafür: Neben der Dezimierung durch brutale Gewalt starben sowohl die amerikanischen Indianer als auch die Indios des Amazonasgebietes in großer Zahl an den von Siedlern und Straßenbauarbeitern eingeschleppten Krankheiten, deren Erregern sie nichts entgegenzusetzen hatten.

Wenn wir schon in einer vergifteten Welt leben, kann es durchaus ungesund sein, uns völlig giftfrei zu ernähren. Es ist notwendig, die Schwerpunkte richtig zu setzen, aber es ist nicht notwendig, alle Einzelheiten des Lebens oder auch nur der Ernährung der Gesundheit unterordnen zu wollen. Es kann sogar kontraproduktiv sein. Wir können durchaus den Begriff der Neurose auf ein Gesundheitsverhalten anwenden, das im Vermeiden jeder Art von Gefährdung dieser Gesundheit den Lebensinhalt sieht. Dadurch lassen wir es zu, daß Angst unser Leben bestimmt. Das rigorose Festhalten an irgendeinem System oder einer Überzeugung ohne jede Flexibilität kann auch Mangel an Humor oder Courage sein, selbst wenn die Disziplin bewundernswert ist, mit der manche Menschen jeder Anfeindung ihrer Gesundheit widerstehen, oder was sie dafür halten, – sei das nun weißes Brot oder weißer Zucker, schwarze Nylons oder schwarzer Krauser. Gesund zu leben muß nicht heißen, immer mehr Verbote zu beherzigen, sondern die Ausnahme nicht zur Gewohnheit werden zu lassen. Wenn wir nicht ab und zu fähig sind, eine Ausnahme zu machen, werden wir womöglich fanatisch und sektiererisch und vielleicht noch unangebracht überheblich, weil wir, offen oder versteckt, die eigene Konsequenz so bewundern. In einem Raum voller Raucher kann man es besser aushalten, wenn man sich selbst eine Zigarette anzündet, und in einer Gesellschaft, in der getrunken wird, kann man sich fast nur wohlfühlen, wenn man mittrinkt. Das ist ein heikler Punkt und ein Angebot für jeden, der nach Mißverständnissen sucht. Das heißt nicht, daß es gut ist, zu rauchen und zu trinken, sondern daß es besser ist, die Initiative zu haben, als Opfer zu sein, wenn es keine andere Möglichkeit gibt. Ein solches Verhalten ist sogar dann noch Ausdruck einer gesunden

Psyche, wenn objektiv gesehen keine Beeinflussung der Situation möglich ist. Zur Depression neigende Menschen verhalten sich anders. Sie haben die Tendenz, die Aussichtslosigkeit eigener Versuche, eine Situation nach eigenen Vorstellungen zu beeinflussen, früher einzusehen als eine Vergleichsgruppe »Gesunder«, – zumindest in Experimenten, in denen sie mit Knopfdruck Lampen kontrollieren sollten, die in Wirklichkeit allein von einem Zufallsgenerator gesteuert wurden[21]. Die Hypothese, daß schädliche Stoffe uns vielleicht weniger beeinträchtigen, wenn uns eine Möglichkeit zur Initiative bleibt, wird durch weitere Experimente bekräftigt, in denen Versuchsteilnehmer, denen Medikamente einfach zugeteilt wurden, viel stärker über Beeinträchtigung ihres Wohlbefindens klagten, als solche, die sich die (identischen) Medikamente selbst ausgesucht hatten[21]. Natürlich bleibt von all dem unberührt, daß eine gesunde Ernährung das A und O einer körperlichen Basis für Gesundheit ist. Es gibt aber Aspekte, die gerne übersehen werden. Unter rein medizinischen Gesichtspunkten ist beispielsweise vegetarische Ernährung, wenn sie vernünftig zusammengestellt ist und ausreichend Proteine, Kohlenhydrate, Fette, Vitamine, Mineralien und Spurenelemente enthält, sicher sehr zuträglich: Sie bietet die Vorteile ballaststoffreicher Kost, senkt den Cholesterin- und Harnsäurespiegel, enthält weniger konzentrierte Kalorien oder schnell resorbierbare Kohlenhydrate als unsere Fast-Food-Küche und hat eine Reihe weiterer Vorteile. Der heikle Punkt ist der, daß wir mit unserer Ernährung die Psyche in einer Weise beeinflussen, über die wir zu wenig wissen. Es ist keine Fabel, daß z. B. Schäferhunde, die mit rohem Fleisch gefüttert werden, schärfer sind als ihre Kollegen, die mit Haferflocken aufwachsen.

Rein vegetarische Ernährung kann eine Verfeinerung der Sensibilität und Empfindsamkeit bewirken, die uns unfähig macht, in dieser Welt zurechtzukommen und uns durchzusetzen. In einer Welt, in der es gelegentlich nicht sehr rücksichtsvoll zugeht, brauchen wir ein Quantum animalischer Energie, um uns zu schützen. Wenn wir etwas erreichen wollen, müssen wir den Kontakt mit der Realität herstellen. In dem Maße, in dem wir uns durch unsere Ernährung zu sanft und zu fein strukturieren, in dem wir jedes Risiko und jede Gefahr und jedes Gift oder jeden Schmutz vermeiden, werden wir anfällig dafür. Kontakt mit negativen Impakten in niedriger Dosierung ist die Voraussetzung, um Immunität oder wenigstens Teilresistenz zu entwickeln. Wenn wir uns auf einem Niveau der Harmlosigkeit stabilisieren, bleiben wir zeitlebens auf Reservate angewiesen; und das bedeutet Abhängigkeit.

Eine grundlegende Strategie

An dieser Stelle sollten wir uns vielleicht einmal die recht einfachen Prinzipien gesunden Lebens klarmachen, um eine sinnvolle Strategie entwickeln zu können. Die fundamentale Wahl liegt darin, sich gesundheitsfördernden Einflüssen auszusetzen und schädliche zu vermeiden. Meiden schädlicher Einflüsse bedeutet prophylaktisches Denken und Handeln. Da wir bestimmten schädlichen Wirkungen unvermeidlich ausgesetzt sind (z. B. der Luftverschmutzung, giftigen Nahrungsrückständen etc.), müssen wir zusätzlich unsere Abwehrkraft und die Widerstandsfähigkeit stärken. So können wir durch Impfung gegen bestimmte Krankheitserreger resistent werden.

Der vierte Pfeiler dieser Strategie ist die Regeneration, die Erneuerung unserer Kräfte. Dazu müssen wir die bekannten Kraftquellen pflegen und ausnutzen (z. B. den Schlaf, das Essen, Pausen) und je nach Bedarf, uns neue Quellen erschließen.

In der Praxis stellt sich die Frage: wie fängt man am besten an? Am besten damit, daß man das Wissen, das man bereits hat, auch anwendet. Das bedeutet auch, nicht zu vernachlässigen, was die Schulmedizin anbietet. So ist das Risikofaktorenkonzept, das im Folgenden erklärt wird, ein wirksamer Ansatz, die eigene Gesundheit zu verbessern.

Ein weiterer Punkt ist, mit den klaren, einfachen Dingen zu beginnen. Beispielsweise kennen wir unseren Körper besser als unsere Psyche, wir können ihn beobachten, bewegen, trainieren, – in viel unmittelbarerer Weise und mit größerer Kompetenz als unsere Psyche, die ein launisches Gebilde ist, das ständig die Form wechselt. Wir sollten nicht vergessen, daß der Westen seine relativ jungen Kenntnisse über die Funktion der Psyche aus dem Studium der kranken Psyche gewonnen hat, von Psychotikern, Neurotikern, depressiven und mit Komplexen behafteten Menschen. Seine Vorstellung von einer gesunden Psyche ist möglicherweise etwas beschränkt und einseitig. Es ist ungefähr so, als wollte man durch Analyse aller Unfallursachen die Eigenschaften des idealen Autofahrers herausfinden! Der Mensch ist keine Einbahnstraße. Es gibt nicht nur psychosomatische, sondern auch somatopsychische Wechselwirkungen, also Beeinflussung der Psyche über den Körper. Darum ist der erste Schritt für uns, einen gesunden widerstandsfähigen und leistungsfähigen Körper zu entwickeln. Wenn wir uns daran halten, werden wir erleben, daß viele Probleme und Widrigkeiten sich auflösen oder eine weniger große Bedeutung bekommen.

Gesicherte Risikofaktoren

Am besten untersucht sind die Risikofaktoren, bei deren Nachweis häufiger ein Herzinfarkt auftritt, als wenn sie fehlen. Das sind die klassischen Risikofaktoren:

◇ hoher Blutdruck
◇ hoher Cholesterinspiegel (speziell der Lipoproteine niederer Dichte)
◇ Zigarettenrauchen
◇ Diabetes mellitus (Zuckerkrankheit)

Zu diesen klassischen Risikofaktoren muß nach neueren Erkenntnissen das bereits erwähnte Typ-A-Verhalten hinzugenommen werden. Übereinstimmend wird auch ein hoher individueller »Streßpegel« als Risikofaktor gewertet, doch ist das eine schlecht meßbare Größe, weshalb es weniger harte Befunde für diese Zusammenhänge gibt. Die Risikofaktoren verstärken sich gegenseitig in ihrer Wirkung. So ist nach einer Studie an über 7000 Menschen die Gefahr, an den Folgen der koronaren Herzkrankheit zu sterben, für Menschen mit 3 Risikofaktoren 4,9-fach erhöht gegenüber Menschen ohne diese Risikofaktoren.

Daß umgekehrt durch den Abbau von Risikofaktoren eine niedrigere Risikostufe wieder erreicht werden kann, ist für das Rauchen wieder einmal überzeugend nachgewiesen worden. In einer im renommierten New England Journal of Medicine veröffentlichten Arbeit war unter Rauchern die Gefahr, einen Myokardinfarkt zu erleiden, 2,9mal größer als unter Nichtrauchern. Dieser Wert schrumpfte auf 2, wenn die Patienten ein Jahr vorher das Rauchen aufgegeben hatten, und auf 1, wenn sie seit mindestens zwei Jahren nicht mehr rauchten. Das galt sogar für Patienten, die länger als 20 Jahre mehr als 25 Zigaretten täglich geraucht hatten und deswegen ein besonders hohes Infarktrisiko von 4,1 getragen hatten[29].

Eine Zusammenfassung der Ursachen, die wahrscheinlich sowohl zum Entstehen des Bluthochdrucks wie auch der Arteriosklerose beitragen, zusammen die wichtigsten Krankheitsursachen in den Industrienationen, würde mit einschließen:

◇ Mangel an körperlicher Bewegung
◇ eine an Kalorien, Gesamtfett, Cholesterin und gesättigten Fettsäuren reiche Ernährung
◇ eine sitzende Tätigkeit
◇ Rauchen
◇ Fettleibigkeit und
◇ Streß

Daneben spielen noch eine Reihe von Faktoren eine Rolle, die wir nicht beeinflussen können oder nicht kennen, wie Vererbung, Geschlecht oder das Lebensalter. Das vielfach bestätigte Konzept der Risikofaktoren soll trotz großer Erfolge nicht darüber hinwegtäuschen, daß auch Menschen ohne Risikofaktoren erkranken oder umgekehrt trotz einer Reihe von Risikofaktoren gesund bleiben. Anscheinend können negative Effekte von Risikofaktoren durch positive Wirkungen von Gesundheitsfaktoren ausgeglichen werden. So kann regelmäßiges Lauftraining, unabhängig von der Art der Ernährung, beispielsweise die antisklerotisch wirksamen Lipoproteine hoher Dichte im Körper vermehren. Schutzwirkung hat auch Befriedigung durch die Arbeit oder ein regelmäßiges Leben. Risikofördernd sind dagegen stressorische Situationen und Verhaltensweisen, die ganze Palette der bereits besprochenen negativen Haltungen und Einstellungen sowie ganz allgemein alles, was unseren Lebensmut und die Lebenskraft vermindert, sei das Gift in der Nahrung oder im Fernsehen. Wer trotz des ständigen Einflusses einer denaturierten Umwelt gesund bleiben möchte, muß sich bemühen, diesen Nachteil dadurch auszugleichen, daß er in seinen Alltag immer mehr Gesundheitsfaktoren integriert, daß er sich ein persönliches Mikroklima schafft, in dem er leben kann.

Bewegung

Bewegung ist Leben. Für den Menschen ist Bewegung lebensnotwendig. Je nach Temperament und Veranlagung brauchen wir alle mehr oder weniger Bewegung, sonst fühlen wir uns nicht wohl. Und wenn wir uns aus gesundheitlichen Erwägungen ein Bewegungsprogramm verordnen, sollten wir eine Form finden, die uns Spaß macht. Ohne einen Funken Freude ist die diszipliniertestе Trimmanstrengung wertlos. Gottseidank ist den Menschen das Vergnügen an Bewegung, am Spiel der Muskeln, am Funktionieren des Körpers angeboren.

Doch nicht jede Art von Bewegung muß gesund sein, mit oder ohne Spaß dabei. Alle Bewegungen, die nach dem »Hampelmann-Muster« ablaufen, also beide Beine oder beide Arme symmetrisch gleichzeitig beanspruchen, können ein unausgewogenes Zusammenspiel unserer beiden Hirnhälften bewirken oder verstärken. Auch wenn der linke Arm und das linke Bein gleichzeitig nach vorne bewegt werden, wie es bei bestimmten Formen des militärischen Exerzierens gefordert wird, entsteht dieser disharmonische

Effekt. Carl Delacato bemerkte, daß viele Kinder mit Lese- und Sprachstörungen beim Gehen, Kriechen oder Spielen auf solche Bewegungsmuster fixiert sind, die das Gleichgewicht stören[30]. Umgekehrt sind die richtigen Bewegungen geeignet, die Konzentration, die innere Harmonie und die Gesundheit zu stärken. Die Zivilisationen des Ostens haben Bewegungssysteme wie beispielsweise Tai Chi entwickelt, die gleichermaßen einen gesunden Körper wie eine ausgeglichene Gesamtpersönlichkeit fördern. Auch die Kampfkünste sind eigentlich ein Weg zur Entwicklung des menschlichen Potentials. Die Methode, mit der das erreicht wird, beinhaltet die häufige Wiederholung ganz bestimmter Bewegungsabläufe in einem charakteristischen Rhythmus, was hohe Konzentration verlangt.

Bewegung kann also viel mehr bewirken als die bloße Verbesserung der körperlichen Kondition und der damit verbundenen positiven Effekte auf Herz und Kreislauf. Auch diese sind allerdings nicht zu unterschätzen. Körperliches Training erhöht die Konzentration der erwünschten Lipoproteine hoher Dichte im Blut, erhöht die Zahl der weißen Blutkörperchen und damit die Widerstandsfähigkeit gegen Infektionen, verbessert die Gewebsdurchblutung und erhöht das maximale Sauerstoffaufnahmevermögen. Es senkt die Blutfette und verzögert die altersbedingte Abnahme der Informationsverarbeitung im Gehirn. Damit diese Effekte eintreten, muß das Training einige Bedingungen erfüllen: Es muß anstrengend sein, eine genügend lange Zeit dauern und in einer bestimmten Häufigkeit durchgeführt werden. Im einzelnen sind folgende Punkte zu beachten:

- ◇ Wer nicht trainiert ist, sollte vor Beginn eines Ausdauertrainings sich ärztlich untersuchen lassen.
- ◇ Um merkliche körperliche Wirkungen hervorzurufen, sollte die Pulsfrequenz mindestens 70% der Maximalfrequenz betragen.
- ◇ Ein Optimum für ein solches Gesundheitstraining liegt offensichtlich bei 30 Minuten täglich, wenn eine Laufbelastung gewählt wird. Mehr Zeitaufwand bringt keinen zusätzlichen gesundheitlichen Nutzen.
- ◇ Eine Pulszahl von 130 pro Minute ist zum Beispiel für einen untrainierten 45jährigen die höchste Pulsfrequenz, die er längere Zeit durchhalten kann. Darum wurde vom Deutschen Sportbund Trimming 130 als Richtwert gewählt, weil bei Dauerbelastung hier bereits leichte Trainingseffekte entstehen.
- ◇ Für gesunde untrainierte Personen scheint eine Trainingsfrequenz von 150–160/Min am günstigsten zu sein.

◇ Für ältere Personen kann die Formel gelten: 180 – Lebensjahre = Mindest-Trainings-Pulsfrequenz. Das entspricht beispielsweise bei einem 60jährigen einer Frequenz von 120/Minute.
◇ Ist ein tägliches Training nicht möglich, so kann die Steigerung der körperlichen Leistungsfähigkeit auch durch ein wöchentlich 2maliges Training von 60–90 Minuten Dauer oder ein 3maliges Training von 30–40 Minuten erreicht werden.
◇ Bei gleicher Trainingsintensität ist ein häufigeres Training wirksamer als ein in der Belastungsintensität identisches, weniger häufiges, dafür aber längeres Training.

Trainingsverbot muß ausgesprochen werden: bei akuten und chronischen Infekten, bei Herzrhythmusstörungen, bei Belastungsbluthochdruck (bei der empfohlenen Frequenz sollte der Blutdruck nicht über 230 mmHg systolisch und 120 mmHg diastolisch steigen), bei Zustand nach Operationen und Verletzungen, besonders nach tiefen Venenthrombosen und bereits abgelaufenen Embolien.

Pulsfrequenzrichtwerte zur Bemessung der relativen Belastungsstärke (nach Aigner)

Alter (Jahre)	ca. 80% VO_2 maximal	ca. 70% VO_2 maximal	ca. 60% VO_2 maximal
30 bis 35	170	150	130
36 bis 40	165	145	125
41 bis 45	160	140	120
46 bis 50	155	135	115
51 bis 55	150	130	110
56 bis 60	145	125	105
61 bis 65	140	120	100
66 bis 70	135	115	95
71 bis 75	130	110	90
Faustregel:	200 minus Alter	180 minus Alter	160 minus Alter

Warnzeichen – vor allem nach dem Sport, in der Erholungsphase:
- ◇ unangemessenes Verhalten der Herzfrequenz mit überhöhtem Arbeitspuls und verzögertem Rückgang in der Erholungsphase
- ◇ ungewöhnliche Atemnot, die meist längere Zeit andauert und bis zu einem Black-Out (= Ohnmacht) unter der Dusche führen kann
- ◇ belastungsbedingte Herzschmerzen, auch mit Auftreten während der Erholungsphase
- ◇ vom Sportler meist als herzbezogen empfundene und beklagte Schmerzen, die jedoch nicht herzbedingt sind, sondern vorwiegend vom Skelett und/oder von der Muskulatur ausgehen
- ◇ Schwindelgefühle – bei und nach sportlichen Aktivitäten, als Folge von Blutdruckanstieg oder -abfall oder von Herzrhythmusstörungen.

Nach unseren derzeitigen Kenntnissen liegt die mittlere maximale Herzschlagfrequenz in den einzelnen Altersgruppen bei:

Jahre	10–20	20–30	30–40	40–50	50–60	60–80
Herzschlagzahl/min	≈ 200	≈ 190	≈ 180	≈ 170	≈ 160	≈ 150

Negative und positive Einflüsse

Eine andere Methode, Vertrauen und Kraft zu gewinnen, besteht darin, sich in allen denkbaren Bereichen Verbündete zu suchen. Damit macht man sich nicht etwa abhängig, sondern nutzt Energien, die jederzeit zur Verfügung stehen. Konkret heißt das, sich durch die Entwicklung des Unterscheidungsvermögens zwischen stärkenden und schwächenden Einflüssen in seinem Umfeld ein Mikroklima zu schaffen, das Zuversicht und Lebensfreude weckt und Resignation und Hinfälligkeit abweist – wie eine antistatische Aufladung den Schmutz.

Stellen Sie sich in Gedanken eine Situation vor, in der Sie schwach waren, oder Ihrer Meinung nach versagt haben oder verletzt worden sind. Unweigerlich wird Ihr Energiepegel sinken. Oder schauen Sie ein Bild an, auf dem ein verletzter Mensch zu sehen ist oder eine Ihnen widerwärtige Szene. Es wird Sie herunterziehen. Den gleichen Effekt haben schrille quengelige Stimmen, verdrossene Gesichter, muffige düstere Wohnungen oder ein bestimmtes Buch oder ein Film.

Gerade von der sogenannten Kunst, in der Malerei, der Musik, im

Film und den anderen Medien werden uns Werke angeboten, die uninspiriert sind und die Ekel, Verzweiflung oder Haß abstrahlen. Diese sogenannten Künstler fühlen sich berechtigt, privaten Kummer oder die verunstaltete Schönheit der Welt zum Vorwand zu nehmen, selbst negative Energie zu verbreiten. In der allgemeinen Kakophonie versuchen sie Ruhe herzustellen, indem sie lauter und schriller als alle andern schreien. Es ist meine tiefe Überzeugung, daß ein Kriterium echter Kunst – wenn auch nur ein notwendiges und kein hinreichendes – darin liegt, daß sie den Menschen aufrichtet und seinen Elan vital vermehrt.
Der Unterschied liegt nicht in der Thematik, sondern in der Art der Darstellung. Ein wirklich kreativer Mensch nimmt die negativen Elemente und wandelt sie um oder zeigt sie so, daß evolutive Kräfte in uns mehr als destruktive gestärkt werden. Ich betone diesen Punkt besonders, weil es enorm wichtig ist, den eigenen guten Geschmack nicht über den allgemeinen schlechten Geschmack zu entwickeln. Lassen Sie sich nicht zu sehr beeindrucken. Und werden Sie aufmerksam, wie Sie unter welchen Bedingungen Ihre geistige, emotionale, körperliche und sonstige Nahrung auswählen. Und welche Auswirkungen die Wahl hat. Ob Sie sich in bestimmter Gesellschaft wohl fühlen, oder danach immer etwas ausgelaugt und gereizt sind. Ob Sie aus einer Ausstellung in gehobener Stimmung kommen oder mit einer Dreingabe von Trostlosigkeit und Sinnlosigkeit. Wie ein Weinkenner können wir unsere Fähigkeit, Qualität zu erkennen, entwickeln: durch Aufmerksamkeit für den Geschmack, auch den Vor- und den Nachgeschmack, für das gesamte Bukett einer Situation. Hinterläßt eine Handlung oder ein Eindruck einen bitteren Nachgeschmack, oder sogar ein Gefühl von Ekelhaftigkeit und Widerwärtigkeit, dann haben wir Gift aufgenommen. Das ist im Einzelfall nicht schlimm, kann sogar helfen, notwendige Resistenz zu erzeugen, als Gewohnheit ist es jedoch ein sicherer Weg zum Ruin. Die Sicherheit unseres persönlichen Geschmacks leidet, und wir verlieren an Substanz, wenn wir Situationen akzeptieren, die unserem inneren Wissen nach inakzeptabel sind.

»Persönlicher Geschmack bedeutet intuitive Sicherheit in der Wahl seiner Kleidung, bei der Ausstattung eines Raumes, der Wahl seiner Freunde und darin, wie man mit Musik umgeht. Ein plötzlicher Verlust an innerer Wahrhaftigkeit, der durch das Akzeptieren einer falschen Situation entsteht, zeigt sich immer im Verlust eines bis dahin niemals irrenden Geschmacks.« *Robert Graves*

Wenn unser emotionales oder geistiges Gleichgewicht zu sehr aus dem Lot gekommen ist, zeigen wir die Symptome von Unausgeglichenheit und Verwirrung, von Verdruß oder Abscheu. Diese Symptome müssen wir kennenlernen und beachten. Chronische Unzufriedenheit ist ein sicheres Zeichen dafür, daß wir eine Änderung wünschen, daß wir etwas zu tun haben. Solche Signale gewohnheitsmäßig zu überhören, aus Unachtsamkeit, falscher Rücksicht, Gleichgültigkeit oder Feigheit, kann eine innere Lähmung herbeiführen, so kann eine Depression beginnen. Depression ist ein Zustand niedriger Energie, der leichter entstehen kann, wenn wir uns von den Quellen unserer Kraft trennen, wenn aus Undichtigkeiten in unserem Energiereservoir ständig Energie verlorengeht, oder wenn wir eine unbalancierte Aufnahmefähigkeit für schwächende Eindrücke entwickelt haben. Quellen der Kraft sind alle Aktivitäten, die einem Freude machen, alle Menschen, die man gerne sieht, jede Anstrengung, die Erfolg hat, ein Hobby, das einen fesselt, Freundschaft, Zuneigung, Humor, alles, was den Duft des Lebens ausströmt. Ob wir unseren Hund streicheln oder mit der Katze spielen, ob wir über unserem Schreibtisch von unseren Kindern gemalte Bilder aufhängen oder ein Portrait unseres Lehrers – das ist letztlich egal. Wenn so ein Bild Dankbarkeit und Zuneigung weckt und die Erinnerung an ein Vorbild Disziplin, Fleiß und Geduld leichter macht, ist das wunderbar. Ein Freund hat in seinem Wohnzimmer einen aufgeschlagenen Bildband an die Wand gelehnt, der das lachende Gesicht eines unrasierten, schäbig gekleideten Beduinen in Großaufnahme zeigt: Aus diesem Portrait fließt eine Lebensfreude, die einem das Herz weit macht, wenn man nur kurz hinsieht.

Thornton Wilder beschreibt in seinem Roman »Theophilus North«, wie der Amateurkalligraph Elbert Hughes durch eine verabscheute Arbeit, zu der er sich zwingen läßt, in einen morbiden Gemütszustand driftet, in dem er die Werke von Edgar Allen Poe verschlingt, bis er nur noch von Gruften und lebendigen Toten träumt und immer massivere Dosen an Schlafmitteln braucht, um Ruhe zu finden. Nachdem er seine Lektüre aufgibt und sich von Theophilus eine Geschichte vorlesen läßt, die heitere Empfindungen weckt, schläft er friedlich ein.

Unsere Methode ist also nicht ganz neu. Besonders die Dichter und Künstler, die ihre Intuition und ihren Geschmack üben, haben sie immer instinktiv angewandt. Das Lesen und besonders das Rezitieren von Gedichten ist ein probates Mittel, grüblerische Stimmungen aufzufangen und eine befreiende Weite in die enge Welt der täglichen Sorgen zu bringen.

Poesie regt die rechte Gehirnhälfte an, die auch zuständig ist für

Musik, für die Orientierung im Raum und für gleichzeitige Wahrnehmung, im Gegensatz zur linken Hemisphäre, die das logische Denken und die analytischen Fähigkeiten beherbergt, und auch die Sorgen und Ängste, die aus Gedanken entstehen. Auch das Betrachten von Landschaftsgemälden gleicht die Funktion der beiden Hirnhälften aus.
Wir müssen selbst diesen Geschmack entwickeln, der uns immer sicherer das wählen läßt, was uns gerade hilft. Das gelingt uns, wenn wir, ausgehend von den kleinen alltäglichen Erfahrungen, die Momente und Situationen im Gedächtnis festhalten, in denen wir im Gleichgewicht waren: ein lustiges Essen mit Freunden, ein Spaziergang mit dem Hund im Nebel oder der Moment, in dem wir ein unangenehmes Geschenk in die Mülltonne warfen.
Der Geschmack und der Duft dieser Erinnerung wird unsere Sensibilität anleiten und tägliche Praxis sie verfeinern. Die Suche nach Qualität, Interesse für und Beschäftigung mit Qualität erhöht die Vertrautheit mit Qualität und führt dazu, daß die Faktoren, die damit verwandt sind, in uns verstärkt werden.

Glück

Niemand ist glücklich,
der nicht selbst glaubt,
es zu sein.
Marc Aurel

Unser Glück hängt nicht von unserer Gesundheit ab, nicht vom Geld, nicht von unserer Ausbildung und auch nicht von unserem sozialen Status. Nicht einmal die Abwesenheit von Krankheit kann Glück garantieren. Die einzige unerläßliche Bedingung ist das Selbstwertgefühl, die innere Überzeugung, etwas zu taugen, tüchtig zu sein, auf irgendeine Art unersetzlich und unerreicht, – was ja auch für jeden stimmt. Selbstwertgefühl stellt sich dann ein, wenn wir uns an den eigenen Bedürfnissen und Talenten orientieren und nicht an der Zufriedenheit anderer mit uns. Selbstwertgefühl ist eng mit Selbstvertrauen, ja Vertrauen überhaupt verbunden, und damit mit der Liebe, wenn man Lao Tse glauben soll, der gesagt hat: »Wer nicht vertraut, den liebt man nicht.« Wahrscheinlich stimmt auch die umgekehrte Formulierung: Wer nicht vertrauen kann, kann nicht lieben, und auch: wen man liebt, dem vertraut man.
Ein Leben, das einem glücklichen Leben nahekommt, ist also ohne

Vertrauen nicht zu denken. Einen körperlich gesunden Menschen ohne Vertrauen, ohne Selbstvertrauen und ohne Vertrauen anderen Menschen gegenüber, können wir nicht wirklich gesund nennen. Ohne Vertrauen ist das Leben eine Hölle. Ich persönlich finde es besser, in Kauf zu nehmen, einmal betrogen oder enttäuscht zu werden, als immer mißtrauisch sein zu müssen und sich selber jeden Tag zu verderben. Es erfordert natürlich etwas mehr Mut. Ein mißtrauischer Mensch ist immer ängstlich und kann nicht gelöst sein. Vertrauen ist eine der wichtigsten Eigenschaften, die ein gesundes Leben kennzeichnen. Alle Formen von Vertrauen sind miteinander verwandt. Wenn man sich also Kompetenz in einem Bereich aneignet, erwirbt man jene Sicherheit, die Ausdruck des Vertrauens in das eigene Können ist und bei anderen Menschen das Vertrauen zu einem weckt. Diese Art von Vertrauen zu erwerben, liegt weitgehend in unserer eigenen Macht. Es hilft uns, den Geschmack des Vertrauens kennenzulernen. Das größere Vertrauen ist vom eigenen Können und den eigenen Fähigkeiten unabhängig und bleibt auch, wenn uns diese genommen werden. Vertrauen ist die Grundlage jeder dauerhaften Heilung, sei es nun Vertrauen des Patienten in den Arzt, oder des Arztes in den Patienten, oder in das eigene Können, oder beider Vertrauen in das Medikament, oder in eine neue Therapie, oder in die Möglichkeit, überhaupt gesund werden zu können. Ohne Vertrauen ist die Welt trostlos, die Lage aussichtslos und der Mensch einsam. Das einzige, was noch schlimmer ist, ist blindes Vertrauen oder Gottvertrauen ohne eigene Aktivität. Ein arabisches Sprichwort sagt: »Vertrau auf Gott, aber binde dein Kamel an«. Vertrauen ohne eigene Aktivität ist ungefähr so nützlich wie ein Führerschein ohne Auto. Das Vertrauen wächst durch Übung und wird in der Funktion bestätigt. Jedesmal, wenn wir uns entscheiden, Vertrauen zu riskieren, aktivieren wir diese Kraft, die Berge versetzen kann. Der bekannte Placebo-Effekt ist ein Ausdruck dieser Kraft. Was sie erreichen kann, läßt sich in allen Lebensbereichen erkennen.

Wenn Patient und Arzt an die Wirksamkeit eines Medikaments glauben, ist diese in jedem Fall größer als ohne diesen Glauben. Der Glaube allein, daß es sich um ein wirksames Medikament handelt, kann den Heilerfolg herbeiführen, auch wenn das »Medikament« nur eine neutrale Substanz ist. Dafür gibt es unzählige Belege.

Im Sport gibt es analoge Beispiele. Das Vertrauen in die eigene Leistungsfähigkeit geht den Rekorden voraus. Sobald der erste Mensch die Meile unter vier Minuten gelaufen war, konnten es in unglaublich kurzer Zeit, nahezu schlagartig, auch viele andere.

Anmerkungen

1 Hildegard v. Bingen: »Heilkunde«; nach den Quellen übersetzt und erläutert von Heinrich Schipperges, Salzburg, 1957
2 Lawton J., Williamson M., Morse D., Dodson M. M.: Nature, 2, 79; 4, 86
3 George, L.: »Der Rhythmus des Kosmos«, Reinbeck, 1986, S. 160
4 Bock, K. D. und Schrey, A.: »Natrium und Hypertonie«, München, 1981, S. 12
5 Mitscherlich A., Brocher T., Mering, Otto v., Horn K.: »Der Kranke in der modernen Gesellschaft«, Köln 1972, p. 71, S. 257
6 Lehr, U.: »Langlebigkeit – nicht allein eine Frage der Medizin«, Sandorama, 1982, S. 14–17
7 Franke, H.: »Kriterien der Langlebigkeit mit entsprechenden klinischen Beobachtungen bei 356 Überhundertjährigen«, Internist, 1978, 19, 399ff.
8 Nagahori, Z.: »Authenticity of the ages of centenarians in Hunza«, XII. International Congress of Gerontology, Hamburg 1981, Abstract, Vol. I, 34
9 zitiert aus: Hasler, U. E.: »Innere Heilkraft wecken«, Landsberg, 1981
10 Friedman, M. and Rosenman, R. H.: »Type A behavior pattern: its association with coronary heart disease«, Annals of Clinical Research, 3 (1971): 300ff.
11 »Type A Behavior and Your Heart«, New York, 1974
12 Pelletier, K. R.: »Mind as Healer, Mind as Slayer«, New York 1977
13 LeShan, L. and Worthington, R. E.: »Personality as a factor in the pathogenesis of cancer: A review of the literature«, British J. Med. Psych., 29 (1956): 49–56
14 Lansky, S., Goggin, E. and Hassanein, K.: »Male child with cancer the more anxious?«, Psychiatric News, 1975
15 LeShan, L. and Worthington, R. E.: »Some recurrent life history patterns observed in patients with malignant disease«, J. Nerv. Ment. Dis. 124 (1956): 460ff.
16 Goldfarb, O. J., Driesen, and Cole, J.: »Psychophysiologic aspects of malignancy« Amer. J. Psychiat., 123, 1967, p. 1545ff.
17 Simonton, O. C., and Simonton, S.: »Belief systems and management of the emotional aspects of malignancy«, J. Transpersonal Psych.; 7, No. 1, 1975, S. 29ff.
18 Spitz, René A.: »Hospitalismus – Eine Untersuchung der Genese psychiatrischer Krankheitsbilder in der frühen Kindheit«, in 5; S. 172ff.
19 Pflanz, M.: »Soziokulturelle Faktoren und innere Erkrankungen«, Der Internist, 3, 1962, S. 80–85
20 Richter, C. P.: »On the phenomenon of sudden death in animals and man« Psychosom. Med. 19 (1957), H 3, S. 191ff.
21 Degen, R.: »Gesunde Illusionen. Depressive sind oft ›krankhaft‹ realistisch«, Süddeutsche Zeitung Nr. 241, 20. 10. 86, S. 32
22 Clynes, M.: »Sentics: The Touch of the Emotions«, Garden City, New York, 1977;
23 James, William: »The Principles of Psychology«, Dover Publications Inc., New York, Vol. I, S. 126
24 Mumford, Lewis: »Mythos der Maschine«, Frankfurt am Main, 1978
25 Schäfer, W.: »Der kritische Raum«, Kleine Senckenberg Reihe 4, Frankfurt 1971, S. 10f., 23f.
26 Swanson, H. H.: »Familienplanung unter Hamstern«, Sexualmed. 3., 127, (1974)
27 Vester, Frederic: »Phänomen Streß«, Stuttgart, 1976
28 Steinert, Harald: »König des Waldes, im Gatter gemästet«, FAZ, 7. 1. 87, Nr. 22
29 Rosenberg, L. et al.: N. Engl. J. Med. 313: 1511–1514, 1985
30 in John Diamond: »Der Körper lügt nicht«, Freiburg im Breisgau, 1983, S. 72
31 Halhuber, M. J.: »Streß ein Risikofaktor?«, Lebensversicherungsmedizin, 2/1986
32 Capital, Wirtschaftszeitung, Hamburg, 11/86, S. 305

Dr. med. Harald Kinadeter

Nahrung und Ernährung

Essen gehört wie Atmen, Entspannen, Bewegen oder Sex zu den Grundfunktionen des Lebens. Umso schwerwiegender ist es, wenn selbst in diesem uns durch die tägliche Praxis so vertrauten Bereich die nötigen Kenntnisse fehlen. Eigentlich sollten fundamentale Kenntnisse über das Essen, das Kochen und die Ernährung zur Allgemeinbildung gehören und nicht den Spezialisten vorbehalten bleiben. Selbst in deren Kreisen ist oft eine einseitige Betonung bestimmter Aspekte die Regel, und dabei werden in wenig überraschender Weise meist die meßbaren Eigenschaften der Nahrungsmittel hervorgehoben: deren Brennwert in Kalorien oder Joule, das optimale Verhältnis von Protein, Fett und Kohlenhydraten, ihr Gehalt an Vitaminen, Mineralien und Spurenelementen. Fundiertes Wissen über solche naturwissenschaftliche Grundlagen der Ernährungslehre kann gar nicht hoch genug veranschlagt werden, doch wird es nur den vollen Nutzen bringen können, wenn es von anderen Aspekten ergänzt und ausgeglichen wird.

Kochen

Kochen ist eine der wunderbarsten Tätigkeiten überhaupt. Manche Menschen gehen so weit, zu sagen, daß jemand, der gerne und gut kocht, kein schlechter Mensch sein kann (fürs Essen trifft diese Aussage nicht unbedingt in gleichem Maß zu). Der dicke und fröhliche Komponist Rossini war ein wahrer Meister der Kochkunst, (z. B. Tournedos à la Rossini), kein Wunder, daß auch seine Kompositionen mit Noten so erfolgreich waren.
Man sollte vielleicht einmal kurz darüber nachdenken, warum in vielen Häusern die Küche der Raum ist, in dem man sich am liebsten aufhält. In der bäuerlichen Kultur war die Küche ein großer Raum, in dem sich das Leben der Gemeinschaft abspielte. Auf Festen habe ich es immer wieder erlebt, daß sich in der Küche die lustigsten und interessantesten Gruppen zusammenfanden, und das vielleicht nicht bloß deswegen, weil es an der Quelle meist auch

dann noch Eßbares gibt, wenn überall sonst das Buffet schon abgegrast ist. Vielleicht ist eine Aufladung und Imprägnierung des Raumes für diesen Effekt verantwortlich. Im Arabischen gibt es das Wort »Kaif«, und es bezeichnet das entscheidende Element jeder Art von Freude. Wenn es fehlt, gibt es keine Freude, und die Menschen werden sich allenfalls mit Vergnügen ablenken. Im Arabischen reimt sich Kaif auf Leben, und man sagt, daß es in Gestalt und Form wie auch in Formlosigkeit existiert.

Es könnte sein, daß Tätigkeiten wie das Kochen geeignet sind, eine Atmosphäre zu schaffen, in der sich Kaif oder etwas ähnliches konzentrieren kann.

Vorausgesetzt, eine Frau oder ein Mann kocht gerne für die Familie oder für Gäste, dann tut sie etwas für andere, das gleichzeitig notwendig ist, das Leben erhält, Freude und Vergnügen schafft, die Bindung untereinander stärkt und auch eine materielle Energiebasis liefert, – meßbar in Kalorien oder Joule.

Beim Kochen kann man schlecht mogeln. Ähnlich wie beim Skifahren oder im Geschäftsleben wird jeder Fehler sofort bestraft. Eine zerkochte Kartoffel kann man nicht wieder bissig machen und ein verbranntes Steak nicht wieder roh. Zum Kochen braucht man Geduld und Ruhe, und am allermeisten gute Laune. Kochen in Eile und Hektik paßt ungefähr so gut zusammen wie Schlafen und Lärm. Kochen erfordert und fördert Organisationstalent, ein Gefühl für die Reihenfolge, für den richtigen Zeitpunkt und die richtigen Mengen. Außerdem ist Kochen kommunikativ, denn man braucht Freunde, für die man kocht. In buddhistischen Klöstern hat der Koch eine geachtete und verantwortungsvolle Stellung inne. Seine Tätigkeit wird ähnlich wie die eines Arztes eingeschätzt.

Neben der direkten Wirkung der Ernährung auf den Menschen wird auch noch berücksichtigt, daß die Speisen etwas von der Ausstrahlung des Kochs aufnehmen und die innere Einstellung beim Kochen somit sehr wesentlich ist. Es ist ein großer Unterschied, ob ein Essen mit Liebe oder mit Verdruß gekocht ist. Ein Essen bei Freunden, selbst wenn es in der Küche unordentlich sein sollte und nicht 150% hygienisch, ist in dieser Hinsicht mit Sicherheit bekömmlicher als eine Mahlzeit aus der blitzblanken Großküche.

Das Kochen hat noch einen weiteren Effekt: die das Haus durchziehenden Kochdünste bewirken, daß sich der Organismus aller, die diese Düfte riechen, auf die bevorstehende Mahlzeit einstellt; die Verdauungsfunktionen werden aktiviert, das Wasser läuft einem im Munde zusammen, der Magen knurrt, aus Appetit wird Hunger. Das Essen kommt dann gerade im richtigen Augenblick.

Essen

Essen ist eine einigermaßen intime Angelegenheit. Es ist nicht ganz unwichtig, mit wem zusammen man ißt. Beim Essen befindet sich der ganze Organismus in einer sehr rezeptiven Phase, er ist auf Aufnehmen und Verwerten eingestellt, beim Essen öffnet sich der Mensch. Er vertraut darauf, daß die Nahrung gesund und bekömmlich ist, und dieses Vertrauen sollte auch die Tischgemeinschaft verdienen. Wenn irgend möglich, sollte man sich für das Essen Zeit nehmen und dafür sorgen, daß keine Störungen auftreten. Telefonate während des Essens können unter Freunden mit dem Hinweis: »Ich bin gerade beim Essen und rufe dich in 20 Minuten zurück« sehr kurz gehalten werden, und auch bei weniger befreundeten Menschen darf man mit Verständnis dafür rechnen, daß man die Suppe lieber heiß als kalt essen will. Eine heiße Suppe ist ein Segen, eine Medizin und eine Erleuchtung, eine kalte Suppe dagegen ein Jammer und eine Trostlosigkeit. Wer das nicht versteht, mit dem ist wahrscheinlich sowieso nichts Rechtes anzufangen.
Wenn man gemeinsam eine Mahlzeit einnimmt, entsteht dadurch eine Vertrautheit und eine Bindung ganz besonderer Art. Nicht umsonst muß sich eine Frau sehr genau überlegen, von wem sie sich zum Essen einladen läßt, weil jeder Mann weiß, daß eine angenommene Einladung zum Essen auch die Chancen bedeutend erhöht, daß Einladungen anderer Art nicht zurückgewiesen werden. In Finanzkreisen gehört es zur Strategie vieler Unternehmer, Geschäftsverhandlungen mit einem gemeinsamen Essen zu eröffnen, womit einerseits freundliche Verbindungen gefördert werden, andererseits aber auch erreicht werden soll, daß der durch ein gutes Essen in angenehmer Atmosphäre milde gestimmte Partner weniger aggressiv und kompromißlos verhandeln wird.
Das Essen strukturiert unseren Tag. Wie sehr, das können am besten die beurteilen, die schon einmal mehrere Tage vollständig gefastet haben: die Stunden reihen sich dann ohne Zäsur und Akzent aneinander. Die Mahlzeiten sind natürliche Pausen, die der Erholung, der Stärkung und der Kommunikation dienen. Sie bringen Regelmäßigkeit in unseren oft so unruhigen Tagesablauf. Das gemeinsame Frühstück, Mittag- oder Abendessen ist in unserer Kultur oft die einzige verbliebene Gelegenheit für die ganze Familie, sich zusammenzufinden. In dem schon angeführten Beispiel der italienischen Einwanderergemeinde in Pennsylvania (s. Kap. Streß) gehörte zu dem Lebensstil, der mit auffällig niedriger Herzinfarktrate verbunden war, die tägliche gemeinsame Mahlzeit der

Familie, mit der erst begonnen wurde, wenn alle Mitglieder versammelt waren.
Gerade in unserer hektischen streßgeplagten Zeit ist es nicht einzusehen, warum wir solche Refugien der Kraft aufgeben sollten. Der hartgesottenste Firmenboß hat Respekt vor der Mittagspause, – und sei es auch nur, weil er weiß, daß seine Leute nachher besser gelaunt sind und effektiver arbeiten.
Darum: diese Pause sollten wir uns nicht verderben. Soweit es möglich ist: beim Essen kein Streit, keine Unruhe, kein Ärger; keine Greuelnachrichten aus der Zeitung oder dem Fernsehapparat, keine schulischen Hiobsbotschaften; ernsthafte Differenzen unter Freunden oder zwischen Familienmitgliedern besser vorher klären und sich dann zum gemeinsamen Essen setzen. Mit Wut im Bauch und Groll im Herzen ißt man schlecht, – und verdaut noch schlechter, abgesehen davon, daß man die Atmosphäre belastet. Es liegt auf der Hand, daß sich der für die Essensaufnahme nötige rezeptive Zustand und der explosive zornige Zustand nebeneinander schlecht vertragen. Wer seinen Zorn deshalb in sich hineinfrißt, führt sich damit zusammen mit dem Essen destruktive emotionelle Energie zu, woraus auf Dauer schlimmere Krankheiten als die garantiert auftretenden »nervösen« Magen-Darmbeschwerden entstehen können. Beim Essen nimmt man mehr in sich auf als nur die sichtbare Nahrung. Ein Rest von Gespür dafür zeigt sich bei uns noch darin, daß wir besonders unappetitliche Themen bei Tisch tabuisieren. Gute Köche (und Köchinnen) berücksichtigen auch nahezu instinktiv die Tatsache, daß das Auge mitißt. Daß die Farben beispielsweise psychologische und auch darüber hinausgehende physiologische Wirkungen haben, werden wir im Kapitel über Farbtherapie noch erfahren. Wie das Essen angerichtet ist, ist nicht beiläufig. Eine so unablässig prägende Erfahrung wie das tägliche Essen bewirkt Einstellungen und Gewohnheiten, die unser ganzes Leben beeinflussen können. Wie und was man ißt, das hängt vielleicht mehr mit dem aufrechten Gang zusammen als wir meinen. Am Essen sind alle Sinnesorgane beteiligt, auch der Tastsinn und das Ohr. Gereizte Stimmen bei Tisch sind ungefähr so passend wie saure Milch in den Kaffee.
Ein legitimer Grund für Zorn ist höchstens schlecht zubereitetes oder lieblos angebotenes Essen, – damit es nicht wieder vorkommt.

Kauen

Die Verdauung beginnt mit der Aufnahme der Speisen in den Mund. Der Speichel enthält Enzyme, die bestimmte Bestandteile des Nahrungsbreis schon aufschließen, bevor die weitere Verdauung in Magen und Darm stattfindet. Gut gekautes Essen belastet den Magen weniger als große hinuntergeschlungene Brocken. Daraus haben manche Leute etwas starre Regeln abgeleitet, etwa in der Art: jeder Bissen muß fünfzigmal gekaut werden, dann mit Wasser vermischt und langsam geschluckt werden. Man kann alles übertreiben. In traditionellen Gesundheitslehren heißt es, man solle 32mal kauen, für jeden Zahn einmal. Das sind natürlich Empfehlungen, die aus der Zeit vor der Ära der dritten Zähne datieren. Doch wahr ist sicherlich, daß sorgfältiges langsames Kauen zu mehr Gelassenheit beim Essen beiträgt.

Daneben wird man erleben, daß der volle Geschmack des Essens dabei besser empfunden wird. Vor allem jedoch kann die Bewußtheit bezüglich des Essens, die durch gründliches Kauen gefördert wird, benutzt werden: um herauszufinden, ob man das Essen eigentlich mag, ob und wie der Organismus darauf reagiert, ob man noch mehr will oder das Gefühl der Sättigung schon erreicht ist etc.; der eigene Geschmack ist der allerbeste Wegweiser für eine gesunde Ernährung, besser als jedes starre Festhalten an irgendwelchen Diäten, Regeln oder Kurvorschlägen. Dazu muß man aber seine Möglichkeiten zu schmecken, voll ausschöpfen und ausbilden. In der Fast-Food Gesellschaft werden Zähne und Geschmack systematisch ausgetrickst. Junk-Food zeichnet sich durch Angeberei aus: künstlich überhöhte Eigenschaften ohne Substanz dahinter. Geschmacksintensivierer und »Verbesserer«, künstliche Farbstoffe, charakterlose Strukturen (z. B. Softbrötchen Weizenauszugsmehl Type 405, angereichert mit Faserstoffen aus Holzmelasse oder Hamburger mit hohem Anteil an »texturierten« Proteinen, das sind ursprünglich Pflanzenproteine, die durch technische Verfahren aus der globulären Struktur in die lebensmitteltechnologisch erwünschte Faserstruktur überführt werden und dann zur Streckung von Fleischprodukten verwendet werden können; dabei geht natürlich jeder Eigengeschmack verloren und muß dann künstlich wieder erzeugt werden). Diese technologisch aufgeschlossenen Lebensmittel sind gewöhnlich »soft« und brauchen kaum gekaut zu werden. So wird man verleitet, den anfänglichen Geschmack dieser Lebensmittel zu genießen und sie dann ohne weiteres Kauen zu schlucken und schnell einen neuen Happen nachzuschieben. Damit umgehen wir

die kritische Instanz unseres Gaumens, die zur Urteilsfindung manchmal etwas Zeit braucht, besonders dann, wenn sie von uns noch nicht lange in diesem Amt bestätigt ist. Erst wenn man einmal versucht, solches Essen länger im Mund zu behalten, kann es sein, daß man es nicht mehr schlucken will, sondern dem Vorgang eine andere Richtung gibt. Durch das schnelle Schlucken solcher Nahrung, die kein Kauen benötigt, nimmt man auch in sehr kurzer Zeit sehr viele Kalorien auf, ohne daß die angenehmen Empfindungen geweckt würden, die sonst durch normales Kauen und Essen eintreten, und wegen dieser fehlenden Befriedigung ißt man dann weiter und viel mehr, als man bräuchte und vertragen kann.
Kauen erleichtert die Verdauung, entwickelt den Geschmack und fördert die Gelassenheit. Mit dem Kauen beginnt der Körper zu essen, und es gilt hierbei, was für jede andere Aktivität gilt: die Fehler, die am Anfang gemacht werden, beeinflussen die weitere Entwicklung der ganzen Angelegenheit. Nur gut gekaut, wird gut verdaut.

Regelmäßigkeit

Wie im Kapitel über Streß näher ausgeführt wird, sind regelmäßige Gewohnheiten Teil eines mit Gesundheit korrelierten Lebensstils. Das gilt natürlich auch für die Ernährung und die Zeiten, zu denen man ißt. Der Körper stellt sich darauf ein, täglich zur gleichen Zeit mit Essen versorgt zu werden. Unregelmäßige Essenszeiten sind kein Zeichen von Flexibilität, sondern eher von chaotischer Organisation. Außerdem ist es kaum möglich, die Effekte, die bestimmte Nahrungsmittel auf uns haben, herauszufinden, wenn man unter ständig wechselnden Bedingungen prüft. Die gleiche Mahlzeit um 23 Uhr eingenommen, kann ganz anders wirken, als wenn sie mittags gegessen wird.
Generell kann man sagen, daß zwischen den Mahlzeiten ausreichende Pausen sein sollten, damit sich der Magen entleeren und ein Hungergefühl entstehen kann. Dafür kann man zwischen vier und sechs Stunden ansetzen. Diese Empfehlungen gelten für gesunde Erwachsene, nicht unbedingt für Kinder, die einen schnelleren Stoffwechsel haben, und auch nicht für Diabetiker, Patienten mit Neigung zur Hypoglykämie und alle diejenigen, die aus gesundheitlichen Gründen auf besondere Ernährungsgewohnheiten angewiesen sind. Doch auch wir »Gesunden« sind viel zu schnell geneigt, nachzufassen, als das ratsam wäre. Wenn wir jemals frei werden

wollen von der Herrschaft der Experten, müssen wir selbst Verantwortung für unsere Nahrung übernehmen. Die so wichtigen Tabellen mit den auf Millionstel Gramm genauen Angaben über Vitamin, Mineralien und Spurenelementegehalt der Nahrungsmittel täuschen eine Präzision der Information vor, die keine solide Grundlage hat. Wieviel und welche Vitamine, Mineralien und Spurenelemente eine Tomate hat, hängt eben heute nicht mehr davon ab, daß es eine Tomate ist, sondern wie nährstoffreich der Boden war, ob künstlich oder natürlich gedüngt, ob durch Klimaoptimierung und spezielle Bestrahlung eine schnellere Reifung erzielt wurde, ob künstlich nachgereift oder nicht, in welchem Zustand geerntet, wie lange gelagert wurde und so fort. Die gesündeste Frucht kann durch Toxineinlagerung schädliche Wirkungen hervorrufen. Keine Pflanze kann mehr aus dem Boden aufnehmen, als darin enthalten ist, und ebensowenig kann sie vermeiden, Giftstoffe aufzunehmen, wenn diese im Boden gelöst sind. Die Wirkung auf unseren Organismus dessen, was wir essen, können wir nur selbst feststellen. Wenn wir aber nur kurze Pausen zwischen den Mahlzeiten einhalten oder überhaupt zu oft essen, können wir nicht mehr unterscheiden, auf welches Essen welche Wirkungen zurückzuführen sind. Außerdem braucht der Verdauungsapparat Zeiten der Ruhe. Der Mensch ist von seiner Entwicklungsgeschichte her Hunger und längeres Fasten gewöhnt. Man muß sich einmal klarmachen, daß das Essen ein Alles oder Nichts-Vorgang ist. Beim kleinsten Bissen, den wir zu uns nehmen, wird das volle Verdauungsprogramm abgespult. Ein einzelner Bissen bleibt nicht so lange im Magen, bis eine größere Menge zusammengekommen ist, für die es sich zu verdauen lohnt. Nach dem Frühstück läuft das ganze Verdauungsprogramm bis zum Ende durch, und dann ist das System bereit für neuen Input. Für dauernden Input ist es nicht ausgelegt.

Die größte Mahlzeit des Tages ist in unseren Breiten gewöhnlich das Mittagessen. Dafür gibt es gute physiologische Argumente. Zu diesem Zeitpunkt sind bei den meisten Menschen die physiologischen Prozesse am aktivsten, und der am frühen Nachmittag darauf folgende vorherrschend parasympathische Tonus unterstützt die Verdauung und Resorption der Mahlzeit. In den südlicheren Ländern ist dieser Abschnitt des Tages auch der Ruhe und der Rekreation vorbehalten, man macht »Siesta«.

Das Abendessen sollte nicht zu spät eingenommen werden und die leichteste Mahlzeit des Tages sein. Wenn man mit vollem Bauch ins Bett geht, begünstigt das einen unruhigen Schlaf und schwere Träume. Außerdem schlagen aus irgendwelchen Gründen die spätabends zugeführten Kalorien wesentlich mehr zu Buche als zu anderen Zeiten. Wenn man sich an diese Empfehlungen hält, ergibt sich zwischen dem Abendessen gegen 18.00 und dem Frühstück zwischen 6.00 und 8.00 eine »Fastenzeit« von 12 bis 14 Stunden. Während dieser Zeit kann das Verdauungssystem die Nahrung aufschließen, die verwertbaren Anteile resorbieren und den Rest, zusammen mit Stoffwechselprodukten, ausscheiden. Auf diese Art und Weise täglich zu fasten, garantiert nicht nur eine Reinigung des Systems, sondern auch guten Appetit zum Frühstück, das dann auch seinen englischen Namen »breakfast« zu Recht trägt.

Ob man nun das Frühstück zur wichtigsten Mahlzeit des Tages erklärt oder nicht, das scheint nicht nur vernünftigen Überlegungen oder konstitutionsbedingten Neigungen, sondern auch der Mode und dem Landstrich unterworfen zu sein. In Italien, Frankreich oder Spanien spielt das Frühstück bei weitem nicht die Rolle wie in Deutschland. Allerdings essen beispielsweise die Spanier selten vor 22.00 zu Abend, und die übliche Zeit für das Mittagessen liegt zwischen 14.00 und 16.00. Da kommt man natürlich zum Frühstück mit einem schnellen Kaffee in der Bar aus. Interessant ist jedoch, daß die Spanier, die ihr Mittagessen für unsere Begriffe in den Nachmittag hinein verschieben, dadurch auch eine Zeit von ca. 14 Stunden erreichen, während der sie keine größeren Mahlzeiten einnehmen. Der Wert des Fastens für die Gesundheit steht außer Zweifel. Es ist eine Gelegenheit für den Organismus, sich von überflüssigen Pfunden, Abfallstoffen und Schlacken zu befreien, und für uns, die absolute Diktatur der Eßlust zu brechen. In seinem kritisch geschriebenen und gut dokumentierten Buch über das Altern belegt der amerikanische Professor R. L. Walford, daß gegenwärtig der einzige relativ sichere Weg zur Verlängerung der maximalen Lebensspanne des Menschen eine sehr kalorienarme Nahrung ist[1]. Es gibt zwar Leute, die glauben, sich überhaupt nur wohlfühlen zu können, wenn sie dauernd essen. Es gibt auch dahingehende Meinungen, daß man eher viele kleine als wenige ausreichende Mahlzeiten zu sich nehmen solle. Für einen gesunden Menschen ohne Magengeschwüre oder andere Leiden halte ich das für einen potentiell gefährlichen Rat. So kann sich kein ehrlicher Appetit entwickeln, und auch das »Verdauungsfeuer«, um diesen Ausdruck aus der indischen Heilkunde anzuwenden, wird ohne rhythmische Fastenperioden nicht aktiviert. Ganz abgesehen davon stört ständige Beschäftigung mit Essen die Konzentration und erschwert produktives Engagement in Bereichen, die Nüchternheit, klaren Kopf und geistige Beweglichkeit erfordern.

Plenus venter non studet libenter (ein voller Bauch studiert nicht gern), hieß es dafür bei den alten Römern. Wer diese Erfahrung selbst schon öfter gemacht hat und das Gefühl gesteigerter geistiger Beweglichkeit und allgemeiner Lebhaftigkeit schätzen gelernt hat, das mit leerem Magen einhergeht, wird eher geneigt sein, dafür sein Eßverhalten zu ändern, als einer, dem die Zusammenhänge zwischen Ernährung und Bewußtsein noch nicht aufgegangen sind. Fasten war von jeher Bestandteil der Heilkunde aller Völker und ebenso vieler überlieferter Systeme zur geistigen Entwicklung des Menschen. Heute wird fast nur noch gefastet, um Gewicht abzunehmen. Dabei etablieren sich üble Exzesse im Nichtessen. Die Menschen forcieren sich oft in grotesker Weise, um in möglichst kurzer Zeit ihre Ernährungsgewohnheiten möglichst vollständig zu ändern. Dabei zeigt die Statistik, daß die durch Radikalkuren verlorenen Pfunde nach zwei Jahren praktisch ausnahmslos wieder an Bauch und Hüften sitzen, wohingegen nach einem Jahr immerhin noch einer unter zehn Fastern sein reduziertes Gewicht halten konnte[2]. Diese Befunde spiegeln die Tatsache wider, daß es relativ leicht sein kann, kurzfristig seine Lebensgewohnheiten zu ändern, daß aber langfristig gesehen die Erfolge solcher Methoden nahe bei Null liegen, einmal ganz abgesehen davon, daß nach den bereits zitierten Studien von Rahe, Holmes und Mahuda solche abrupten Änderungen der Lebensgewohnheiten die Krankheitsanfälligkeit vergrößern (s. Kap. Streß).
Besser ist es, die Mäßigkeit regelmäßig zu praktizieren. So gesehen, ist ein Fastentag pro Woche besser als eine dreitägige Fastenperiode jeden Monat, und tägliches »Fasten«, das sich zwanglos aus an körperlichen Bedürfnissen und physiologischen Überlegungen orientierten Essenszeiten ergibt, hätte wohl zusätzliche Vorteile. Mäßigkeit und Regelmäßigkeit sind nur verschiedene Aspekte einer disziplinierten Einstellung zum Essen. Das Schöne dabei ist, daß Appetit und Vergnügen am Essen zunehmen, während wir an überflüssigem Gewicht abnehmen.

Einige Vorschläge zur Eßkultur

◇ Denken Sie daran, daß die Mahlzeit eine natürliche Pause im Tagesablauf darstellt, und stellen Sie sich innerlich darauf ein. Schalten Sie ab. Nehmen Sie Ihre finanziellen, beruflichen oder sonstigen Sorgen nicht mit zu Tisch. Waschen Sie sich die Hände und das Gesicht und entspannen Sie sich.

◇ Sorgen Sie für freundliche Stimmung bei Tisch. Machen Sie der Köchin ein Kompliment. Essen Sie ruhig, schlingen Sie nicht in sich hinein. Bemerken Sie, was Sie essen. Kauen Sie gründlich.
◇ Kochen Sie öfter für andere oder laden Gäste zu sich. Das bringt Glück. Achten Sie auf die Zusammensetzung Ihrer Tischgesellschaft. Treiben Sie die Toleranz nicht zu weit und laden Sie keine Leute ein, die Ihnen zuwider sind. Kochen Sie gut und mit Liebe.
◇ Legen Sie gelegentlich Wert auf einen schön angerichteten Tisch. Eine Tischdecke, ein paar Blumen oder Kerzen bedeuten nicht viel Aufwand, bringen jedoch viel an Atmosphäre.
◇ Halten Sie, wenn irgend möglich, regelmäßige Essenszeiten ein. Regelmäßigkeit und Mäßigkeit sind die Grundpfeiler einer gesunden Eßkultur.
◇ Werden Sie kein Sklave Ihrer Eßdisziplin. Eine gelegentliche Ausnahme ist das Salz in der Suppe. Ein seltener Exzess im Essen oder Trinken verursacht eine Revolution im Körper und bedeutet Ausbelastung und Inanspruchnahme von Regulationsmechanismen, die regulär nie gefordert werden. Wenn keine Krankheiten dagegen sprechen, fördert eine gelegentliche Ausnahme die Gesundheit.
◇ Trinken Sie nur mit Freunden und niemals allein.
◇ Legen Sie Ihre Essenszeiten so, daß Ihre Verdauungsorgane einmal täglich zur Ruhe kommen können.

Die Zusammensetzung der Nahrung

Eine ausgewogene Ernährung ist das A und O jeder Gesundheit. Aber was ist ausgewogen? Für den Menschen bedeutet es zunächst einmal, daß der Bedarf an essentiellen Aminosäuren, der Bedarf an Fetten, Kohlenhydraten sowie an Vitaminen, Mineralien und Spurenelementen gesichert sein muß. Darüber hinaus müssen die einzelnen Bestandteile der Nahrung in einem optimalen und den eigenen Bedürfnissen angepaßten Verhältnis stehen.
Ein Beispiel für die Bedeutung der Zusammensetzung, beispielsweise der Proteinquellen in unserer Nahrung, führt R. Ballentine in seinem Buch »Diet & Nutrition« an. So wurde in Tierexperimenten gezeigt, daß mit einer Diät, die 18% Protein aus Weizen enthielt, bei den Tieren eine Gewichtszunahme von 40 Gramm bis zum Ende der 5. Woche erzielt werden konnte, und sich dieses Ergebnis auch nicht wesentlich verbesserte, wenn der 18% Proteinanteil durch Linsen geliefert wurde. Gab man jedoch bei sonst völlig unveränderten

Bedingungen ⅓ des Proteinanteils von 18% als Linsen und die restlichen ⅔ als Weizen, so ergab sich eine Gewichtszunahme von fast 130 Gramm, mehr als das Dreifache! Dazu mußten allerdings Weizen und Gemüse zusammen gegessen werden.
Die Erklärung dafür liegt darin, daß Säugetiere und der Mensch auf eine externe Zufuhr bestimmter Eiweißkörper angewiesen sind, welche sie nicht selbst herstellen können. Das sind die essentiellen Aminosäuren, acht an der Zahl. In Milch, Fleisch, Eiern sind zum Beispiel diese strategisch wichtigen Aminosäuren im richtigen Verhältnis enthalten, so daß diese Nahrungsmittel als »komplette« Proteinlieferanten bezeichnet werden, pflanzliche Nahrung galt dagegen bis vor kurzem als »inkomplett«. Eine bekannte, medizinisch fundierte komplette Diät ist z. B. die Kartoffel-Ei-Diät, die von der Schulmedizin bei bestimmten Krankheiten, beispielsweise Nierenfunktionsstörungen, verschrieben wird. Wie das oben angeführte Experiment mit den Linsen und dem Weizen zeigt, können sich verschiedene für sich allein inkomplette Proteinlieferanten zu einer vollwertigen Ernährung verbinden. Hülsenfrüchte sind in der Regel arm an der Aminosäure Methionin, wohingegen Getreide genug Methionin, jedoch zuwenig Lysin (eine andere Aminosäure) enthält, das wiederum in Hülsenfrüchten in hoher Konzentration vorliegt. Für jede Kombination von Hülsenfrüchten mit Getreide gibt es optimale Mengenverhältnisse. So ist in den chinesischen Ländern die Reismenge größer als die dazugereichte Portion an Sojabohnen.
Hierzulande ist die bevorzugte Proteinquelle tierisches Eiweiß. Das ist teilweise auf die im allgemeinen Bewußtsein immer noch haftende Einschätzung, Pflanzenprotein sei minderwertig, zurückzuführen, teilweise auf wirtschaftliche Gegebenheiten und agrarpolitische Einflüsse. Es ist noch nicht lange her, daß unter westlichen Wissenschaftlern die Tatsache, daß in Asien viele Menschen ihren Proteinbedarf hauptsächlich durch Reis und andere pflanzliche Nahrungsmittel decken, nur so erklärt werden konnte, daß man genetische Stoffwechsel-Unterschiede postulierte. In Wirklichkeit kann gemischte pflanzliche Kost sehr wohl das komplette Aminosäurenspektrum liefern, und bietet darüber hinaus noch eine Reihe von Vorteilen gegenüber überwiegender Fleischernährung: unbeeinträchtigte Versorgung mit allen Vitalstoffen bei verminderter Kalorienzufuhr, günstige Auswirkungen bei Hypercholesterinämie und die gesundheitsfördernden Effekte ballaststoffreicher Ernährung wie geringere Rate an Colonkarzinomen und Abnahme funktioneller Störungen des Magen-Darm-Trakts[3]. Wenn auch der

Zusammenhang faserreicher Kost mit dem Auftreten von Darmkrebs noch nicht direkt gesichert ist, gibt es doch genügend indirekte Hinweise für diese Vermutung: das Colonkarzinom tritt bei Buschmännern, die traditionell faserreiche naturbelassene Kost verzehren, wesentlich seltener auf als in zivilisierten Ländern. Die Bakterien, welche die Galle im Darm zu krebserzeugenden Substanzen abbauen, sind in der Darmflora von sich mit pflanzenreicher Kost ernährenden Menschen viel seltener und in geringerer Menge als bei Fleischessern zu finden. Es häufen sich auch die Hinweise, daß Fett, speziell tierisches Fett, an der Genese des Darmkrebses zumindest mitbeteiligt ist[4,5,6].

Es bleibt die Frage: wieviel Protein braucht der Mensch? Die Vorstellungen darüber, die auch in populärwissenschaftlichen Veröffentlichungen nachgebetet werden, sind oft weit von der Wahrheit entfernt. Eine gute Übersicht zu diesem Thema findet sich bei Ballentine[3].

Die amerikanische Ernährungswissenschaftlerin Adele Davis empfiehlt 150 g Protein/Tag, über einen längeren Zeitraum, wenn die Ernährung vorher proteinarm war[6].

Von der Sektion Nahrung und Ernährung des amerikanischen Nationalen Forschungsrats werden folgende Proteinmengen pro Tag in Gramm empfohlen:

Kinder Unter 12 Jahre alt		über 12 Jahre alt			Erwachsene	
1– 3	40	Mädchen	13–15	80	Männer	70
4– 6	50		16–20	75	Frauen	60
7– 9	60	Knaben	13–15	85	Schwangere	85
10–12	70		16–20	100	Stillende Mütter	100

Generell scheint die Meinung vorzuherrschen, daß man gar nicht genug Protein zu sich nehmen könne, und unter Protein wird gemeinhin Fleisch verstanden. Besonders für körperlich aktive und vielseitig belastete Menschen sieht man darin eine Energiequelle, auf die nicht verzichtet werden kann. Im Gegensatz dazu haben Studien nachgewiesen, daß für junge Erwachsene 30 g Protein pro Tag ausreichten, und andere Forscher fanden heraus, daß sogar so niedrige Mengen wie 3,9–6,8 g pro Tag wirksam Nettoproteinverlust des Körpers verhinderten.[3] In Ländern wie Peru sind Untersuchungen an Bevölkerungsgruppen durchgeführt worden, die in Gesundheit ein hohes Alter erreichten und täglich Feldarbeit verrichteten. Ihre Nahrung bestand zum größten Teil aus pflanzlichen Proteinen und lieferte etwa 30 g Protein pro Tag. Internationale Expertengruppen haben sich auf etwa 0,8 g pro kg Körpergewicht geeinigt, was ca. 56 g Proteinbedarf für einen 70 kg schweren Mann bedeutet.

Fleisch

Zu berücksichtigen ist bei dieser Frage auch noch die Überlegung, daß sich im Fleisch, welches am Ende der Nahrungskette steht, die Rückstände von Insektiziden, Pestiziden und Umweltgiften aller Art in höherer Konzentration anreichern als in Pflanzenkost. Bereits 1962 wurde herausgefunden, daß die DDT-Konzentration bei Menschen, die viel Fleisch essen, mehr als doppelt so groß ist wie bei Personen mit geringerem Fleischkonsum[3] und höherem Anteil an pflanzlichen Proteinen in der Kost. Heute müssen wir bei Fleischnahrung auch noch die Rückstände aus Hormonen, Antibiotika und Tranquilizern berücksichtigen. Die Diskussion der Fleisch-Protein-Frage wäre unvollständig ohne Erörterung des Einflusses der Fleischnahrung auf die Psyche und das Bewußtsein. Das ist für unsere gewohnten Denkkategorien vielleicht eine merkwürdig erscheinende Überlegung, wenngleich die persönliche Erfahrung diese Zusammenhänge bestätigt und dieses Wissen auch zum medizinischen Erbe vieler Völker gehört. Hier soll nicht auf die magischen Praktiken Bezug genommen werden, daß die Indianer etwa glaubten, durch Essen des frischen Herzens eines erlegten Bären sich dessen Mut und Kraft einverleiben zu können. Vielmehr soll das Interesse auf die Tatsache gelenkt werden, daß die kriegerischen umherstreifenden Indianer sich fast ausschließlich von Fleisch ernährten und die seßhaften Puebloindianer, die sich vom Ackerbau ernährten, durchweg ein friedlicheres Leben führten.
Unter Hundebesitzern ist bekannt, daß man Hunde durch Füttern von rohem Fleisch schärfer machen kann. Zu diesen Überlegungen paßt auch die Beobachtung, daß die westliche Zivilisation mit ihrem hohen Fleischverzehr sich durch eine kompetitive, Aggressivität und Rivalität fördernde und verlangende Gesellschaftsstruktur auszeichnet, während in Ländern wie Indien oder China, in denen der Fleischverbrauch recht niedrig liegt, sich beschaulichere Philosophien entwickeln konnten. In diesem Zusammenhang ist es interessant, daß in Indien der Kaste der Krieger traditionell Fleisch verordnet wurde, wohingegen den Brahmanen, die sich dem spiritu-

ellen Weg verschrieben hatten, Fleisch verboten war. Ein Wissen um solche Zusammenhänge zeigen auch die Fastenregeln der Mönchsorden, seien diese nun christlicher oder anderer Religionen. Fleischfresser wie der Löwe schwanken zwischen Perioden entfesselter aggressiver Vitalität und langen Phasen des Dösens und trägen Schlummerns.

Ähnliche Effekte haben bestimmte Nahrungsmittel auch auf den Menschen. Eine große Portion Schweinshaxe mit Kraut und Knödel macht uns satt und träge, aber gleichzeitig begünstigt die Fleischnahrung auch die Entwicklung von Biß und zupackender Vitalität, ohne die man in dieser Welt nicht sehr weit kommt. So gesehen halte ich es für unangebracht, unter den gegenwärtigen Bedingungen Fleisch vom Speiseplan zu streichen. Es ist jedoch sicher nicht nötig, täglich 150 g zu vertilgen: Jeden zweiten Tag eine Fleischmahlzeit halte ich für einen guten Kompromiß.

Fisch

Fisch ist tierisches Protein, das einige bemerkenswerte Sondereigenschaften hat. Einmal ist es relativ leicht verdaulich und steht deshalb auf dem Speiseplan vieler Schonkost-Diäten, und zum andern ist das Fischprotein qualitativ hochwertig, enthält weniger verstecktes Fett als das übliche Fleisch aus der Massentierhaltung, und ist darüber eine gute Quelle für die wasserlöslichen Vitamine Thiamin, Riboflavin und Niacin (B_1, B_2) und der fettlöslichen Vitamine A, D, E und K. Weiterhin ist Kaltwassermeeresfisch eine zuverlässige Jod- und Selenquelle. Der Grund, aus dem Fisch gerade in letzter Zeit wieder in den Vordergrund des Interesses gerückt ist, liegt jedoch darin, daß mittlerweile der Zusammenhang zwischen fischreicher Diät und reduziertem Risiko von Herzerkrankungen zweifelsfrei belegt zu sein scheint. Im renommierten New England Journal of Medicine sind einige Studien erschienen, welche der fischverarbeitenden Industrie wie ein Gottesgeschenk erscheinen müssen. Eine dieser Studien[7], die als prospektive Studie über einen Zeitraum von 20 Jahren durchgeführt wurde, zeigt, daß die Sterblichkeit an Herzerkrankungen umgekehrt proportional zur Menge des in dieser Zeit verzehrten Fisches ist. Diese Studie ist aus mehreren Gründen interessant:

- ◇ weil das Ergebnis im Rahmen einer prospektiven Studie gewonnen wurde

◇ weil schon ein Fischkonsum von nur 30 g täglich (Mittelwert) zu einem wesentlichen Schutz führt
◇ weil dieses günstige Ergebnis unabhängig von gleichzeitig bestehenden Risikofaktoren wie Bluthochdruck, Cholesterinspiegel oder Alter zu sein schien.

In einer weiteren Studie wurde versucht, den Ursachen dieser Schutzwirkung auf die Spur zu kommen. Man fand, daß die Wirkung der mehrfach ungesättigten Fettsäuren des Fisches sich positiv von derjenigen der Linolsäure, einer mehrfach ungesättigten pflanzlichen Fettsäure, unterschied. Der Wirkung der mehrfach ungesättigten pflanzlichen Fettsäuren aus der Gruppe der Linolsäure werden ja protektive Eigenschaften gegen die Entwicklung der Arteriosklerose zugeschrieben (s. Kap. Fette und Öle). Umso bemerkenswerter war es, daß in vier Wochen mit einer Diät, die Fischöl enthielt, die erhöhten Blutfettwerte von Versuchspersonen viel deutlicher gesenkt wurden als mit einer pflanzenölhaltigen Diät[8]. Dies stimmt mit früheren Beobachtungen überein, die zeigten, daß der Konsum von Fettsäuren aus Fischöl zu einer deutlichen Abnahme der Biosynthese von Fettsäuren und Lipoproteinen niedriger Dichte in der Leber führt[9,10].
Eine weitere in der DDR durchgeführte Studie erbrachte den Nachweis, daß mit einer Makrelendiät (3 mal 1 Konserve/Woche) eine Senkung des erhöhten Blutdruckes von Patienten mit mildem Bluthochdruck zu erzielen war[11]. Blutfettwerte konnten sogar dann gesenkt werden, wenn sie vorher schon im Normbereich gelegen waren, dazu mußten aber wesentlich mehr Makrelen gegessen werden.
Wer also an erhöhten Blutfettwerten leidet, an Erkrankungen, die mit Verengungen der Arterien zusammenhängen (Angina Pectoris, Durchblutungsstörungen jeder Art, Bluthochdruck) oder wer eine medizinisch fundierte Prophylaxe gegen solche Krankheiten betreiben will, sollte daran denken, öfter Fisch auf den Einkaufszettel zu setzen.

Fette und Öle

Die Diskussion darüber, welche Fette am gesündesten sind, ist sehr kontrovers geführt worden und hat bis jetzt noch keine endgültigen Resultate erbracht. Der Margarine-Boom ist allerdings gottseidank vorbei, und Butter wird wieder salonfähig. Allgemein hat sich die

Ansicht festgesetzt, daß »gesundes« Öl mit hochgradig oder mehrfach ungesättigtem Öl gleichzusetzen sei.
Dazu einige Anmerkungen:
Der Begriff gesättigte Fettsäuren bezieht sich darauf, daß alle freien Valenzen des Kohlenstoffgerüsts mit Wasserstoffatomen abgesättigt sind. Je gesättigter eine Fettsäure ist und je länger die Kette der aneinandergereihten Kohlenstoffatome, desto fester und solider ist das Fett. Feste tierische Fette sind also gesättigte Fette, pflanzliche Öle demnach ungesättigte Fette, da sie ja flüssig sind. Ein weiteres biologisches Qualitätskriterium ist der Gehalt eines Öls an essentiellen Fettsäuren, das sind solche, bei deren Fehlen an Tieren Mangelerscheinungen auftreten. Dazu gehören die Linolsäure, die Linolensäure und die Arachnidonsäure. Diese essentiellen Fettsäuren finden sich in größerer Konzentration in den pflanzlichen Ölen, vor allem die Linol- und die Linolensäure, Arachnidonsäure hingegen kommt auch in tierischen Fetten vor, in besonders hoher Konzentration bei Fischen. Lediglich die Linolsäure kann im menschlichen Körper nicht aus anderen Fetten aufgebaut werden und muß von außen zugeführt werden.
Beim Härten der Fette, einem Prozeß, der zur Margarineherstellung notwendig ist, werden Doppelbindungen zwischen den Kohlenstoffatomen aufgebrochen und mit Wasserstoffatomen abgesättigt. Dadurch verlieren die Öle ihre niedrige Viskosität und werden zu Fetten.
Bei diesem Prozeß der Fetthärtung gehen wichtige Bestandteile wie fettlösliche Vitamine, Geschmacksstoffe und essentielle Fettsäuren zugrunde und werden anschließend wieder künstlich angereichert. Für die Fetthärtung werden heute noch immer Nickelkatalysatoren verwendet, die mit freien Fettsäuren in geringer Menge Nickelseifen bilden, die im Hartfett bleiben und bei empfindlichen Personen eine Nickelallergie auslösen können. Durch Zugabe von Diacatyl wird Butteraroma erzielt, und zur Färbung ist E 160b Bixin erlaubt.
Margarine ist ein vollständig synthetisches Produkt, das seinen Erfolg hauptsächlich zwei Faktoren verdankt: Zum ersten der durch den zweiten Weltkrieg hervorgerufenen Nahrungsmittelknappheit und der Tatsache, daß es vollständig aus leicht zugänglichen Ausgangsstoffen synthetisierbar ist und zweitens der zunehmenden Erkenntnis, daß die Ursache so vieler verschiedener Krankheiten wie Herzinfarkt, Gehirnschlag, Durchblutungsstörungen der Beine und andere mit erhöhten Blutcholesterinspiegeln zusammenhängt.
Von dieser Erkenntnis bis zu dem Schluß, alle Nahrungsmittel mit höheren Cholesterinkonzentrationen wie Milch, Eier oder Butter

stellten ein unverantwortbares Ernährungsrisiko dar, war es nicht weit. Der Niedergang der Butter und der Siegeszug der Margarine begann. Heute sind Euphorie und Verdammung auf beiden Seiten einer differenzierteren Sicht gewichen.
Da Cholesterin für die biologischen Membranen jeder Körperzelle benötigt wird und den Ausgangsstoff für so wichtige Hormone wie Östrogen, Kortison und Testosteron bildet, ist eine cholesterinarme oder -freie Nahrung für den Menschen eigentlich ein unnatürlicher Zustand. Cholesterinreiche Nahrungsmittel, wie Eier beispielsweise, enthalten auch viel Lecithin, welches den Blutcholesterinspiegel senken kann[3]. Daneben scheint der Blutcholesterinspiegel auch von der Zusammensetzung der übrigen Nahrung abzuhängen. Die Punjabis in Nordindien konsumieren 19 mal mehr Fett als die Bewohner Südindiens, doch ihre Herzinfarktrate ist siebenfach geringer[3]. Noch dazu sind ihre Fettquellen hauptsächlich Milchprodukte wie Butter und Ghee (wasserfreies Butterfett), während die Bewohner Südindiens die »gesunden« Pflanzenöle bevorzugen. Aus solchen Studien läßt sich zumindest ableiten, daß die Zusammenhänge zwischen Arteriosklerose und Cholesterinzufuhr nicht so simpel sind, wie das die Margarineindustrie gerne hätte. Bei Ratten konnte eine ausgeprägte Körperfettzunahme durch Fütterung mit einer Nahrung, die zu 60% aus tierischem Fett bestand, bewirkt werden, doch kam es zu keiner Cholesterinablagerung in den Arterien, was auf die reiche Versorgung mit Vitaminen, Mineralien und hochwertigem Protein mit den restlichen 40% der Nahrung zurückgeführt wurde[3]. Der Cholesteringehalt des Blutes scheint nach anderen Studien vom Ballaststoffanteil der Nahrung, dem Gehalt an Cholin, Inositol und Vitamin B_6 abzuhängen und ist bei Menschen, die sich mit vollwertiger Nahrung diese Stoffe in ausreichender Menge zuführen, in der Regel nicht erhöht[3,6].
Das alles soll natürlich nicht bedeuten, daß im Einzelfall Milch, Butter, Eier und andere cholesterinreiche Nahrungsmittel nicht doch vom Speiseplan gestrichen werden sollten. Wer zum Beispiel an koronarer Herzerkrankung leidet, sollte alles tun, was er kann, um seine Blutfette zu senken. Die wichtigste Maßnahme ist natürlich eine Reduzierung der Gesamtkalorienaufnahme und damit eine Gewichtsabnahme, sofern Übergewicht vorliegt.
Der Austausch von 1 l Milch oder 47 g Butter gegen weniger fetthaltige Nahrungsmittel führte in doppelblinden Versuchen zu einem signifikanten Abfall des Cholesterinspiegels, und umgekehrt kam es zu einem Anstieg des Cholesterins bei vorher cholesterinarm ernährten Versuchspersonen um 11% von 219 mg% auf 243 mg%

durch Zulage von lediglich einem halben Gramm Cholesterin mit Eiern zur vorherigen Ernährung[25,26]. Diese Befunde sind natürlich insofern mit Vorbehalt zu werten, als der Cholesteringehalt des Blutes von der gesamten Ernährungs- und Lebensweise doch maßgeblich mitbestimmt wird.
Trotzdem: für Koronarkranke oder gefährdete Personen raten wir zu einem einschränkenden Umgang mit Butter, Eiern, Milchprodukten und allgemein cholesterin- bzw. fettreichen Nahrungsmitteln. Zur besseren Motivierung noch eine Übersicht, die den Zusammenhang zwischen Cholesterinwerten und der Häufigkeit von koronaren Herzerkrankungen (KHK) verdeutlicht:

Cholesterinwerte (mg/dl)	Fälle mit KHK nach 20 Jahren	
	eingetreten	statistisch zu erwarten gewesen
114–193 Normal-	18	38,9
194–213 bereich	32	40,2
214–230	46	45
231–255	56	45,5
256–514	64	45,5

Man sieht, daß niedrige Cholesterinwerte eine Schutzwirkung haben, hohe Werte dagegen einen Risikofaktor darstellen.

Für die Wirkung der Fette und Öle auf den menschlichen Organismus ist deren Sättigungsgrad auch insofern interessant, als diese Verbindungen umso leichter verderben und ranzig werden, je ungesättigter sie sind. Wenn ein Fett ranzig wird, spalten sich Doppelbindungen zwischen den Kohlenstoffatomen der Fettsäurenkette auf und Sauerstoffatome lagern sich an. Dabei kommt es auch zur Bildung sehr reaktionsfähiger Sauerstoffradikale, die beispielsweise im Körper schädliche Reaktionen bewirken. So erklärt man etwa die im Alter abnehmende Elastizität des Bindegewebes durch Querverbindung zwischen Molekülsträngen, die durch chemische Reaktionen entstehen. Diese Vernetzungen werden durch Radikale ausgelöst.

◇ Der gleiche Prozeß, der zum Ranzigwerden führt und zur Bildung freier Radikale, spielt sich beim Erhitzen der Fette sehr viel schneller ab. Darum sind Pflanzenöle zum Braten und Kochen schlecht geeignet. In südlichen Ländern, in denen viel mit Olivenöl gekocht wird, wird fast immer Knoblauch beigemischt, was, wie wir heute wissen, eine sinnvolle Kombination darstellt, da über den antioxydativen Knoblaucheffekt die Wirkung der freien Radikale kompensiert werden kann.

◇ Aus dem gleichen Grund setzt man Pflanzenölen natürliche Antioxydantien wie Vitamin C oder Vitamin E zu, um sie haltbarer zu machen. Licht und Wärme unterstützen ebenfalls den Oxydationsprozeß, weshalb Pflanzenöle am besten in dunklen Flaschen an einem kühlen Ort aufzubewahren sind. Ranziges Fett oder Öle schmecken nicht nur widerlich, sondern sind auch gesundheitsschädlich und haben in der menschlichen Ernährung keinen Platz.

◇ Grundsätzlich sollte der Fettanteil der Nahrung den geringsten prozentualen Anteil neben Proteinen und Kohlenhydraten ausmachen. Beim Vorliegen arteriosklerotischer Veränderungen ist ein Fettanteil an der Gesamtkalorienzufuhr von nicht mehr als 10–15% empfehlenswert. Dabei sind die an essentiellen Fettsäuren reichen Pflanzenöle wie Weizenkeimöl, Sonnenblumenöl, Sojaöl oder Sesamöl in ihrer natürlichen Form hydrierten Pflanzen- oder Tierfetten vorzuziehen. Den höchsten Vitamin E-Gehalt weist Weizenkeimöl auf.

In den westlichen Ländern beträgt der durchschnittliche Fettanteil in der Ernährung 45%, wohingegen er in China oder Japan bei ca. 10% liegt. Ein ähnlicher Unterschied zeigt sich auch in der Häufigkeit der Arteriosklerose in beiden Ländern, – bei uns im Westen unter den häufigsten Krankheiten mit fatalen Folgen rangierend, in Asien eher eine Seltenheit. Doch nicht nur der Zusammenhang zwischen fettreicher Ernährung und Arteriosklerose sollte uns zum sparsamen Umgang mit Fett veranlassen, es häufen sich auch die Hinweise, daß hoher Fettkonsum mit Krebsentwicklung assoziiert sein kann, speziell für den Dickdarmkrebs sind solche Zusammenhänge dokumentiert[11,12].
Es gibt also gute Gründe, zur Erhaltung der Gesundheit den Fettanteil seiner Nahrung niedrig zu halten, und das bedeutet mindestens unter 30% der Gesamtkalorien. Bei vorwiegender Fleischernährung wird es da schon schwierig, denn selbst mageres Fleisch mit entfernter Speckschwarte enthält noch bis zu 30% Fett. Wenn man dazu noch die versteckten Fette in Schmelzkäse, Soßen, Suppen und auch in der Pflanzennahrung mitrechnet, sind 45% schnell erreicht.

◇ Wenn schon Fett, dann wenig und naturbelassen: also frische Pflanzenöle (im Kühlschrank aufbewahrt)
◇ Butter anstatt Margarine (Ausnahme: KHK, Hyperlipämie).

◇ keine hydrierten Fette
◇ keine harten Kochfette (nichts, worin Kokosnuß- oder Palmöl enthalten ist)
◇ keine frittierten Nahrungsmittel, schon gar nicht, wenn sie in solchem, dazu oft noch altem Fett zubereitet sind
◇ Zum Braten und Kochen sind Pflanzenöle nicht ideal, am besten nimmt man dazu wasserfreies Butterfett (Butterschmalz). Es ist ohne Schaden stärker erhitzbar und gilt in traditionellen Heilsystemen wie dem indischen Ayurveda, aber auch in der arabischen Naturmedizin als Heilmittel. Es soll die Verträglichkeit der Speisen erhöhen und den Geschmack steigern, neben einer Reihe weiterer positiver Wirkungen, die allerdings von der westlichen Wissenschaft nie systematisch untersucht wurden.
◇ Fisch und Geflügel sind fettärmer und enthalten mehr ungesättigte Fettsäuren als Fleisch vom Rind oder Lamm[6].
◇ Am fettärmsten ist weißes Putenfleisch.

Blutfettspiegel hebend	Blutfettspiegel senkend
hydrierte und gesättigte Fette tierischen Ursprungs	mehrfach ungesättigte Pflanzenöle
Streß	Fisch, Fischöle
Typ-A Verhalten	Lecithinverbindungen, Cholin
Zigaretten	Vitamin C, E, Niacin
Anti-Baby-Pille	Knoblauch, Zwiebeln, Pektin (in Äpfeln)
weißer Zucker	faserreiche Kost
Kaffee	Yoghurt
chemische Nahrungsmittelzusätze	Sojabohnen, Bohnen generell, rohe Karotten
Bewegungsarmut	körperliche Bewegung
übermäßige Kalorienzufuhr	kalorienarme Ernährung

Kohlenhydrate

Kohlenhydrate stellen die traditionelle Ernährungsgrundlage des größten Teils der Menschheit dar. Der Ausdruck Kohlenhydrate bezieht sich auf die chemische Grundstruktur, ($C_nH_{2n}On$), die eine Verbindung aus Kohlenstoff (C) und Wasser (H_2O) nahelegt. Kohlenhydrate werden von Pflanzen aus Kohlendioxyd der Atmosphäre und Wasser durch Ausnutzung der Sonnenenergie hergestellt. Chemisch gesehen sind es Zucker, Alkohole, Stärke und Zelluloseverbindungen. Die wichtigsten Kohlenhydrate-Lieferanten in der

Natur sind demnach alle Grünpflanzen, Gemüse, Getreide, natürliche Süßstoffe wie Honig oder Zuckerrohr und auch Knollengewächse wie die Kartoffel. Kohlenhydratreiche Lebensmittel sind alle Erzeugnisse aus diesen Ausgangsprodukten: Zucker, Mehl, Alkohol, Teigwaren, Kartoffel- und Getreideprodukte (Chips, Frittes und Cornflakes), Brot, Soßen, Kuchen, Süßigkeiten etc.
In der natürlichen Form sind diese Kohlenhydrate in ein Zellulosegerüst eingelagert, mit Proteinen und Fetten vermischt und mit Vitaminen und Spurenelementen angereichert. In der verarbeiteten Form, in der heute die meisten Kohlenhydrate angeboten werden, sind diese komplexen Nahrungsmittel sehr weitgehend auf einen einzigen oder wenige Bestandteile reduziert. So enthält weißer Zucker zu 99,8% Sacharose, und aus dem gebleichten und ausgemahlenen Weißmehl Type 405 sind nahezu alle Vitamine, Mineralien und Faseranteile entfernt.
Gegenüber dem ganzen Korn hat die am häufigsten verwendete Mehltype 405 folgende Nährstoffverluste in Prozent:

Eiweiß	− 9,4%	Kalzium	− 65,9%	VitB_1	− 80,0%
Fett	− 50,0%	Kalium	− 78,5%	VitB_2	− 70,0%
Kohlenhydrate	+ 6,8%	Phosphor	− 66,6%	VitB_6	− 49,1%
		Eisen	− 39,4%	VitE	− 28,1%
				Niacin	− 86,3%

Die wichtigen Faserbestandteile werden beim Ausmahlungsprozeß um 70–95% vermindert[2]. Diese Beispiele stehen stellvertretend für die meisten »veredelten« Nahrungsmittel. In naturbelassener Form gesund und nährstoffreich, liefern sie verarbeitet oft nur leere Kalorien.
Ein weiterer Paradefall ist die Kartoffel, ein Grundnahrungsmittel par excellence:

- ◇ Sie enthält fast alle Nährstoffe,
- ◇ ist reich an Ballaststoffen,
- ◇ ihr Eiweiß ist biologisch hochwertig,
- ◇ sie hat wenig Fett und viel Vitamin C und Mineralien.
- ◇ Mit Kartoffeln, Quark und etwas Pflanzenöl könnte man sich lange Zeit ohne Gefahr für die Gesundheit ernähren.

Verarbeitete, aufgeschlossene Formen sind pasteurisiert, sterilisiert, geschwefelt, getrocknet, gebleicht, fettextrahiert, mit Konservierungsmitteln versehen und in der Form der Chips und Frittes in oft minderwertigem Fett frittiert und dann noch übersalzen.
Mit solchen »Nahrungsmitteln« führen wir unserem Körper eine

gern unterschätzte Menge leerer Kalorien ohne Sättigungs- und Nährwert zu. Durch die Überfütterung mit leeren Kalorien kommt das Paradox zustande, daß heutzutage viele Menschen fett und übergewichtig sind, gleichzeitig in bestimmten Bereichen aber Ernährungsdefizite aufweisen, also unterernährt sind.
Ein weiterer enormer Nachteil der technisch verarbeiteten und sozusagen vorverdauten Kohlenhydrate ist ihre schnelle Resorbierbarkeit. Magen, Darm und Verdauungsenzyme haben kaum etwas zu tun. Die Kohlenhydrate gehen schnell aus dem Darm ins Blut über, werden in der Leber ohne große Zwischenschritte in Blutzucker umgewandelt und bewirken auf diese Weise steile Blutzuckeranstiege, die ebenso heftige Gegenregulationen auslösen: Insulin wird in hohen Dosen ausgeschüttet und senkt den Blutzuckerspiegel dann so schnell, daß es zu Heißhungerattacken auf Süßes kommt, womit die nächste Umdrehung in dieser ungesunden Eßspirale vorprogrammiert ist. Schnell resorbierbare Kohlenhydrate haben bezüglich der Energieversorgung einen bloßen Strohfeuereffekt, verglichen mit der ruhigeren, nachhaltigen Kalorienversorgung durch weniger denaturierte Lebensmittel.

Wenn Sie sich an einige einfache Regeln, gerade im Umgang mit den Kohlenhydraten halten, können Sie hier viel für Ihre Gesundheit tun:

◇ Verwenden Sie grundsätzlich möglichst viel frisches Gemüse, Obst, naturbelassene Salate und Früchte. Verzichten Sie auf Fertigprodukte wie Kartoffelpüree, – Konserven, – Knödel etc. Der Zeitgewinn ist zu teuer bezahlt.
◇ Schränken Sie die leeren Kalorien so weit wie möglich ein. Solche Kalorienbomber sind u. a.: alle Limos, Colas, alle Chips und Crackers, Schokolade, Süßigkeiten, Kuchen und Torten, Zucker, Alkohol sowie alle Weißmehlprodukte.
◇ Wenn es sich mit Ihrem Geschmack vereinbaren läßt, ersetzen Sie ab und zu das Weißbrot durch Vollkornbrot, den polierten Reis durch parboiled oder durch Naturreis und die gar nicht so gesunden Cornflakes durch Vollkornflocken.
◇ Achten Sie auf eine ausgeglichene Zusammenstellung Ihrer Nahrung. Wenn Sie auf schnell resorbierbare Kohlenhydrate nicht verzichten wollen, dann gleichen Sie das an anderer Stelle aus. Ein Frühstück mit süßem Kaffee, Weißbrot und Marmelade besteht nur aus schnell resorbierbaren Kohlenhydraten. Ein Joghurt oder ein Apfel dazu können den Strohfeuereffekt deutlich vermindern.

◇ Wenn Sie kein Müsli- und kein Wurzelfan sind, umso besser. Essen hat mit Gesundheit und Vernunft zu tun, jedoch nicht mit Fanatismus. Freude am Essen ist genauso wichtig wie das Essen selbst. Muten Sie sich keine radikalen Umstellungen zu, doch bleiben Sie »dran«. Experimentieren Sie.

◇ Haben Sie keine Angst. Wenn Ihnen wie mir Vollkornspaghetti nicht schmecken und Sie es auch als Barbarei empfinden, zu Parmaschinken kein Weißbrot zu essen und ein Glas Wein zu trinken, dann ist das wunderbar. Klammern Sie sich nicht an Einzelheiten, sondern richten Sie den Blick darauf, daß Ihre Ernährung insgesamt ausgeglichen und vollwertig ist.

Die Vitamine

Jeder glaubt zu wissen, was Vitamine sind: lebenswichtige Stoffe, die der Körper in kleinen Mengen braucht, um optimal funktionieren zu können.

Die grundsätzliche Bedeutung der Vitamine wird heute von niemandem mehr angezweifelt. Die immer noch kontrovers diskutierten Themen lassen sich in drei Fragen ansprechen:

1. Kann unter den Bedingungen durchschnittlicher europäischer oder amerikanischer Zivilisationskost überhaupt ein Vitaminmangel auftreten?
2. Sind die aufgrund von kontrolliertem Vitaminmangel in Versuchen ermittelten Minimaldosen bestimmter Vitamine, die das manifeste Auftreten von Mangelsymptomen verhindern können, auch ausreichend, um optimale Funktion zu gewährleisten?
3. Lassen sich darüber hinaus mit sehr hohen Dosierungen, sogenannten Megadosen, zusätzliche positive Effekte erreichen, die auch bei vollständiger »Normalversorgung« mit Vitaminen nicht garantiert sind?

Meiner Meinung nach ist die erste Frage eindeutig mit Ja zu beantworten. Wenn gegenteilige Meinungen aufgestellt und zum Teil mit fragwürdigen Rechnungen belegt werden, dann wird oft übersehen, daß:

◇ im Einzelfall der Vitamingehalt eines Nahrungsmittels in Abhängigkeit von Erntezeitpunkt, Lagerdauer, Konservierungsverfahren, Zubereitung etc. nahe bei Null liegen kann, obwohl es als vitaminreich gilt;

◇ die Versorgung mit bestimmten Vitaminen durch moderne Ernährungsgewohnheiten schon unter normalen Bedingungen grenzwertig ist. So ist infolge des Übergangs zu Weißmehlprodukten der Vitamin B Verbrauch von 4 mg täglich auf 1 mg täglich in Deutschland gesunken[13]. Ähnliche Beispiele gibt es für andere Vitamine;

◇ bei Streß der Bedarf an Vitaminen sich enorm erhöht[3]. Tiere wie Ratten, die bestimmte Vitamine selbst synthetisieren, steigern unter Streß ihre Syntheserate für beispielsweise Vitamin C um das 6fache;
◇ zunehmende Umweltverschmutzung unseren Bedarf an Antioxydantien (z. B. Vitamin C und E) deutlich erhöhen;
◇ durch Alkohol, Nikotin, Kaffee, weißen Zucker die Vitamine der B-Gruppe, Vitamin C, Vitamin K, Folsäure vermindert werden;
◇ in gechlortem Leitungswasser gekochte Nahrungsmittel doppelt so viel Vitamin-B_1 verlieren wie in normalem Wasser;
◇ Arzneimittel, deren Verbrauch ständig zunimmt, oft »eingebaute« Antivitaminwirkung haben. Bei den Zytostatika (krebshemmende Mittel) nützt man die Folsäurehemmung klinisch aus, auch bei Levodopa, einem Mittel gegen die Parkinsonsche Krankheit, weiß man, daß es Vitamin B_6 zerstört. Doch auch viele andere Medikamente beeinflussen unseren Vitaminhaushalt.

Arzneimittel	Betroffene Vitamine
Abführmittel (auf Paraffinbasis)	A, D, E, K (= fettlösliche Vitamine)
Antibiotika (Penicilline, Tatracycline, Sulfonamide, Chloramphenicol)	Folsäure, B_{12}, Biotin, B_1, Biotin PABS, B_2, Niacin, K
Antirheumatika	Folsäure, B_6
Appetitzügler (Fenfluramin)	C
Corticosteroide	D, A, C
Grippemittel (Chinin)	B_2
Pille	B_2, B_6, Folsäure, E
Psychopharmaka	Folsäure
Schlafmittel (Barbiturate)	Folsäure
Aspirin	K, C, Folsäure, B_{12}
Zitiert nach[13], ergänzt nach[14].	

Wenn man weiter bedenkt, daß die zunehmende Verwendung von sogenanntem Convenience Food, also industriell zubereitetem Essen aus dem Aufreißpaket oder der Dose, uns immer weniger Vitamine liefert, dann werden latente oder manifeste Mangelzustände sehr wahrscheinlich. Wer zum Ausgleich auf Obst zurückgreift, hat gute Chancen, daß der importierte Apfel oder die Banane bestrahlt ist, ein Vorgang, der besonders die Vitamine A, E, B_1 und C reduziert. Das Verhindern der Überreife durch Bestrahlen ist zwar in der Bundesrepublik verboten, aber in den Niederlanden, Belgien, Italien, Spanien und Frankreich erlaubt. Bestrahlte Lebensmittel dürfen zwar offiziell nicht importiert werden, aber da es praktisch unmöglich ist, die Bestrahlung nachzuweisen, ist es dennoch sehr wahrscheinlich, daß wir solche Produkte essen.

Diese wenigen Beispiele sind nur ein kleiner Ausschnitt aus einem großen Spektrum. Wer heute immer noch behauptet, Vitaminmangel käme in der Praxis selten vor, der ist entweder aus irgendwelchen Gründen auf einen solchen Glauben angewiesen, oder er hat sich nicht genügend informiert. *Nichtwissen* bringt den Vorteil, unbefangener in den Tag hinein leben zu können.

Wissen dagegen die Möglichkeit, die eigene Gesundheit und die unserer Nachkommen selbst positiv zu beeinflussen.

Aus praktischen Gründen werden im Folgenden nur schwerpunktmäßig diejenigen Vitamine vorgestellt, bei denen ein Mangel wahrscheinlich ist und/oder ein erhöhter Bedarf angenommen werden kann. Für die anderen Vitamine wird davon ausgegangen, daß eine ausreichende Versorgung gewährleistet ist, wenn die allgemeinen Ernährungsratschläge befolgt werden.

Vitamin B_1

Besonders gefährdet sind wir durch eine Unterversorgung mit Vitamin B_1. Zucker ist ein wahrer Vitamin-B_1-Räuber, und der vermehrte Bedarf bei dem reichlichen Zuckerkonsum unserer Gesellschaft könnte höchstens durch Vollkornprodukte aufgefangen werden. Das an Vitamin B_1 verarmte Weißmehl verstärkt jedoch den Mangel nur, da zum Kohlenhydrat-Abbau selbst wieder Vitamin B_1 nötig ist.

Vitamin-B_1-Mangel äußert sich latent durch Müdigkeit (der B_1-abhängige Kohlenhydrat-Stoffwechsel ist blockiert und liefert zuwenig Energie), Appetitlosigkeit, Gewichtsverlust und Schlafstörungen. Auch Konzentrationsstörungen, Nervosität und Schweißausbrüche sind Mangelsymptome, genauso wie Überreaktionen bei Streß und Anspannung. Alkoholiker leiden fast immer unter Vitamin-B_1-Defizit, aber eben auch zunehmend Kinder und Jugendliche, die sich hauptsächlich von Weißbrot, Brezen, Nudeln mit Ketchup (Hauptbestandteile Zucker und Aromastoffe, etwas Tomate), Schokolade, Eis und dem Angebot der Fast-Food-Ketten ernähren.

Vitamin-B_1-Mangel läßt sich folgendermaßen vermeiden:

◇ Essen Sie regelmäßig oder zumindest öfters Vollkornbrot und/oder Vollkornprodukte.
◇ Kaufen Sie sich Bierhefe und streuen Sie davon unter Ihr Essen.
◇ Reduzieren Sie den Verbrauch an Zucker.
◇ Denken Sie daran, daß Ihr Vitamin-B-Bedarf umso höher ist, je mehr Kohlenhydrate Sie zu sich nehmen.
◇ Die Vitamine der B-Gruppe arbeiten synergistisch, d. h. optimale Wirkung erfordert eine Versorgung mit allen Vitaminen der Gruppe. Die ganze B-Gruppe ist komplett nur in Leber, Hefe und Weizenkeimen enthalten.

Vitamin E

Vitamin E ist derzeit der Renner im Vitaminangebot. Es werden ihm Wirkungen zugeschrieben, die von allgemeiner Verjüngung bis zur Potenzsteigerung reichen. Wie dem auch sei, belegt ist, daß Vitamin-E-Zufuhr den Cholesterinspiegel senken kann und die HDL-Fraktion vermehrt wird. HDL (Abk. für high density lipoproteins – Lipoproteine mit hoher Dichte) – Cholesterin stellt einen besonderen Typ des Cholesterins dar. Während in der Therapie das Gesamtcholesterin meistens gesenkt werden soll, wünscht man sich, daß die HDL-Fraktion ansteigt, da ein hoher HDL-Anteil am Gesamtcholesterin einen relativen Schutz vor den schädlichen Auswirkungen hoher Cholesterinspiegel bedeutet. Im Tierversuch bewirkte eine erhöhte Vitamin-E-Zufuhr höhere Resistenz gegen Lungen- und Bronchialerkrankungen, die durch Luftschadstoffe wie No_2 und Ozon ausgelöst wurden. Die Wirkung des Vitamins liegt darin, daß es die Phospholipide der Zellmembranen vor Oxydation schützt, genau wie es die Doppelbindung der freien Fettsäuren vor Oxydation schützt und somit das Altern des Fettes, das Ranzigwerden verhindert. Darum wird dem Vitamin E auch eine Schutzrolle gegen Alterungsvorgänge im Körper zugeschrieben, welche durch freie Radikale eingeleitet werden. Vitamin E reagiert mit freien Radikalen und macht sie so unschädlich. Die Wirkung von Vitamin C wird durch das Spurenelement Selen unterstützt. Es aktiviert ein Enzym, welches den Oxydationsschutz in der wässrigen Phase der Zellen organisiert, denn Vitamin E ist ja nur fettlöslich. Daraus ergibt sich auch, daß Patienten, die aufgrund von Leber-, Galle- oder Pankreaserkrankungen eine gestörte Fettresorption haben, an Vitamin-E-Mangel leiden können.
Zur Resistenzsteigerung gegen Umweltschadstoffe waren im Tier-

experiment Dosiserhöhungen auf das Sechsfache der normalen Dosis nötig[13]. Der Bedarf für einen Erwachsenen liegt bei 12 mg Alpha-Tocopherol/Tag, bei Säuglingen und Kindern bei der Hälfte und für Stillende bei 20 mg. 200 mg täglich führen zu keinerlei Nebenwirkungen, doch werden anscheinend auch deutlich höhere Dosen ohne Nebenwirkungen toleriert[1].

◇ Nüsse, frische Weizenkeime, kaltgepreßte Öle, frische Vollkornbrote und Erzeugnisse aus Vollkornmehl sind fast unsere einzige Quelle für Vitamin E.

◇ Um resorbiert werden zu können, muß Vitamin E zusammen mit Fett oder Öl gegessen werden.

Vitamin C

Eine neue Ära der Vitamin-C-Geschichte hat der zweifache Nobelpreisträger Linus Pauling eingeleitet, als er forderte, mit wesentlich höheren Dosierungen dieses Vitamins zu arbeiten. Damit hat er sich der Ächtung durch die medizinischen Autoritäten ausgesetzt. In diesem Zusammenhang sollte nicht vergessen werden, daß ein anderer Biologe, ebenfalls Nobelpreisträger, Roger J. Williams, schon 1976 geäußert hatte: »In den letzten Jahren haben sich überzeugende Hinweise ergeben, daß junge Meerschweinchen (die einen ähnlichen Stoffwechsel wie der Mensch haben und auch nicht selbst Vitamin C erzeugen können) zur Erhaltung eines guten Gesundheitszustandes mindestens 200 mal so viel Vitamin C brauchen, wie sie zum Schutz gegen Skorbut benötigen. Die Befunde häufen sich, daß dasselbe für Menschen zutreffen könnte.«

◇ Hohe Vitamin-C-Dosen sind unwirksam, wenn die Nahrung nicht genug Vitamin E, Zink und essentielle Fettsäuren enthält.

◇ In Dosen von 1 bis 3 Gramm oder mehr stimuliert Vitamin C angeblich das Immunsystem, es senkt den Cholesterinspiegel des Blutes, schützt gegen Kreuzvernetzungen, besitzt oxydationshemmende Eigenschaften, die noch wenig verstanden sind und verlängert vielleicht das Leben von Krebspatienten[1].

◇ Es ist gut möglich, daß die optimale Dosis für Vitamin C höher liegt als die offiziell empfohlenen 45 mg täglich. Gegen die banale Erkältung und gegen Grippe ist es jedenfalls wirksamer als alle anderen Medikamente.

◇ Vitamin C ist sehr anfällig gegen Erhitzen, Lagerung, Trocknen, überhaupt jede Art von Konservierung. Beim Pasteurisieren, Sterilisieren, Einkochen, Einfrieren gehen 15–50% des Vitamin-C-Gehaltes verloren.

Vitamin A

Vitamin A gehört zu den fettlöslichen Vitaminen und kann nur in Anwesenheit von Fett vom Körper aufgenommen werden. Es genügen dafür aber schon kleine Mengen an Fett, wie sie beispielsweise in einer Salatsauce enthalten sind. Selbst Joghurt hat ausreichenden Fettgehalt, um die Resorption von Vitamin A zu ermöglichen. Vitamin A wird in der Medizin eingesetzt bei Erkrankungen der Haut, des Auges und des Ohres. Darüber hinaus sind bei bestimmten Krebserkrankungen unzweifelhafte Erfolge erzielt worden, allerdings mit Dosierungen, die auch zu Vergiftungen führen können und nur unter ärztlicher Kontrolle akzeptabel sind. Der Wirkungsmechanismus scheint wohl in einer Aktivierung der Abwehrsysteme des Körpers zu liegen. So hat man schon 1980 nachweisen können, daß nach Gabe von Vitamin A Abwehrzellen (Lymphozyten) im menschlichen Blut aktiver waren, und daß auch ein anderer Typ von Abwehrzellen, die Makrophagen (= Freßzellen) durch Vitamin-A-Gabe stimuliert werden konnten[21,22]. In dieser Richtung sind auch Befunde zu werten, wonach Vitamin-A-Mangel die Immunantwort von Rattenzellen hemmen kann, oder daß Transplantate von Tieren, wenn diese mit Vitamin A vorbehandelt sind, schneller abgestoßen werden können[23], da ja die Abstoßungsreaktion vom Immunsystem vermittelt wird.

Vitamin A wird in der Leber gespeichert. Bei Erkältungen verbraucht der Körper bis zur Hälfte seiner Vitamin-A-Reserven.

Neben Infektanfälligkeit äußert sich Vitamin-A-Mangel vor allem darin, daß man in der Dämmerung und in der Dunkelheit schlechter sehen kann. Das hängt damit zusammen, daß beim Sehen Vitamin A verbraucht wird. Wer seine Augen besonders anstrengt, zum Beispiel berufliche Autofahrer, Menschen, die viel an Bildschirmen arbeiten (oder viel fernsehen), Menschen, die hauptsächlich bei künstlichem Licht arbeiten etc., sollten besonders sorgfältig auf eine ausreichende Versorgung mit Vitamin A achten. Bei Erwachsenen kann eine Einnahme von bis zu 20 000 I. E. täglich als absolut unbedenklich angesehen werden. Der Mindestbedarf für einen Erwachsenen liegt bei 3000 I. E.

Gute Vitamin-A-Quellen:

◇ Lebertran, Leber, Karotten, Kohlgemüse, alle grünen und gelben Gemüsesorten, Spinat, Eier, Milch, Milchprodukte.

◇ Wenn Sie die Pille nehmen, brauchen Sie mehr Vitamin A, ebenso, wenn Sie mehr als 400 I. E. Vitamin E täglich zu sich nehmen.

Ernährung und Krebs

Hier berühren wir eine brisante Thematik. Bei Laien und betroffenen Kranken herrscht oft ein kritikloser Wunderglaube vor, mit bestimmten Diätformen könne man Krebs heilen oder zumindest Entstehen und Ausbreitung von Krebs verhindern, auf der anderen Seite begegnet man einer letztlich genauso irrationalen Leugnung jedes Zusammenhangs zwischen Ernährung und Krebs überhaupt. Krebs ist ein mehrschichtiges Geschehen, bei dem viele Einzelfaktoren ineinandergreifen: Physikalische Faktoren (Sonnenstrahlung, radioaktive Strahlung) spielen dabei genauso eine Rolle wie chemische Schadstoffe (= kanzerogene Stoffe), psychische Verhaltensmuster, Infektionen mit sogenannten Promotor-Viren, Bestandteile der Erbmasse sowie ein mangelhaft funktionierendes Immunsystem. Es müssen mindestens drei auslösende Faktoren zusammenkommen: Disposition – Exposition – Immundefizit.
Die Disposition, also die angeborene Neigung, eine bestimmte Krankheit zu entwickeln, ist schicksalhaft gegeben und nicht zu ändern. Die Bedingungen, unter denen eine sonst ruhende Tendenz aktiviert werden kann, unterliegen jedoch unserer Beeinflussung. Im Kapitel »Prinzipien und vernachlässigte Aspekte von Gesundheit« haben wir mit Krankheit korrelierte innere Einstellungen und Haltungen untersucht. Auf die Thematik Krebs und Ernährung übertragen, könnte das zum Beispiel heißen, daß Unmäßigkeit im Essen und Trinken auch hierfür einen Risikofaktor darstellt, denn bei der heute fast ausnahmslos gegebenen Verunreinigung der Nahrungsmittel mit chemischen Rückständen aus dem Fertigungsverfahren, mit Hormonen, Insektiziden, Schwermetallen, Konservierungsstoffen, Aromen etc. bedeutet eine höhere Gesamtkalorienzufuhr nahezu mit Sicherheit auch eine höhere Zufuhr von Karzinogenen (krebsauslösenden Stoffen).
Daß die Gegenposition, Überernährung schütze zumindest vor Vitamin- und Mineralstoffmangel und damit auch vor mangelbedingten Defekten des Abwehrsystems in dieser Form nicht zutrifft, beweisen u.a. Arbeiten von K.H. Chandra. Er fand Defekte des Abwehrsystems sowohl bei Fettsucht als auch bei chronischem Nahrungsmangel. Die Ursache lag in einem versteckten (subklinischen) Eisen- und Zinkmangel. Nach zusätzlicher Gabe von Eisen und Zink zur gewohnten Ernährung verbesserte sich die Funktion des Abwehrsystems deutlich[15]. Trotz Überernährung können also offensichtlich Mangelzustände auftreten, – zumindest bei der derzeit in den westlichen Industrieländern weithin akzeptierten Nah-

rungsqualität und den charakteristischen Ernährungsgewohnheiten der Fast-Food-Gesellschaft.
Ein statistisch gesicherter Zusammenhang besteht zwischen dem Risiko, an Dickdarmkrebs zu erkranken und einem hohen Fettanteil sowie einem niedrigen Ballaststoffanteil in der Nahrung. Die Häufigkeit des Dickdarmkrebses korreliert auch mit der Höhe des Fleischverzehrs und der Menge des in den Darm ausgeschiedenen Cholesterins[16,20]. Anscheinend schädigen Gallensäuren und freie Fettsäuren die Dickdarmschleimhaut.
Von den Spurenelementen kommt dem Selen wahrscheinlich eine Schutzwirkung gegen Krebs (und gegen Herzinfarkt) zu, während sich für Vitamin C bis jetzt kein hemmender Einfluß auf das Wachstum menschlicher Magentumore nachweisen ließ, was sich theoretisch erwarten ließe, da Vitamin C die Umwandlung von Nitriten und Nitraten zu krebsauslösenden Stoffen im Körper hemmen kann.
Am besten belegt ist die Schutzwirkung und die therapeutische Wirkung von hohen Vitamin-A-Dosierungen bei verschiedenen Krebsarten. Umgekehrt hat man auch gefunden, daß erniedrigte Vitamin-A-Spiegel oft dem Ausbruch einer Krebserkrankung vorausgingen bzw., daß Vitamin A bei Krebskranken erniedrigt war[17,18,19].
Wer sein ernährungsbedingtes Krebsrisiko vermindern möchte, sollte sich an die diesbezüglich ausgegebenen Empfehlungen des National Research Council der USA halten:
◇ Verminderung des Fettkonsums, speziell des Cholesterins, auf 20–30% der Gesamtenergiezufuhr,
◇ mehr Obst, Gemüse, Vollkornprodukte
◇ Vermeidung von Alkoholexzessen, besonders in Zusammenhang mit Nikotinmißbrauch,
◇ Vermeidung von stark gesalzenen, gepökelten und geräucherten Nahrungsmitteln, besonders wenn diese noch zusätzlich konserviert sind.

Wie steht es nun mit den verschiedenen Diäten, die bei Krebserkrankungen empfohlen werden? Grundsätzlich gilt: entgiftende entschlackende Diäten sind wohl immer gut, wenn ausreichend Vitamine, Mineralien, Spurenelemente und essentielle Nährstoffe angeboten werden. Drastische Kuren belasten den Organismus. Ob die versprochenen positiven Effekte diesen Nachteil aufwiegen können, muß oft bezweifelt werden. Ich persönlich bin gegen jede Art von Fanatismus in der Ernährung, um so mehr, als es meines Wissens keine kontrollierten doppelblinden prospektiven Studien gibt über beispielsweise den Effekt von lactovegetabiler Kost, von erhöhter Zufuhr links- oder rechtsdrehender Milchsäureprodukte, von vermehrtem Verzehr säure- oder basenbildender Kost, roter Bete, schwarzem Johannisbeersaft oder Aprikosenkernen auf den Verlauf einer Krebserkrankung. Wenn ein Mensch allerdings extreme Konzepte braucht, um seinen Glauben zu mobilisieren, dann ist das eine persönliche Angelegenheit, und ich halte das für legitim, denn wenn der Glaube an eine mögliche Heilung nicht aktiviert wird, dann bleibt auch die fundierteste Therapie wenig aussichtsreich.

Erinnern wir uns an die Ergebnisse der Langlebigkeitsforschung. Im Widerspruch zu den Darstellungen einer gewissen Laienpresse hatten die rüstigen Hundertjährigen nie jahrzehntelange Joghurt-, Honig- oder Käsediäten praktiziert, Kaffee oder Tee und etwas Alkohol waren bei ihnen durchaus beliebt, und jeder Dritte hat bis zum 80. Lebensjahr geraucht[20]. Dies nur zur Erinnerung, daß man es auch ohne extreme Konzepte weit bringen kann.

Ein Überangebot von Vitaminen ist nicht immer ungefährlich, ebenso ein übertriebener Verzicht auf Fett oder eine radikale Umstellung auf vegetarische Ernährung. So kann beispielsweise Vitamin A in hohen Dosierungen Vergiftungen bewirken, ein Fettanteil der Nahrung unter 10% einen Mangel an den fettlöslichen Vitaminen A, D, E und K hervorrufen und rein vegetarische Kost einen Eisenmangel begünstigen. Abwechslungsreiche Ernährung mit einem hohen Anteil frischer, vollwertiger, selbst zubereiteter Lebensmittel und einem geringen Anteil industriell hergestellter Fertigprodukte halte ich für optimal. Für das Immunsystem unentbehrliche Vitamine (insbesondere C, A, E, B-Komplex), Mineralien und Spurenelemente (besonders Zink, Eisen, Kupfer, Jod, Selen) werden dabei dem Körper in ausreichender Menge zugeführt.

Verfallen Sie nicht der »Sucht nach Vorschriften«

Interessante und nützliche Informationen über Vitamine, Mineralien und Spurenelemente ließen sich noch in großer Fülle anbieten, doch würde dies den Rahmen dieses Buches sprengen. Es kann ja auch für uns nicht darum gehen, zu Vitaminmathematikern zu werden und künftig nur noch mit Tabellen und Taschenrechner einkaufen zu gehen. Es geht vielmehr darum, Grundlagen gesunder Ernährungsweise auf der Basis eindeutiger Fakten in unserem Leben zu etablieren und die Bereitschaft, danach zu leben, durch überzeugende Information zu verstärken. Im einzelnen ist es nicht unbedingt nötig, genau zu wissen, wieviel von einem bestimmten Mineral oder Vitamin ein Mensch täglich braucht, um sich optimal ernähren zu können. Das zu sorgfältige Analysieren der Nahrung, das überängstliche Rechnen mit Vitamintabellen und Mindestwerten kann sogar den gegenteiligen Effekt herbeiführen: Es macht das Einkaufen, das Kochen und das Essen zu einem Streßfaktor anstatt zu einer angenehmen Angelegenheit. Oft sind solche Mathematiker des Essens das Opfer einer geheimen, doch weit verbreiteten Sucht: *der Sucht nach Vorschriften.* In ihrer Gier, alles richtig machen zu wollen, machen sie einen fundamentalen Fehler: sie lassen den Verstand allein entscheiden in einer Angelegenheit, die mit dem Leben verbunden ist.

Wenn der bloße Verstand, abgekoppelt von Herz, Gefühl und Körper, entscheiden muß, entsteht bestenfalls ein steriles Optimum, eine Eßkultur der Vitaminpillen und der Fertigsaucen.

Darum:

◇ kaufen Sie mit Lust und Liebe ein,
◇ kochen Sie gut, und essen Sie gut.

Gut heißt:

◇ mit Liebe und Verstand und mit der Totalität Ihres Organismus;
◇ mit Ihren Vorlieben und Abneigungen, Vorzügen und Schwächen, mit Ihren Erfahrungen und Hoffnungen.

Denn vieles wird behauptet, weniges aber stimmt. Doch eines steht absolut fest: ein Essen, das Ihnen nicht schmeckt, ist für Sie niemals gesund.

Anmerkungen

1 Roy L. Walford: »Leben über 100«; München-Zürich, 1983, S. 161, S. 175 ff.
2 Katalyse e. V. (Herausgeber) »Das Ernährungsbuch. Lebensmittel und Gesundheit«, Köln, 1986
3 Diet & Nutrition »A holistic approach«, Rudolph Ballentine, M. D., The Himalayan International Institute, Honesdale, Pennsylvania, 1978
4 Medeloff, A.: »A critique of fiber deficiendy«, Digest. Dis. 21: 109–112, 1976
5 Symposium on Nutrition in the Causation of Cancer; Cancer Res. 35, Nov. 1975
5 Reddy, B. and Weisberger, J.: »Effects of high risk and low risk diets for colon carcinogenesis on fecal microflora and steroids in man«, J. Nutr. 105, 878, 1975
6 Davis, A.: »Jeder kann gesund sein«, Bonn-Röttgen, 1974, S. 33, 43
7 Komhout, D., Bosschieter EB, de Lezenne Coulander C.: »The inverse relation between fish consumption and 20-year mortality from coronary heart disease«, New Engl J Med 1985; 312: 1205–9

8 Phillipson BE, Rothrock DW, Connor WE, Harris WS, Illingworth DR: »Reduction of plasma lipids, lipoproteins and apoproteins by dietary fish oils in patients with hypertriglyceridemia«, N Engl J Med 1985; 312: 1210–6
9 Wong SH, Nestel PJ, Trimble RP, Storer GB, Illman RJ, Topping DL. »The adaptive effects of dietary fish and safflower oil on lipid and lipoprotein metabolism in perfused rat liver«, Biochem Biophys Acta 1984; 792: 103–9
10 Yang, Y-T, Williams, MA.: »Comparison of C_{16}-, C_{20}- and C_{22} unsaturated fatty acids in reducing fatty acid synthesis in isolated rat hepacytes«, Biochim Biophys Acta 1978; 631: 133–40
11 Reddy, B. et al.: »Further leads on metabolic epidemiology of large bowel cancer«, Cancer Res. 35: 3418–3420, 1975
12 Ballentine, Rudolph, MD; op. cit, S. 108
13 Winfried Günther: »Das Buch der Vitamine«, Südergellersen, 1984, S. 51, S. 205
14 J. P. Griffin und P. F. Darcy: »Arzneimittelinteraktionen«, München-Wien, 1981
15 Chandra, R. K.: »Immune response in overnutrition«, Cancer Res 41 (1981) 3795;
16 Kleeberg, U. R.: »Ernährung und Karzinogenese«, Med. Klin. 82, Nr. 3, S. 110–114 (1987)
17 Kark, J. D., Smith, A. H., Switzer, B. R., Hames, C. G.: »Serum Vitamin A and Cancer Incidence in Evans County«, Georgia, JNCI 66, (1981)
18 Israel, L., Aguilera, J.: »Vitamine A et Cancer«, Pathology and Biology 28, (1980)
19 Kummet, T., Moyskens, F. L.: »Vitamin A: a potential inhibitor of Human Cancer«, Seminars in Oncology 3, (1983)
20 »Kriterien der Langlebigkeit mit entsprechenden klinischen Beobachtungen bei über 356 Überhundertjährigen in der Bundesrepublik Deutschland«, Franke, H., Internist 19, 399–404 (1978)
21 Rhodes, J., Oliver, S.: »Retinoids as regulator of macrophage function«, Immunology 40, 1980
22 Nauss, K. M., Mark, D. A., Suskind, R. M.: »The Effect of Vitamine A deficiency on the in vitro cellular immune response of rats«, J. Nutr. 109, 1979
23 Malkovsky, M., Edwards, A. J., Hunt, R., Palmer, L., Medawar, P. B.: »T-cell mediated enhancement of host-versus-graft reactivity in mice fed a diet enriched in vitamin-A acetate«, Nature, 302, 1983
24 Bollag, W.: »Vitamin-A and Vitamin-A Acid in the prophylaxis and therapy of epithelial tumours«, Internationale Zeitschrift für Vitaminforschung 40, 1970
25 Roberts, S. L., Mc Murry, M. P., Connor, W. E.: »Does egg feeding (I. E. dietary cholesterol) affect plasma cholesterol levels in humans? The result of a double blind study«, Am. J. of Clinical Nutr. 34 (1981) 2092
26 Roberts, D. C. K. et al: »Milk, Plasma cholesterol and controls in nutritional experiments«, Atherosclerosis 42 (1982) 323

Wolfgang Möhring – Thomas Poppe

Unsere Haut – Grenzland zwischen Innen- und Außenwelt

Deine Haut, das unbekannte Organ – so oder ähnlich könnte der Titel eines Buches lauten, das sich mit den Aufgaben und Funktionen dieses so wichtigen Organs befaßt. Meistens betrachten wir die Haut als etwas Passives, Schützendes, das uns mit angenehmen oder unangenehmen Informationen und Reizen aus der »Außenwelt« versorgt – Kälte, Wärme, Lust und Schmerz. Sie ist viel mehr. Die Haut ist unser Grenzorgan. Wie der englische Anatom John Zachary Young bemerkte: »Ihre Hauptaufgabe ist, zu verhindern, daß wir uns in unserer Umwelt auflösen.« Durch zahlreiche Funktionen ist sie mit der Innen- und Außenwelt passiv und aktiv verknüpft. Sie umhüllt uns mit einer Gesamtfläche von 1,5 bis 2 m^2. Vieles läßt sich über unser Innenleben an ihr ablesen: Wir erblassen, erröten, schwitzen in freudvollen, peinlichen, schreckeinflößenden Situationen. »Die Haare stehen uns zu Berge« vor Schreck. Angst, Spannung, Depression, aber auch Humor und Lebensfreude hinterlassen ihre Spuren auf der Haut. Wie eine »Landkarte der Seele« wirken manche Gesichter älterer Menschen. Die Haut zählt mit zu den »formativen Kräften«, die unser gesamtes Erscheinungsbild prägen wie auch Bindegewebe, Muskulatur, Knochengerüst und Unterhautfettgewebe. Zahlreiche Krankheiten und Stoffwechselgeschehnisse finden in der Haut und in ihrem Zustand Ausdruck.

Der Aufbau der Haut

Man könnte sie mit einem mehrstöckigen Gebäude vergleichen, das im Prinzip aus drei ineinandergreifenden Schichten besteht.

Oberhaut (Epidermis)

Die Oberhaut ist zwischen einem Zanzigstel mm (Augenlider) und 1,5 mm (Fußsohlen) dick und besteht wiederum aus mehreren Zellschichten. Ihre Oberfläche bilden vollständig verhornte Zellen,

die ständig in Form kleiner Schüppchen abgeschilfert werden. Im Durchschnitt sind nach 27 Tagen alle Zellen der Oberhaut ausgetauscht. Die neuen Zellen werden durch Zellteilung in den tieferen Schichten der Haut gebildet und erreichen im Durchschnitt nach zwei Wochen die Hornschicht.
Obwohl die Haut schuppig und hornig ist, fühlt sie sich besonders in der Jugend sehr geschmeidig an. Das liegt am hauchdünnen Fettfilm, der von den Talgdrüsen, die meistens mit den Haarwurzeln gekoppelt sind, produziert wird. Besonders dicht »gesät« sind sie im Gesicht, auf Kopf, Brust und im oberen Teil des Rückens. Die Hautkrankheit Akne, bei der die Talgdrüsen verstopft und entzündet sind, tritt vor allem in diesen Regionen auf.
Unsere Haare selbst sind nicht nur rudimentäre Überreste längst vergangener Tage der Evolution. Ihre Wurzeln sind von Nervenenden umgeben, deshalb fühlen wir schon leichteste Streifbewegungen, bevor überhaupt die Haut berührt wird. Dort sitzen auch kleine Muskeln, die unser Haar aufrichten und sich »sträuben« lassen und die Talgdrüsen komprimieren. In der untersten Schicht der Oberhaut liegen die Melanozyten. Diese Zellen bilden das Hautpigment Melanin. Es verleiht unserer Haut die Färbung und schützt sie vor schädlicher ultravioletter Strahlung, neben den dicken Stellen der

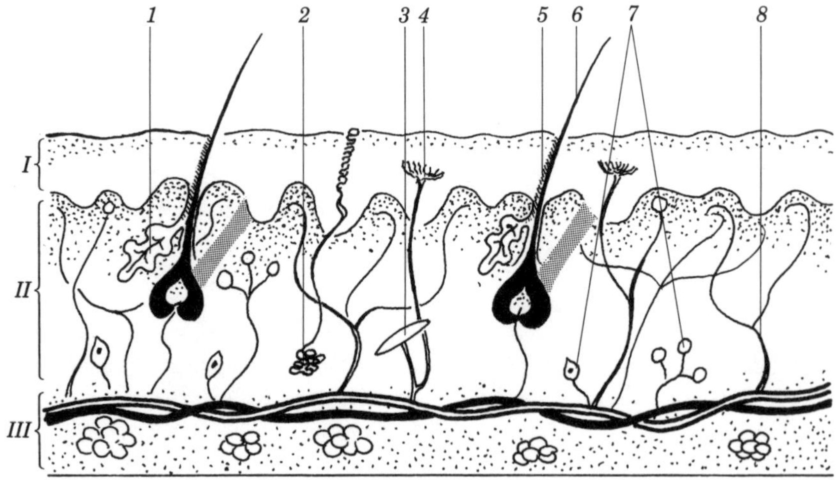

Querschnitt durch die Haut

I Oberhaut, II Lederhaut, III Unterhaut
1 Talgdrüse, 2 Schweißdrüse mit Ausführungsgang, 3 Ruffini Körperchen, 4 Krause Endkolben (3 und 4: temperaturempfindliche Nervenenden), 5 Muskel am Haarbalg, 6 Haarbalg, 7 Druckrezeptoren, 8 Kaspillaren

Hornschicht, die eine Art »Lichtschwelle« bilden. Je nach genetischer »Programmierung« produzieren die Melanozyten die Farben Schwarz, Braun, Gelblich, Rötlich und »Weiß«. Sonnenbestrahlung der Haut regt die Melanozyten an, verstärkt schützendes Pigment zu produzieren: die »Sonnenbräune« entsteht. Bis dieser Prozeß seine schützende Funktion übernehmen kann, bis also das Pigment die Hautoberfläche erreicht, kann jedoch die Haut schon leicht verbrannt sein, so leicht, daß dieser »Sonnenbrand« symptomlos und unbemerkt bleibt. Über Jahre hinweg lassen diese leichten Verbrennungen die Haut vorzeitig altern, sie wird trocken und ledrig. Wer bereit ist, diesen Preis zu bezahlen, möge sich und andere auch weiterhin an »gesunder« Sonnenbräune erfreuen. Daß es einen erwiesenen Zusammenhang zwischen exzessivem Sonnenbaden und der Entstehung von Hautkrebs gibt, soll Ihre Freude nicht schmälern.

Am Rande bemerkt: Die Melanozyten sind es also, die einen Neger zum »Schwarzen«, einen Indianer zur Rothaut, einen Chinesen zum »Gelbgesicht«, einen Weißen zum Weißen machen. Und nicht der Intelligenzquotient, die Vertrauenswürdigkeit, die guten oder schlechten Eigenschaften eines Menschen. In unserem Denken festgefressene Vorurteile sind eine Sache, die Arbeit der Melanozyten eine andere.

Lederhaut

Haare, Talg- und Schweißdrüsen sind zwar Bildungen der Epidermis, sie reichen aber mit ihren Wurzeln bis weit in die zweite Schicht der Haut hinein, in die Lederhaut oder auch Dermis genannt.

Die Schweißdrüsen – so um die zwei Millionen an der Zahl – verteilen sich wie auch Haare und Talgdrüsen über die gesamte Körperoberfläche, besonders reichlich an der Stirn, auf dem Handteller und auf der Fußsohle. Sie geben ein saures Sekret ab, den Schweiß, der für den Aufbau des Säureschutzmantels der Haut verantwortlich ist. Sein Hauptbestandteil Milchsäure, ein Zwischenprodukt des Zellstoffwechsels, hemmt das Wachstum pathogener Pilze und Bakterien. Neben Krankheitserregern ist die Haut von Hunderttausenden harmloser Mikroben und Pilze besiedelt, die sich in einem ausgewogenen Gleichgewicht befinden und ein zusätzliches Hemmnis für die Entwicklung pathogener Keime darstellen. Darüber hinaus stehen in der Leder- und Unterhaut Abwehrzellen (Makrophagen und Lymphozyten) »Gewehr bei Fuß«, um mit unerwünschten Eindringlingen fertig zu werden.

Das Schweißsekret besteht zum größten Teil aus Milchsäure, Brenztraubensäure, Kochsalz, Harnstoff und Aminosäuren. Ein Teil dieser Stoffe sind Stoffwechsel-Zwischen- und Endprodukte, Abfallstoffe, die ausgeschieden werden müssen. Manchmal wird die Haut deshalb auch »unsere dritte Niere« genannt. Die Entgiftungsfunktion der Nieren kann sie aber nicht annähernd ersetzen.
Täglich transpiriert (transpirare = lat.: »hindurch atmen«) die Haut über die Schweißdrüsen durchschnittlich einen halben Liter Schweiß. Bei schwerer körperlicher Anstrengung und heißem Wetter kann dieser Wert bis auf drei Liter pro Std. ansteigen. Wichtig wird dann das rasche Ersetzen des Wassers und der ausgeschiedenen Mineralstoffe.
Beim Schwitzen wird dem Körper durch die Verdunstung Wärme entzogen, die Haut und über die Haut das Blut kühlen sich ab. Unsere Körpertemperatur entsteht aufgrund des chemischen Prozeßgeschehens im Körperinneren und muß innerhalb enger Grenzen konstant gehalten werden: Die Körperkerntemperatur – Kopf, Hals, Rumpf – sollte etwa 37°C betragen. Die Körperschale – Haut, Extremitäten – wird daher zur Regulation herangezogen. So durchzieht ein dichtes Netz von Blutgefäßen die Lederhaut, dichter als es zur Versorgung der Haut mit Nährstoffen und Sauerstoff eigentlich erforderlich wäre. Steigt die Wärme im Körperinneren, etwa beim Sport, oder ist die Außentemperatur entsprechend hoch, wird die Haut verstärkt durchblutet, der Körper strahlt Wärme ab. Wärmerezeptoren »melden« Veränderungen an unseren Hypothalamus, der Körper reagiert entsprechend. Wenn die Abkühlung durch Wärmeabstrahlung nicht ausreicht, setzt eine vermehrte Schweißproduktion ein, um die Verdunstungskälte zu nutzen. Umgekehrt wird, sobald Kälterezeptoren die Information »zu große Kälte« durchgeben, der Blutstrom zur Haut vermindert und die normale Schweißsekretion noch weiter eingeschränkt, mit dem Ziel, die lebensnotwendigen Organe im Körperinneren warm zu halten.
Wärme- und Kälterezeptoren sind ebenfalls auf der gesamten Körperoberfläche verteilt. Abweichungen von der physiologischen Körpertemperatur geben sie an die Schaltstellen im Gehirn (Hypothalamus) weiter. Die Zahl der Kälte-»Fühler« ist etwa achtmal höher als die der Wärmerezeptoren. Am häufigsten sind sie im Gesicht anzutreffen. Die berühmte Kneipp-Therapie nützt die Wirkung kurzer Kältereize: die Gefäße ziehen sich zusammen. Anschließendes Warmhalten beantwortet der Körper mit starker, stoffwechselfördernder Durchblutung. Die Lederhaut ist mit der Oberhaut durch Einstülpungen verknüpft und geht dann ohne

scharfe Grenze in die dritte Hautschicht, die Unterhaut, über. Die Spannkraft, elastische Verformbarkeit und Reißfestigkeit der Lederhaut ist enorm: bis zu 90 kg/cm^2! Verantwortlich dafür sind Kollagenfasergeflechte, die durchsetzt sind mit einem Netzwerk elastischer Fasern. In ihr liegen zahlreiche Blut- und Lymphgefäße, Nervenenden und Abwehrzellen. Von hier aus wird die Oberhaut ernährt.
Vor allem in der Achselhöhle und in der Nähe der Geschlechtsorgane sind in ihr Verwandte der Schweißdrüsen angesiedelt, die Duftdrüsen. Ihre Tätigkeit beginnt mit der Pubertät und endet, wenn die Keimdrüsen ihre Arbeit einstellen. Ihre Funktion ist nicht genau erforscht, aber bestimmte Stoffe, die Sexuallockstoffen aus dem Tierreich chemisch verwandt sind, wurden schon isoliert. Vielleicht hat es ja seinen guten Grund, daß sich in manchen ländlichen Gegenden Deutschlands die jungen Burschen das Schneuztüchl an den Achselhöhlen abwischen, bevor sie es in die Brusttasche stecken und zum Dorftanz aufbrechen...

Unterhaut

Die dritte Hautschicht, Unterhaut oder auch Subcutis genannt, besteht aus Bindegewebe mit eingelagerten Fettpolstern, die der Kälteisolierung und als Energiespeicher dienen. Blickt man sich in unserem Land um, kann man sich des Eindrucks nicht erwehren, daß wir mit sehr schlechten Zeiten rechnen angesichts der vielen übervollen »Speicher«...
Zahlreiche Informationen aus der Außenwelt werden über freie Nervenenden in der Unterhaut und über dort angesiedelte »Körperchen« an das Gehirn und das Rückenmark weitergegeben: Berührungsreize durch die Meissner'schen Tastkörperchen, Druck über die Merkel-Zellen und Ruffini-Körperchen, Vibration über die Vater-Pacinischen Lamellenkörperchen, Schmerz über die sogenannten Nozi-Rezeptoren.

Eine daumennagelgroße Hautfläche enthält im Durchschnitt

6	Millionen Zellen	400	Nervenenden
15	Talgdrüsen	25	Tastkörperchen
1	Meter Blutgefäße	200	Schmerzrezeptoren
5	Haare	12	Kälterezeptoren
100	Schweißdrüsen	2	Wärmerezeptoren
5000	Sinneskörperchen		

Mittlerweile weiß man auch mehr über die Funktion der Haut als »chemisches Labor«:

◇ Mit Hilfe von ultraviolettem Licht wird in der Haut das »Anti-Rachitis-Vitamin« D_3 gebildet, unentbehrlich bei der Regulierung des Kalziumhaushaltes.

◇ Bestimmte Hautareale im Genitalbereich verwandeln das männliche Geschlechtshormon Testosteron in die noch wirksamere Form Dihydro-Testosteron.

◇ Zellen der Epidermis geben auf ihrem Weg nach oben den Stoff Interleukin 1 ab. Dieser Stoff regt bestimmte Abwehrzellen (T-Lymphozyten) zur Bildung von Interleukin 2 an, welches mitbeteiligt bei der Herstellung von Antikörpern ist.

Die Zusammenhänge im Geschehen »Haut« sind komplex, die Forschungen im vollen Gange und noch längst nicht abgeschlossen. Die Zeitschrift GEO (Heft 1/1988) zitiert Richard Edelson von der Universität Yale: »Bedenken Sie, daß in der gesunden Haut zu jeder Zeit etwa 25 % des gesamten Körperblutes zirkulieren. Das ist mehr, als das Gehirn bekommt. Die Haut ist offensichtlich ein außerordentlich aktives Gewebe, und der Körper erkennt diese Bedeutung an, indem er es gut ernährt. Während unsere größte Sorge ist, daß die Haut gut aussieht, nehmen wir es als selbstverständlich an, daß sie als Barriere für eine Fülle von Gefahren dient. Dabei ... koordiniert und orchestriert (sie) gleichzeitig eine Reihe hochkomplexer Aktivitäten. Ein wahrer Jongleursakt, eine unglaubliche Leistung!«

Wie alle Organe wird auch die Haut vom Blut mit Nährstoffen versorgt. Ob diese Versorgung ausreichend ist, entscheidet die Qualität der Ernährung. Darüber, was mit dem Blut darüber hinaus in Richtung Haut transportiert wird, entscheiden die »Güte« der Verdauung, der Stoffwechsel und die Gifte, die wir uns zuführen, freiwillig oder unfreiwillig. Im Jahre 1740 wies der Arzt Boerhave auf den Zusammenhang zwischen Nahrung, Verdauung und Blut hin: »Wie die Speise beschaffen ist, so ist der Darminhalt; wie der Darminhalt beschaffen ist, so ist das Blut; wie das Blut beschaffen ist, so ist das Fleisch.«

Am Zustand unserer Haut läßt sich der Zustand des Gewebes (»Fleisch«) ablesen. Schon immer besaß die Haut eine herausragende Bedeutung als Anzeiger und diagnostisches Hilfsmittel für Krankheit und Befindlichkeitsstörungen. Medizinisch gesehen läßt sich kein Organ unseres Körpers als vom anderen getrennt betrachten. Nur ein reibungsloses, harmonisches Zusammenspiel bedeutet Gesundheit.

Hautpflege ist deshalb immer auch Körperpflege – was unsere Hautfunktion stärkt, stärkt unseren Körper. Umgekehrt fühlt sich auch unsere Haut wohl, wenn wir uns in ihr wohlfühlen. Maßnahmen, die die Arbeit der Haut unterstützen, sind beispielsweise richtige Ernährung, Bewegung, maßvolle Wasser-, Licht- und Lufteinwirkungen und die Anwendung von ätherischen Ölen. Darüber hinaus können Hautpflegemittel die Haut vor Witterungseinflüssen schützen.
Ein Wort zu Kosmetika: Ein amerikanisches Kosmetik-Forschungsinstitut untersuchte vor einigen Jahren alle Frauen-Berufsgruppen mit der Absicht, unter ihnen diejenige herauszufinden, deren Mitglieder die »beste Haut« haben. Sie fanden die Antwort und auch die Begründung dazu: »Die Nonnen. Sie verwenden keine Kosmetika.«
Voraussetzung für Gesundheit und Leistungskraft ist, daß wir auf die Funktion unseres Körpers und damit auch der Haut achten. Das Stichwort ist »Wechselwirkung«: Ein positiv neugeordnetes Mikroklima bedarf eines gesunden Körpers als »Empfänger«, um seine Wirkung voll entfalten zu können.

Anwendungen von Wasser, Licht und Luft

Der große Vertreter dieser Heilmethode war Sebastian Kneipp, der unter Gesundheit mehr verstand als nur das Abwesendsein von Krankheit. Gesundheit sei optimale Harmonie aller leiblich-geistig-seelischen Funktionen. »Gesund ist nur derjenige, der es gelernt hat, mit sich, der Umwelt und dem Herrgott fertig zu werden«, sagte Sebastian Kneipp. Ausgehend von der Wassertherapie, mit der er sich selbst von einer Lungentuberkulose heilte, umfaßte die Kneipp'sche Behandlung auch die Heilmittel Luft, Licht, Bewegung, Ernährung, Pflanzen und Lebensweise, die Eckpfeiler der Naturheilkunde. Es kam ihm darauf an, die »lebendigen Kräfte« anzusprechen und zu stärken, das Regulationsvermögen einzuschalten. Das Ziel war und ist es, durch wohldosierte Reize – kaltes Wasser, Sonne, Bewegung usw. – die Regulationszentren für Durchblutung und Kreislauf, das vegetative Nervensystem und den Stoffwechsel zu trainieren und eine bestmögliche Reizverarbeitung zu erlangen. Die Abwehrbereitschaft erhöht sich, man härtet sich ab. Kneipps Wahlspruch war: »Je kälter und kürzer, um so besser«.
Diese natürlichen »Körperpflegemittel« wirken auf die Haut und über die Haut auf den ganzen Körper. Sie können ohne großen Zeit- und Kostenaufwand mit gutem Erfolg zu Hause durchgeführt

werden. Das Organ Haut wird gestärkt, der Spannungszustand des Gewebes verbessert, das Wohlbefinden gesteigert. Wer sich abhärten will, sollte kalte Wasser- und Luftanwendungen bevorzugen. Achten Sie auch auf Ihre Vorlieben, die für unser Wohlbefinden ja auch eine Rolle spielen. So wird sich der eine am besten beim Skisport im Winter, der andere beim Badeurlaub im Sommer erholen.

Temperaturbereiche bei Wasseranwendungen

Kalt – unter 18 Grad, optimal: 14 bis 16 Grad
Warm – 31 bis 37 Grad
Heiß – über 37 Grad
Lauwarmes Wasser – 24 bis 30 Grad – sollte vermieden werden, da es nicht abhärtet, weder belebt noch die Durchblutung fördert, sondern verweichlicht.

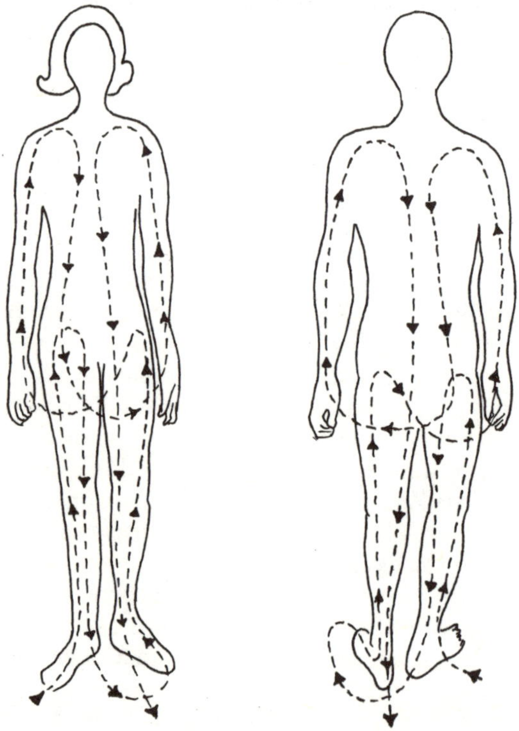

Abb. 1: Bewegen Sie den Kaltwasserstrahl in der gestrichelten Reihenfolge.

Duschen

Warme Duschen reinigen, sie lösen Fett und Schmutz (warmes Wasser), und stimulieren leicht, solange man nicht zu lange duscht. Kalte Duschen haben die beste »Trainingswirkung« nach einem warmen Bad oder einer etwa fünfminütigen heißen Dusche. Danach ohne Übergang nicht länger als 10 bis 15 Sekunden kalt duschen (14–16 Grad sind etwa die Temperatur von kaltem Leitungswasser). Der Kältereiz sollte sich zur Vermeidung einer Kreislaufbelastung »einschleichen«. Beginnen Sie daher an der herzfernen Seite: Mit der Handbrause über den rechten Fuß das rechte Bein aufwärts, dann über den linken Fuß das linke Bein hinauf, weiter über die rechte Hand zum rechten Arm, linke Hand zum linken Arm hinauf, dann erst Brust, Rücken und Gesicht. Genaue Reihenfolge, auch für eine kühle Abgießung siehe Abb. 1.

Im Handel werden Massagebrauseköpfe angeboten, die den stimulierenden Effekt verstärken.
Die beste abhärtende, belebende und gefäßtrainierende Wirkung haben Wechselduschen: Duschen Sie zuerst ein bis zwei Minuten lang heiß, dann ohne Übergang 5 bis 10 Sekunden kalt. Vier- bis sechsmal wechseln, immer mit kalt abschließen.

Bäder

Ein *warmes Vollbad* nach anstrengender Arbeit entspannt und entstreßt, lockert die Muskeln und reinigt. Warmes Wasser löst Schweiß, Hautfett und die damit verbundenen Verschmutzungen. Die abendliche Badetemperatur sollte 36 bis 37 Grad betragen, danach keine Kaltwasseranwendung (sonst ist die Wirkung zu belebend). Das warme Bad stellt einen milden Reiz dar und ist daher geeignet für Badezusätze mit aromatischen Kräutern und Essenzen (s. S. 109). Die Zusätze werden über die Haut aufgenommen, gelangen so in die Blutbahn und wirken auf den ganzen Körper. Abends beruhigende Zusätze – Baldrian, Melisse – verwenden.
Heiße Bäder haben andere Vorzüge: Sie wirken als starke Reiztherapie. Der Stoffwechsel wird angeregt und ein künstliches »Heilfieber« erzeugt; die Pulsfrequenz steigt, der Blutdruck fällt, die Atemfrequenz sinkt. Die Verbrennungsprozesse werden angeregt, die Ausscheidung von Giftstoffen durch das nachfolgende Schwitzen verstärkt. Ein heißes Bad ist ein gutes Mittel bei den ersten

Anzeichen einer Erkältung oder Grippe. Anschließend gut zugedeckt ruhen, damit Sie sich »ausschwitzen« können und der Kreislauf sich wieder stabilisiert. Heiße Bäder sollten bei labilem Kreislauf oder Herzerkrankungen auf keinen Fall angewendet werden.
Temperierte Bäder sind kühle Bäder zwischen 18 und 22 Grad. Sie stellen einen starken Reiz dar, wirken anregend und aktivierend (nicht ganz so wie die heißen Bäder). Die beste Zeit ist frühmorgens oder bis eine Stunde vor und frühestens zwei Stunden nach dem Essen. Gewöhnen Sie sich langsam an niedrige Temperaturen. Badedauer ist bei temperierten Bädern je nach Temperatur und Verträglichkeit 10 bis 20 Sekunden. Wie alle Kaltwasseranwendungen nur bei vorheriger guter Durchwärmung durchführen. Auch nachher entweder Bewegung oder ins Bett.
Je nach individuellem Wohlbefinden ist die Zeitdauer im warmen Bad bis zu 20 Minuten zu bemessen, heiße Bäder maximal 10 bis 12 Minuten. Längere heiße Bäder belasten den Kreislauf stark und wirken entkräftend.
Gegenanzeigen für Vollbäder sind alle Infektionen und Entzündungen im akuten Stadium, Kreislaufschwäche, coronare Durchblutungsstörungen und Herzerkrankungen, Schilddrüsenüberfunktion, akuter Gefäßrheumatismus, offene Hautkrankheiten und Nierenleiden.

Waschung

Eine einfache Methode der Kaltwasseranwendung ist, sich morgens und abends mit einem Schwamm oder einem Waschlappen kalt zu waschen. Wie die kalte Dusche kräftigt dies Kreislauf und Nervensystem, ist aber milder in der Wirkung. Kaltes Waschen mit nur wenig Seife schont den Säureschutzmantel der Haut am besten. Beginnen Sie wie beim kalten Duschen mit den Füßen. Ein Essigzusatz zum Waschwasser – zwei Eßlöffel auf einen Liter Wasser – ist ein sehr gutes Hausmittel. Er erfrischt und stabilisiert den Säureschutzmantel der Haut. Vergessen Sie nicht, den Waschlappen oder das nasse Handtuch drei- bis viermal von neuem in kaltes Wasser zu tauchen und leicht auszuwringen. Waschen Sie zügig. Die genaue Ausführung sehen Sie auf Abb. 2.
Anwendungen von kaltem Wasser oder in der Heiß-Kalt-Kombination härten den Körper ab, was besonders in der kalten Jahreszeit wichtig ist, erfrischen, erhöhen das Wohlbefinden, steigern die Durchblutung, die Kreislauf- und Stoffwechselaktivität.

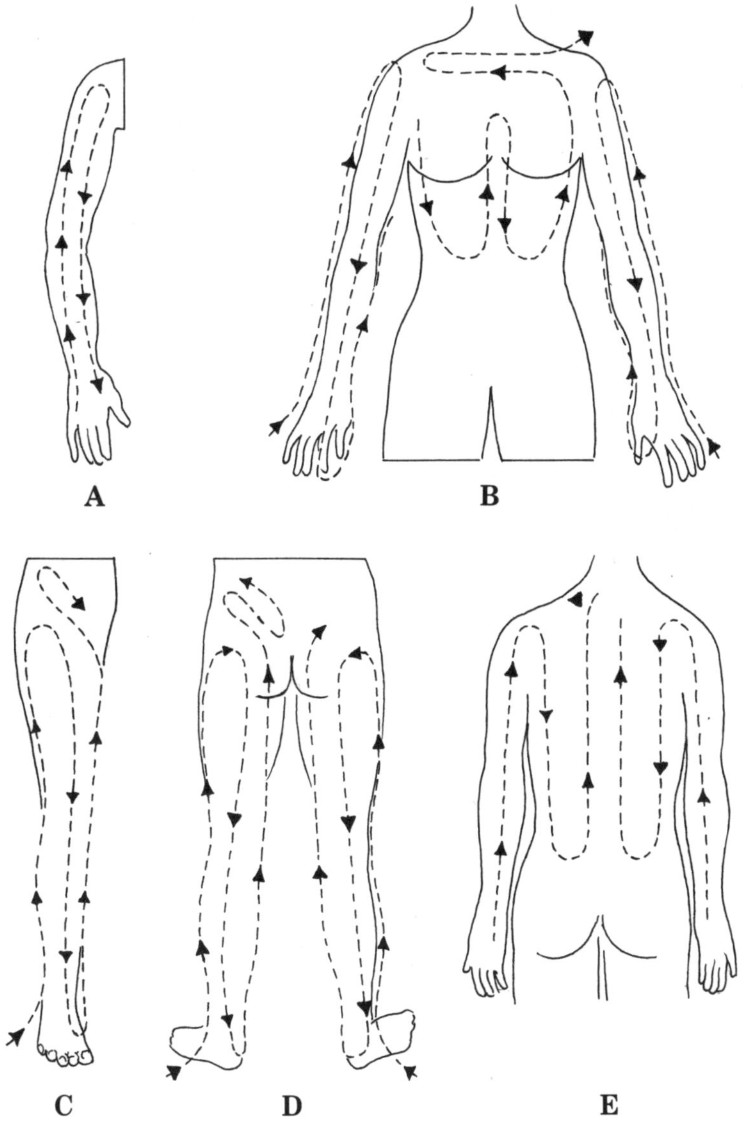

Abb. 2: Gehen Sie bei der Kaltwaschung in der oben angegebenen Reihenfolge entlang der gestrichelten Pfeillinien vor: A) B) rechter Arm, Brust, linker Arm C) D) rechtes Bein, linkes Bein E) Rücken.

Kaltwasseranwendungen sollten nicht durchgeführt werden, wenn man sich nicht im Zustand guter Durchwärmung befindet, also nie »kalt auf kalt«. Auch die Füße müssen warm sein. Ist dies nicht der Fall, muß erst durch Bewegung oder eine heiße Dusche ein Wärmeüberschuß erzeugt werden. Achten Sie auch darauf, daß Sie den Kaltwasserstrahl nicht hauptsächlich auf die Schulter- und Nakkenpartie laufen lassen. Eine starke Auskühlung dieser Bereiche könnte einen steifen Nacken und Schulterschmerzen zur Folge haben. Zur Verstärkung der Wirkung einer Kaltwasseranwendung am besten nur leicht abtrocknen, feucht in die Kleider, gut warm anziehen und für Nachwärme sorgen – Bewegung! Oder Sie reiben sich zum Schluß mit den Händen ab, bürsten oder frottieren sich. Kalte Luft schadet dabei nicht. Dann warm anziehen.

Übrigens:
Duschen oder Waschen hat auch im psychologischen Sinne reinigende Wirkung: Wir streifen das »Alte« ab und setzen ein Zeichen des Bereitseins für das Neue.

Gezielte Anwendungen

Beinguß

◇ Bei müden, schweren, schmerzhaften Beinen im Sommer. Mit dem Strahl der Handbrause, eines Wasserschlauches oder auch mit einer Gießkanne durchzuführen. Beginnen Sie am rechten Fuß, dann über die Beininnenseite bis zur Leistenbeuge hoch und über die Gesäßmuskulatur an der Beinaußenseite wieder herab, dann linkes Bein; dreimal hintereinander durchführen, die Beine an der Luft trocknen lassen.

Wassertreten im Sommer

◇ Einige Minuten durch kühles Wasser waten. Das Wasser sollte bis auf halbe Wadenhöhe reichen. Bei jedem Schritt die Füße aus dem Wasser heben. Diese Anwendung kräftigt die Beinmuskulatur und das Bindegewebe der Venen; Blut und Lymphe werden entstaut. Wassertreten hat einen erfrischenden Effekt.

◇ Wassertreten in kaltem Wasser können Sie auch in Ihrer Badewanne: Etwa 30 Sekunden lang und dann die Füße gut abtrocknen, warme Socken anziehen und spazierengehen oder joggen. Nach dem Wassertreten sollten Sie nicht ausruhen, sonst kann die gegenteilige Wirkung eintreten.

Tautreten

◇ Eine milde Reizwirkung auf das allgemeine Befinden hat das morgendliche Tautreten. Gehen Sie einige Minuten, am besten kurz nach Sonnenaufgang durch taufrisches Gras. Lassen Sie dabei die Füße leicht durch das Gras schleifen. Danach leicht abtrocknen, warme Socken anziehen und weitergehen, bis die Füße ganz trocken und warm sind und Sie eine verstärkte Durchblutung der Beine feststellen.

Barfußlaufen in frisch gefallenem Schnee

◇ Nicht länger als einige Sekunden durch den frisch gefallenen Schnee laufen, dann sofort in einen warmen Raum zurückgehen, die Füße kräftig trocken reiben, Strümpfe und Schuhe anziehen und herumlaufen, bis ein angenehmes Gefühl auftritt.

Wechselfußbad

gegen kalte Füße und Zirkulationsstörungen in den Beinen. Sie benötigen zwei Eimer oder Kneippfußbadewannen. Einen Behälter füllen Sie mit heißem, den anderen mit kaltem Wasser. Der Rhythmus ist: Zwei Minuten heiß, dann 5 bis 10 Sekunden kalt, 4 bis 6 mal wechseln, mit kalt abschließen. Kalte Füße machen anfällig für Schnupfen und Erkältungen. Ein alter Spruch lautet: »Die Füße warm, der Kopf kalt, dann wirst du alt«.

Wenn Sie kalte Füße haben, sollten Sie keine engen und spitzen Schuhe tragen und Socken aus Wolle oder Baumwolle bevorzugen.

◇ Zur Therapie bürsten oder frottieren Sie die Füße bis sich die Haut rötet, machen Sie Fußwechselbäder oder ein heißes Fußbad – 10 bis 12 Minuten bei ca. 42 Grad Celsius. Setzen Sie eine Handvoll Kochsalz zu.

◇ Massieren Sie nach einem heißen Fußbad Füße und Zehen: Die trockenen Füße mit einem Massageöl einreiben und mit beiden Händen kräftig Fußsohlen und Fußrücken massieren. Mit den Fingern die Zehen, dann kreisförmig um die Fußknöchel massieren. Zum Abschluß mit den Handflächen Fuß und Unterschenkel ausstreichen.

Methoden zur raschen Erfrischung und Belebung

(Überwärmung beeinflußt nicht nur im Sommer Denk- und Konzentrationsfähigkeit):

◇ Tauchen Sie Ihr Gesicht in ein Becken mit kaltem Wasser dreimal jeweils sechs Sekunden ein, lassen Sie es an der Luft trocknen. Oder: Tauchen Sie Ihre Arme bis zum Ellenbogen ebenfalls in ein

Becken mit kaltem Wasser etwa 15 Sekunden lang, lassen Sie die Arme an der Luft trocknen.

◇ Oder: Führen Sie einen kalten Wasserstrahl aus Handbrause oder Schlauch an den Händen beginnend über die Innenseite des Armes langsam bis in die Achselhöhle und lassen ihn dort dreimal kreisen. Dann zurück über das Schultergelenk und die Armaußenseite. Dreimal wiederholen und an der Luft trocknen lassen.

Kaltwasseranwendungen verlangen aktive Mitarbeit unseres Körpers. Man sollte sie nicht bei großer Schwäche und Erschöpfung (Bettruhe notwendig) oder bei schweren Herz- und Kreislauferkrankungen durchführen.

Sauna und Dampfbad

Schwitzen ist ein sehr wichtiger Vorgang, wenn auch manchmal als »unfein« angesehen. Er ist wichtig zur Giftausscheidung wie auch zur Aktivierung von sämtlichen physiologischen Vorgängen, von Kreislauf, Nervensystem und Stoffwechsel. Nur noch wenige unter uns haben einen Beruf, der uns regelmäßig ins Schwitzen bringt. Reden wir deshalb einmal von den vielfältigen Nutzeffekten des Saunabesuchs. »Du kannst in die Sauna gehen, wenn Du in die Sauna gehen kannst,« sagt ein altes Sprichwort der Finnen, den »Erfindern« der Sauna. Die Sauna härtet ab, sie trainiert den Kreislauf, harmonisiert das vegetative Nervensystem, reinigt die Haut gründlich und führt zu einer allgemeinen Leistungssteigerung. Sie wirkt durch die abwechselnden Reize von Heißluft, kaltem Wasser, kalter Luft und durch mechanische Reize wie Massage, Abbürsten etc. In jeder Sauna finden Sie eine genaue Anleitung für den Saunagang, die Sie unbedingt beachten sollten. Übertriebene Dauer des Aufenthaltes in den Kabinen schadet mehr, als es nützt. Lassen Sie deshalb Ihr Leistungsdenken zu Hause. Richtig dosiert fühlen Sie sich anschließend erfrischt und rundum wohl. Sind Sie nachher etwas »blaß um die Nase«, fühlen Sie sich müde und abgespannt, müssen Sie die Dauer reduzieren.

◇ Fangen Sie langsam an, etwa 6–8 Minuten, und verlassen Sie die Sauna sofort, wenn Sie Herzklopfen bekommen oder Ihnen das Atmen schwerfällt.

◇ Nicht angewendet werden sollte die Sauna bei: Bluthochdruck, Schilddrüsenüberfunktion, Lungen- und Herzerkrankungen, Nierenschäden, Infektions- und allen akuten Krankheiten.

◇ Für das Dampfbad gilt das über die Sauna Gesagte gleichermaßen, insgesamt ist es von milderer Wirkung, ein stärkerer Reinigungseffekt für Haut und Lungen tritt durch den Wasserdampf auf.

Wasser, Licht und Luft sind oft unterschätzte therapeutische »Mittel«. Diese klassischen Grundpfeiler jeder Naturheilkunde erfordern zudem ein Mindestmaß an Selbstdisziplin im Umgang mit ihnen. Zumeist jedoch verlangen wir nach einer Medizin, die von »außen« an uns herangetragen wird, die wir passiv aufnehmen können. Erinnert sei hier an ein altes persisches Sprichwort: »Die Krankheit kommt von Dir, und Du merkst es nicht. Die Medizin ist in Dir, und Du nimmst sie nicht wahr.«

Luftbäder

Luftbäder gehören zu den wichtigen milden Abhärtungs- und Reizmethoden. Die körpereigene Abwehr, Durchblutung, Stoffwechsel, die Funktionen der Hormondrüsen und des vegetativen Nervensystems werden angeregt. Auch unsere Haut erfährt durch Luft- und Sonnenbäder bedeutsame Unterstützung. Denken Sie jedoch immer an die alte Regel: Kleine Reize regen an, mittlere stärken, starke schwächen. Dabei ist ein mittlerer Reiz zu Beginn einer Behandlung von anderer Wirkung als bei Eintritt des Gewöhnungseffektes. Ein erstes halbstündiges Sonnenbad nach dem Winter wird bei vielen zu einem Sonnenbrand führen.

Sonnenbestrahlung hat zahlreiche Wirkungen (s. a. Kap. Licht und Farbe): Die Bildung von roten Blutkörperchen und Vitamin D in der Haut wird angeregt, Vitalität und Wohlbefinden gesteigert. »Das ist doch selbstverständlich«, werden unsere Leser denken, wenn wir in diesem Zusammenhang zum xten Male Spaziergänge in Licht, Luft und Sonne empfehlen. Nun gut, warum tun Sie's dann so selten?

◇ Eine gezielte Anwendung ist, frühmorgens bei geöffnetem Fenster oder im Freien einige gymnastische Übungen auszuführen – am besten unbekleidet, wenn es die Umstände zulassen. Vermeiden Sie dabei Zugluft, sie kann zur Unterkühlung führen. Wenn Sie die Haut vorher frottieren oder bürsten, können Sie ein nachfolgendes Kältegefühl vermeiden.

◇ Duschen Sie anschließend kurz heiß, wenn Sie erkältungsanfällig sind. Dem Geübten sind auch Luftbäder bei Minustemperaturen ohne Gesundheitsschäden möglich.

◇ Achten Sie auf die richtige Dosierung: Stundenlanges »Braten« in der Sonne wird Sie vielleicht zum Star Ihrer nächsten Party machen, aber der Preis ist hoch. Die Palette reicht von vorzeitiger Faltenbildung über Pigmentflecken bis zum Hautkrebs.
◇ Im Frühjahr sollte man die Sonne anfangs nur minutenlang auf die Haut einwirken lassen, da sie noch sehr lichtempfindlich ist. Auch nach der Gewöhnung sollte – je nach Verträglichkeit – die Einwirkungszeit eine halbe bis eine Stunde nicht überschreiten.
◇ Denken Sie auch daran, daß die Haut durch Schwimmen oder Duschen sonnenempfindlicher wird, da sie einen Teil des Hautfettes einbüßt.
◇ In der Yoga-Lehre heißt es, daß die Sonne bis fünf Stunden nach Sonnenaufgang stark vitalisierend wirkt. Experimentieren Sie selbst, bis Sie die für Sie geeignete Dosierung entdeckt haben.

Kosmetische Pflege und Rezepte

Am empfindlichsten reagiert unsere Gesichtshaut auf Witterungseinflüsse. Wir haben sie daher besonders berücksichtigt. Gesichtsöle können auch zu allgemeiner Hautpflege verwendet werden. Die wichtigste Aufgabe kosmetischer Präparate ist es, vor schädigenden Umwelteinflüssen wie Schmutz, Wind, Kälte, Nässe und UV-Strahlung zu schützen.
Ein klassisches Pflegeschema besteht aus:

◇ Reinigen mit einem Reinigungspräparat. Am schonendsten ist eine Reinigungsmilch, für empfindliche Haut eine Reinigungscreme. Tonisierung mit einem Gesichtswasser, bei großporiger Haut mit einem adstringierenden Gesichtswasser, das die Hautporen zusammenzieht (Alaun, Zitrone u. a.).
◇ Zum Schluß Pflege mit einem Öl oder einer Creme.

Weiter zu empfehlen sind:
◇ *Gesichtsdampfbäder* reinigen die Haut tief und gründlich und fördern Durchblutung und Sekretion. Sie sind daher besonders bei Unreinheiten und fetter Haut geeignet. Das Gesicht über den dampfenden Topf beugen und ein Handtuch über Kopf und Schüssel ausbreiten. Etwa 5 Minuten lang schwitzen. Zusätze von Kräutern oder ätherischen Ölen – siehe bei den entsprechenden Hauttypen – intensivieren diese Behandlung. Überbrühen Sie mit einem Liter Wasser etwa 1 Handvoll der entsprechenden

Kräuter oder geben Sie einige Tropfen ätherischer Öle in das Wasser.

- ◇ *Hautlotions* wirken entzündungswidrig, umstimmend und regulierend z. B. bei Talgdrüsenüberproduktion und erweiterten Poren.
- ◇ *Gesichtsmasken* dienen zur Tiefenreinigung. Sie sollten außer bei entsprechender Anweisung und Indikation nur alle 1 bis 2 Wochen angewendet werden.
- ◇ *Cremes zur Pflege* sind sparsam aufzutragen, ein bis zwei Gramm reichen für das ganze Gesicht. Sonst bleibt ein fettartiger Film auf der Haut zurück, der zu Wärmestau führen kann und die Abdunstung behindert. Die Creme leicht einmassieren.
- ◇ Auch bei *Vollbädern* kann man die dem Hauttyp entsprechenden Kräuter und Essenzen zugeben (Anleitung zu Bädern siehe »Ätherische Öle« Seite 104)

Bei der Anwendung der nachfolgenden Rezepte ist die entsprechende individuelle Hautbeschaffenheit zu berücksichtigen. Denken Sie daran, daß sich ein »Hauttyp« durch hormonelle Prozesse wie Pubertät und Klimakterium, durch Krankheiten, Allergien und Luftverunreinigungen, durch den Wechsel der Jahreszeiten, psychische Veränderungen und Umstellung der Ernährung verändern kann.
Zu den angeführten Hauttypen sind jeweils einige Gemüse, Kräuter, ätherische Öle sowie einige Rezepturen genannt. Bei der Herstellung werden natürliche Konservierungsstoffe – ätherische Öle, Bienenwachs – verwendet. Es empfiehlt sich, nur kleine Mengen in etwa zweiwöchigem Abstand zuzubereiten und diese kühl und dunkel, etwa im Kühlschrank, aufzubewahren. Über die Verlängerung der Haltbarkeit durch Einfrieren liegen leider noch keine gültigen Erkenntnisse vor.
Sie sollten chemisch unbehandelte Kräuter, Gemüse und Früchte anwenden. Bezugsquellen sind der biologische Einzelhandel, Reformhäuser und Apotheken (s. a. »Ätherische Öle« Seite 104). Eine Fruchtsorte oder ein Heilkraut kann mit ätherischen Ölen kombiniert werden. Früchte lassen sich zerquetschen und als Gesichtsmaske benutzen. Kräuter dienen vorallem als Aufguß zur äußerlichen Anwendung, eventuell in Verbindung mit ein bis zwei Essenzen. Zur Auffrischung der Haut ist eine Kombination von Joghurt, Essenzen und frischen Früchten gut geeignet.
Gehen Sie vorsichtig vor, und steigern Sie die Menge, wenn Sie die Verträglichkeit getestet haben.

Normale Haut

Normale Haut findet man fast nur noch bei jungen Menschen: Kleinporig, weich, straff, ohne Mitesser. Fett und Feuchtigkeit sind gleichmäßig verteilt.

Eine *Reinigungslotion* zur täglichen Anwendung.
◇ Rühren Sie eine Emulsion aus folgenden Zutaten an:
50 g Rosenwasser
50 g Gurkensaft
30 g Glyzerin

Hauttonikum:
◇ Geben Sie ½ Liter destilliertem Wasser 10 Tropfen Jasminessenz und 4 Tropfen Bergamottessenz zu. Das Tonikum kräftig schütteln, luftdicht verschließen und kühl aufbewahren. Die Haltbarkeit beträgt mehrere Wochen.
◇ Alternative: Auf ½ Liter dest. Wasser 10 Tropfen Wacholder- und 7 Tropfen Zypressenessenz.

Fette Haut

Tendenz zu Unreinheiten, große Poren, anfällig für Akne und Entzündungen. Das überschüssige Fett tritt vor allem dort auf, wo viele Talgdrüsen vorhanden sind: Kinn, Stirn, untere Nase. Fette Haut soll nie völlig entfettet werden, da die Talgdrüsen sonst mit vermehrter Fettproduktion reagieren. Notwendig ist eine begrenzte Entfettung und eine Beruhigung der Talgdrüsen. Alkoholhaltige Gesichtswässer sind nur bedingt zu empfehlen, da Alkohol stark austrocknend wirkt.

Reinigungslotion:
◇ 200 g Joghurt (lebende Kulturen) mit 20 g Kräuteraufguß (10 g Salbei und 10 g Melisse) mischen, abfüllen und drei bis vier Tage im Kühlschrank aufbewahren. Zwei Tropfen keimtötende Nelkenessenz dazugeben. Joghurt reinigt und stabilisiert den Säureschutzmantel.

Adstringierende Lotion zur Hautstraffung:
◇ Tragen Sie eine Mischung der folgenden Säfte auf: 80 ml Zitrone, 30 ml Karotte, 30 ml Gurke.

Hauttonikum:

◇ Einem halben Liter destilliertem Wasser 10 Tropfen Bergamottessenz und 6 Tropfen Lavendelessenz zugeben.

◇ *Erfrischend* und gleichfalls stabilisierend auf den Säureschutzmantel wirkt eine Gesichtswaschung mit Obstessig. Ein Teelöffel Essig (5%) auf ein viertel Glas warmes Wasser.

Gesichtsöl:

◇ Mischen Sie 20 g Ölivenöl
7 Tropfen Bergamottessenz
3 Tropfen Wacholderessenz
3 Tropfen Zypressenessenz

Trockene Haut

Empfindlich, pergamentartig, neigt zu frühzeitiger Faltenbildung. Bei Druck mit den Fingerkuppen dauert es längere Zeit, bis die Abdrücke wieder verschwinden. Eine weitere Austrocknung sollte vermieden werden.

Besonders wichtig sind feuchtigkeitsspendende Substanzen und der Schutz vor extremen Witterungsbedingungen – Kälte, Wind, pralle Sonne.

◇ Bei leichter Entzündlichkeit denken Sie an die altbewährte *Kamille* mit dem entzündungshemmenden Wirkstoff Azulen: 1 bis 3 Teelöffel auf 1 Liter kochendes Wasser und 2 bis 3 Minuten ziehen lassen. Etwa 20 Minuten lang mit dem Teesud getränkte Kompressen auflegen. Dies dient gleichzeitig zur Heilung und Reinigung.

Gesichtsöl:

◇ 20 g Avokadoöl (oder Mandelöl, Weizenkeimöl)
8 Tropfen Sandelholzessenz
3 Tropfen Geranienessenz
2 Tropfen Rosenessenz

Gesichtsöl bei trockener, leicht entzündlicher Haut:

◇ 20 g Olivenöl
6 Tropfen Kamillenessenz
4 Tropfen Neroliessenz
3 Tropfen Rosenessenz

Vielzweck- und Wettercreme:
Zum Schutz sowie bei rauher Haut, Reizungen und kleinen Wunden.
◇ Geben Sie in einen Topf:
20 g Olivenöl
30 g Mandelöl
10 g Rizinusöl
5 g Schafgarbe (Pflanze)
5 g Spitzwegerich (Blätter)
5 g Arnika (Blüten)
5 g Johanniskraut (Spitzen)
3 g Gurke (zerstoßene Samen)
◇ Den Topf 1 Stunde lang in einen anderen Topf mit kochendem Wasser geben. Dann 5 g Kampfer zufügen und das Ganze 5 Tage dunkel und kühl lagern. Anschließend die Masse durch ein Tuch seihen, dabei die Pflanzen gut ausdrücken. Das verlorengegangene Öl jetzt bis zur Menge von 300 g durch Mandelöl ersetzen.
◇ Schmelzen Sie nun in einem zweiten Topf 30 g Bienenwachs und gießen Sie unter ständigem Rühren den Inhalt des ersten Topfes dazu. Vom Feuer nehmen und weiterrühren, bis die Masse erkaltet ist. Dann 5 g Lavendelessenz hinzumischen, abfüllen.

Zwei Rezepte für müde, schmerzende Füße

◇ Fußbad mit 5 Tropfen Wacholderessenz, 3 Tropfen Lavendelessenz, 2 Tropfen Rosmarinessenz
◇ oder drei Liter Wasser etwa 10 Minuten lang kochen mit 100 g Walnußblättern, 50 g Efeublättern, 50 g Lorbeerblättern, 50 g Thymian
◇ dann filtrieren und zwei Eßlöffel Kochsalz und einen Eßlöffel Natron dazugeben. Badedauer: etwa 15 Minuten.

Tips zur Haarpflege

Nach dem *Waschen* braucht die Kopfhaut etwa zwei bis drei Tage, bis der Talg wieder vollständig nachproduziert worden ist (die Haut benötigt nur 2–3 Stunden). Sie sollten sie deshalb nicht öfter als alle drei Tage waschen. Gründliches Ausspülen der waschaktiven Substanzen ist wichtig. Zu häufiges Waschen führt bei fettem Haar zu einer Stimulierung der Talgproduktion. Trockenshampoos für stark

nachfettende Haare sind nicht jedermanns Sache, aber als Notlösung akzeptabel.
Wenn Sie Ihre *Haare färben*, sollten Sie die Beipackzettel der entsprechenden Präparate genau lesen. Wir können nur zur Sparsamkeit im Umgang mit ihnen raten, denn viele der künstlichen Haarfarben enthalten anilinähnliche Stoffe und andere Farbzwischenprodukte, die teilweise als krebserregend, allergieauslösend und mutagen bekannt sind.
Natürliche Alternativen sind Henna für die Farbe Rot und – mit einigen Zusätzen – auch für andere Farbtöne. Blond kann mit Kamillenblüten und Zitronensaft, braun mit Nußblättern und schwarzem Tee intensiviert werden.
Auch das Haarbleichen mit Wasserstoffperoxid sollte, wenn überhaupt, dann nur sparsam eingesetzt werden.
Eine vorbeugende Haarpflege besteht in regelmäßiger Massage der Kopfhaut mit den Fingerkuppen.

Seifen und Deodorants

Bei jedem Waschvorgang – sei es mit reinem Wasser oder einem waschaktiven Präparat – werden nicht nur Schmutzpartikel aus der Haut gelöst, sondern auch der Säureschutzmantel der Haut angegriffen. Die Haut wird aufgelockert, quillt auf, wodurch die Sekretion der Schweiß- und Talgdrüsen behindert wird: Die Haut trocknet aus. Eine normale Haut wird dann als trocken beurteilt, eine fette als normal. Entsprechende Behandlungsfehler sind die Folge, wenn man es mit dem Waschen übertreibt. Achten Sie deshalb darauf, wieviel Pflege Ihre Haut braucht. Oft genügt es, die Hände mit warmem Wasser zu waschen.
Alle Mittel, die waschaktive, fettlösende Substanzen enthalten, entfernen neben dem Schmutz auch körpereigene Substanzen, die von der Haut zur Aufrechterhalten ihrer Schutz- und Abwehrfunktionen benötigt werden. Hautkrankheiten können die Folge sein, allerdings meist nur bei Menschen mit übermäßig trockener Haut oder Personen, die aus beruflichen Gründen konzentrierte Waschmittellösungen anwenden müssen. Bedingt zu empfehlen, weil sie den Säureschutzmantel nicht so stark angreifen wie alkalische Seifen, sind die sogenannten PH-neutralen Seifen. Wer extrem trockene Haut hat, sollte falls möglich, ganz auf Seife verzichten, sich mit kaltem Wasser waschen und rückfettende Reinigungsmilch benutzen.

Von *Deoseifen* können wir nur abraten. Deowirkstoffe setzen sich in der Oberhaut fest und wirken nicht nur auf die geruchsbildenden, schweißzersetzenden Bakterien, sondern auch auf die hauteigene Bakterienflora. Abgesehen von möglichen allergischen Reaktionen können unerklärlich scheinende Hautveränderungen bis hin zu Infektionen die Folge sein. Unser Körper hat es nicht nötig, laufend desinfiziert zu werden. Säureschutzmantel, Fettschicht und Bakterienbesiedelung der Haut stellen ein in sich geschlossenes System dar – fähig, sich den äußeren Umständen anzupassen. Körpergerüche sollten weniger mit Präparaten als mit häufigerem Waschen bekämpft werden. Falls Sie auf ein Deodorant nicht verzichten können oder wollen: Zwei bis drei Anwendungen pro Woche genügen, um das Bakterienwachstum zum Stillstand zu bringen. Geht es Ihnen nur um den Geruch, können Sie »sich selbst nicht riechen«, benutzen Sie gewöhnliches Eau de Toilette.
Stabilisierend für den Säureschutzmantel der Haut und gleichzeitig erfrischend wirkt ein Nachwaschen mit Essigwasser: Geben Sie einen Teil fünfprozentigen Essig auf vier Teile Wasser und reiben Sie sich mit einem Waschlappen damit ab.

Hinweise, Tips und Rezepte

Das Altern unserer Haut kann nicht verhindert, wohl aber beschleunigt werden: Durch mangelhafte Ernährung, falsche Lebensweise, Rauchen, unzureichende Pflege von Körper, Wäsche und Kleidung usw. Wie schon dargestellt, ist die Haut, wie jeder andere Teil unseres Körpers auch, in zahlreiche physiologische Wechselbeziehungen eingebettet. Zudem sind Symptome der Haut immer Ausdruck von Geschehnissen im Körperinneren. Wichtig ist also, daß eine Körperpflege nicht den Blick auf diese Zusammenhänge verstellt und die Symptome zudeckt.
Von innen wird die Haut über das Blut und die Lymphflüssigkeit ernährt. Physiologisch gesehen ist es fragwürdig, ob die Haut von außen durch kosmetische Präparate ernährt werden kann. Die »nährbedürftigen« Zellen liegen unterhalb der Hornschicht und brauchen Aminosäuren, Glucose, organische Phosphate und Sulfate. Die Moleküle dieser Verbindungen sind jedoch so groß, daß sie nur in geringer Menge von der Haut resorbiert werden können. Für die Hautpflege bedeutet dies:

◇ Achtsamkeit auf das Funktionieren unseres Körpers, auf die richtige Ernährung und Lebensweise sind die beste Hautpflege und wirksamer als jede Behandlung durch Kosmetika.

◇ Der Nutzeffekt von Kosmetika liegt im Schutz vor extremen Witterungsbedingungen wie Kälte, Nässe, Wind und in einer am Symptom orientierten, nicht ernährenden Pflege. Beispielsweise kann bei fetter Haut überschüssiges Fett entfernt werden oder trockene Haut einen zusätzlichen Schutz erhalten, was durchaus wünschenswert ist. Das macht auch die Praxis des »Zuschmierens« der Haut bei Nacht mit Nährcremes, Regenerationcremes und ähnlichen Produkten fragwürdig. Wann soll sich dann die Haut jemals auf ihre physiologische Funktion einpendeln?

Eine reine Schönheitskosmetik hat sicherlich ästhetische Wirkung, soll aber an dieser Stelle nicht weiter diskutiert werden. Über Geschmack läßt sich nicht streiten.

Professor Stüttgen von der Hautklinik der Freien Universität Berlin faßt sein Verhältnis zur Kosmetik so zusammen: »Kosmetika – das bedeutet viel Einbildung, wenig Wirkung, aber im Verhältnis zur geringen Wirkung zahlreiche Risiken.«

Zu den schädlichsten Stoffen, die in Kosmetika enthalten sind, gehören Konservierungsmittel. Formaldehyd (siehe Kapitel »Wohnraum«) z. B. ist noch in zahlreichen Kosmetika enthalten. Ab einer Menge von 0,05% müssen die Hersteller einen entsprechenden Hinweis anbringen, bis zu 0,2% darf dann noch enthalten sein.

Über den Umgang mit Kosmetika

◇ Verwenden Sie nur Präparate, bei denen die Inhaltsstoffe vollständig aufgeführt sind. Verlassen Sie sich nicht auf Bezeichnungen wie »Naturkosmetik«, »biologisch«, »natürlich«. »Natürlich« besagt nur, daß *auch* natürliche Stoffe enthalten sind. Die meisten dieser Produkte enthalten synthetische Riechstoffe, Antioxidantien, Farbstoffe und Tenside. Bei empfindlicher Haut ist reine Naturkosmetik vorzuziehen, auch wenn ihre Produkte eine geringere Haltbarkeit besitzen.

◇ Hormonpräparate sind bei der Hautpflege bedenklich. Sie werden über die Haut aufgenommen und haben tiefgreifende, kaum abschätzbare Wirkungen auf den gesamten Organismus.

◇ Ätherische Öle (s. S. 104) sollten, außer in geringen Mengen als Parfüm, nicht unverdünnt angewendet werden. Dies gilt besonders für die stark hautreizenden Öle wie Kampfer, Eukalyptus und Gaultherie, das nordamerikanische Wintergrün.

Die Anwendung ätherischer Öle bei der Hautpflege

Bis weit in die Frühzeit der Geschichte reicht der Ursprung der Verwendung ätherischer Öle: Schon die alten Ägypter benutzten sie bei der Herstellung von z. B. Kosmetika und Salben. In Ost und West, bei den Chinesen und Arabern, bei Griechen und Römern wurden und werden ätherische Öle und aromatische Pflanzen angewendet. Avicenna, der berühmte Heilkundige und Philosoph der Mauren, bediente sich bei seiner Kunst vieler der heute bekannten Pflanzen und Harze: Moschus, Koriander, Kümmel, Myrrhe, Kamille, Minze, Weihrauch, Zimt usw. Noch viele Beispiele ließen sich für diese alte Tradition anführen und vieles gilt es wiederzuentdecken.

Was sind nun ätherische Öle?

Ätherische Öle oder Essenzen, wie sie auch genannt werden, sind flüchtige, schon bei relativ niedrigen Temperaturen in den Dampfzustand übergehende, aromatische Öle, die aus Pflanzen durch Dampfdestillation, Auspressen oder Einschneiden der Pflanze und anschließendem Auffangen des Saftes gewonnen werden. Wenn sich beim Zerreiben einer Pflanze, beispielsweise eines Grashalmes, ein Duft entwickelt, ist auch eine Essenz vorhanden. Unter dem Begriff »aromatische Pflanzen« hat man diejenigen Pflanzen zusammengefaßt, die genug Essenz enthalten, um sie ohne übergroßen Kostenaufwand zu destillieren. Ihr Anteil am Gewicht einer Pflanze schwankt zwischen 0,01% und 10%, durchschnittlich liegt er bei 1–3%. So gewinnt man aus der Destillation von 100 kg Lavendelblüten etwa 900 g Essenz, aus 100 kg Thymian 1000 g, aus 100 kg Eukalyptus 3 kg. Viele Pflanzen würden eine zu geringe Menge ätherischen Öls ergeben, so daß sie nicht in die Gruppe der aromatischen Pflanzen eingereiht werden.
In der Aromatherapie werden natürliche ätherische Öle sowohl innerlich als auch äußerlich – in Form von Bädern, Einreibungen, Inhalationen – und zur Dufttherapie (s. Kap. Düfte) verwendet. Man kann die Aromatherapie als Spezialgebiet der Phytotherapie, der Pflanzenheilkunde, betrachten, mit deren Anwendungen – Extrakte, Abkochungen, Tees usw. – sie kombiniert werden sollte. Die Essenzen (vom lateinischen Essentia: »das Wesen, das Wesentliche«) enthalten dabei sämtliche Wirkstoffe der Pflanze in höchster Dosierung, sind also hochkarätige Heilmittel.

Die vollständige, natürliche Essenz hat sich als wirksamer erwiesen als die Anwendung eines einzelnen Wirkstoffes. Zum Beispiel von Eukalyptol, dem natürlichen oder synthetisch hergestellten Hauptwirkstoff aus dem ätherischen Eukalyptusöl. Die zahlreichen chemischen Bestandteile eines ätherischen Öls – es können dies einige Hundert sein – ergeben eine Kombinationswirkung, die mit dem Einzelwirkstoff allein nicht zu erreichen ist: »Die Summe der Teile ist nicht das Ganze«. Auch eine künstliche Verbindung mehrerer chemischer Wirkstoffe einer Pflanze reicht nicht aus, um die gleiche Wirkung zu erzielen, die eine vollständige Essenz hat.

Über die Wirksamkeit von Essenzen

Ätherische Öle wirken, auch wenn sie nur lokal auf die Haut aufgetragen werden, auf den gesamten Organismus. Sie lösen sich im Hautfett, dringen durch die Haut, gelangen in den Blutkreislauf und werden über die Lungen und Nieren wieder ausgeschieden. So können zahlreiche Organe und Organsysteme von den Wirkungen der Essenzen profitieren.

Ätherische Öle schützen die Pflanze vor Schädlingen, fördern die Abwehrkraft und die Wundheilung. Sie wirken als Sexuallockstoffe und aktivieren den pflanzeneigenen Stoffwechsel. Einige begünstigen oder hemmen das Wachstum benachbarter Pflanzen. In diesen Bereichen sind Essenzen auch beim Menschen wirksam: Nahezu alle ätherischen Öle verhalten sich antiseptisch, also aggressiv gegen Mikroben (Krankheitserreger). Gleichzeitig sind sie unschädlich für das befallene Gewebe. Darin liegt ein wichtiger Unterschied zwischen den Essenzen und zahlreichen pharmazeutisch-chemischen Präparaten, die neben den Mikroben auch das Zellgewebe angreifen.

Die meisten Essenzen steigern die Abwehrkraft, fördern die Diurese (Harnausscheidung) und wirken milieuverändernd, indem sie den Zellstoffwechsel steigern oder hemmen und die Zellregeneration anregen. Lavendelöl ist aus diesem Grund ein hervorragendes Mittel bei Verbrennungen der oberen Hautschichten (nicht selbst behandeln!). Viele Öle wirken spezifisch auf bestimmte Organe, auf Verdauung, Ausscheidung oder als Regulans auf das nervale und hormonale Steuerungssystem.

Ein weiterer wichtiger Aspekt bei der Behandlung mit Essenzen ist die Tatsache, daß sich unser Organismus nicht an deren Wirkung gewöhnen kann. Suchtgefahren sind somit ausgeschlossen. Viele

synthetische Präparate erfordern eine Dosiserhöhung oder einen Präparatewechsel, weil die Wirkung mit der zunehmenden Behandlungsdauer nachläßt.
Die enorme *bakterienbekämpfende Kraft* von ätherischen Ölen ist schon seit Jahrtausenden bekannt: Man weiß inzwischen, daß eine Dosis von 0,7 Kubikzentimeter *Thymianöl* genügt, um in einem Liter Flüssigkeit sämtliche Mikroben abzutöten. Gewöhnliche Eitererreger werden bereits in einer Lösung von 1:3000 in ihrer Entwicklung gehemmt. Mit dieser Eigenschaft wirkt Thymianöl – mit dem Thymol als antiseptischem Wirkstoff – stärker bakterientötend als das chemische Desinfektionsmittel Phenol.
Kamille verdankt ihre bakterienhemmende Wirkung dem Wirkstoff Azulen. Noch bei einer Verdünnung von 1:85 000 werden infizierte Wunden geheilt. Dr. Jean Valnet, einer der führenden Spezialisten auf dem Gebiet der Aromatherapie zitiert Untersuchungen, wonach *Zitronenessenz* innerhalb von 5 Minuten den Typhuserreger und innerhalb von 20 Minuten die Diphteriebakterie neutralisiert.
Gewürznelkenessenz tötet demzufolge den »Koch-Bazillus«, den Erreger der Tuberkulose, in einer Konzentration von 1:6000 ab. Die Beispiele ließen sich mehren.
Die meisten Versuche wurden »in vitro« im Labor durchgeführt. Darüber, ob sich die Wirkung von ätherischen Ölen bei den Infektionskrankheiten Diphtherie, Typhus und Tuberkulose auch in der Praxis bewährt hat, ist den Autoren nichts bekannt. Die Schwere dieser Erkrankungen läßt verständlicherweise auch wenig Spielraum für Experimente.
In den tropischen Ländern wird die desinfizierende Wirkung von Thymian, Gewürznelke, Bohnenkraut, Zitrone, Zimt und vielen anderen Kräutern und Früchten teils bewußt, teils unbewußt – weil es aus Gewohnheit geschieht oder dem Geschmacksempfinden entspricht – bei der Zubereitung von Speisen genutzt. Die westliche Zungen betäubende Gewürzvielfalt des Orients und südlicher Länder hat also auch ganz praktische, am Überleben orientierte Gründe.
Aber auch wir benützen täglich die antiseptischen Eigenschaften essenzhaltiger Pflanzen in der Küche: Zwiebel, Knoblauch, Zitrone, Gewürznelke, Thymian und viele andere. Die meisten dieser Pflanzen wirken in mehrfacher Weise: So ist Knoblauch ein hervorragendes antiseptisches Mittel für Lunge und Darm. Er wirkt außerdem aber noch krampflösend, gefäßerweiternd, harn- und wurmtreibend sowie allgemein anregend und stärkend.

Vom Umgang mit Essenzen

Auch beim Anbau von aromatischen Pflanzen und Kräutern gibt es – wie beim Wein – »große Lagen«, hochwertige Anbaugebiete wie die »Haute Provence« beim Lavendel. Oft jedoch werden in unspezifischen Anbaugebieten große Monokulturen angelegt, die Qualität des Öls verringert sich, die chemische Zusammensetzung ist anders. Die chemisch-physikalischen Eigenschaften von ätherischen Ölen sind von zahlreichen Faktoren abhängig: Klima im Herkunftsland, lange Regen- und Dürreperioden, Zeit und Methode der Ernte, Verfahren zur Gewinnung der Essenz u. a. Leider geben sich nur wenige Bezugsadressen für ätherische Öle die Mühe, genau über Herkunft und Naturbelassenheit zu wachen (s. Kap. Düfte; Bezugsquellen finden Sie im Index).

Essenzen sind stark wirkende Heilmittel. Sie sollten daher, äußerlich und innerlich, nur verdünnt angewendet werden. Gelöst werden können Essenzen in Fett oder Alkohol. Für die äußerliche Anwendung bietet sich die Verdünnung mit Mandel-, Weizenkeim-, Haselnuß- oder Jojobaöl an (s. Bäder/Öle, Seite 108). Die innere Anwendung und die Behandlung von ernsthaften, chronischen Beschwerden sollten Sie einem erfahrenen Arzt oder Aroma-Therapeuten überlassen.

Bei der äußerlichen Anwendung in Form von Bädern, Cremes, Inhalationen oder als Duft ist die Gefahr von Vergiftungserscheinungen gering. Aber auch hier kann beispielsweise die Inhalation hoher Dosen oder die Verwendung mehrerer nicht aufeinander abgestimmter Öle Symptome wie Kopfschmerzen, Übelkeit oder Allergien provozieren. So sind Masseure, die täglich mit großen Mengen aromatischer Essenzen »hantieren«, abends oft überreizt und abgespannt, weil sie zu große Mengen aromatischer Öle über die Hände (weniger durch Einatmen) aufgenommen haben. Eine bekannte allergische Erscheinung ist der Asthmaanfall beim Aufenthalt unter einem Eukalyptusbaum. Wenn Sie allergisch reagieren, sollte die jeweilige Essenz natürlich nicht weiter angewendet werden. Bei den angegebenen Dosierungen sind sonst keine Nebenwirkungen zu befürchten. Dosieren Sie also vorsichtig. Je nach individuellem Wohlbefinden können Sie etwas steigern. Bringen Sie die Essenzen nicht in Kontakt mit Schleimhäuten, vor allem den Augen – dies führt zu Reizungen. Essenzen reagieren auf Licht, Luft und Wärme und verlieren dann schnell ihre Wirksamkeit. Bewahren Sie sie in dunkel gefärbten Flaschen bei kühlen Temperaturen auf.

Aromatische Bäder

Aromatische Öle als Badezusatz sorgen für eine Wirkungskombination:

◇ über die Aufnahme durch die Haut
◇ über den Geruchssinn und die Aufnahme durch die Atemwege
◇ über die Wirkung der Wasseranwendung.

Für das warme Bad sind Badezusätze am besten geeignet. Heiße Bäder würden den Eigenschaften etwa des Lavendelöls entgegenwirken, da sie insgesamt anregende Wirkung besitzen. Beachten Sie die Badetemperatur und -dauer (s. S. 89). Wenn Sie mit Kräuterzusätzen baden, sollten Sie sich anschließend nicht abduschen und abtrocknen, sondern in ein Badetuch einhüllen und 15 bis 20 Minuten zugedeckt ruhen.
Es gibt mehrere Möglichkeiten, Essenzen oder Auszüge von aromatischen Pflanzen als Badezusatz zu verwenden:

◇ Fünf bis zehn Tropfen eines ätherischen Öls dem eingelaufenen Badewasser zugeben und verteilen. Es entsteht ein Ölfilm auf dem Wasser, der über die Haut resorbiert wird. Gibt man die Essenz dem einlaufenden Wasser hinzu, verdunstet ein Teil, bevor man zum Baden kommt. Vorsichtig dosieren, bei empfindlicher Haut kann es zu Reizungen kommen.
◇ Fünf bis zehn Tropfen Essenz mit einem bis drei Teelöffeln Pflanzenöl mischen und in das Wasser geben (Pflanzenöle s. S. 114). Wenn sich die ätherischen Öle im Wasser fein verteilen sollen, muß ein Emulgator benutzt werden. Ein Emulgator bewirkt, daß sich eine Flüssigkeit fein in einer anderen verteilt, in der sie nicht löslich ist – in diesem Fall Öl in Wasser. Besonders geeignet sind die hautpflegenden Substanzen Joghurt, Buttermilch, Molke oder vier Eßlöffel Honig. Eine dieser Substanzen mit fünf bis zehn Tropfen Essenz verrühren und diese Mischung dem Badewasser zugeben.
◇ *Ein Aufguß* (Infus) eignet sich für zarte aromatische Pflanzen – Blüten und Blätter. Die angegebene Menge (Kinder die Hälfte) mit kochendem Wasser überbrühen, etwa 15 Minuten ziehen lassen, abfiltern und dem Badewasser zugeben.
◇ Für eine *Abkochung* (Absud, Dekokt) gibt man die angegebene Pflanzenmenge – vor allem Wurzeln, Rinden und zähere Kräutersorten – in einen Topf mit Wasser, erhitzt langsam bis zum Siedepunkt und läßt dann auf kleiner Flamme 20 bis 30 Minuten ziehen. Dann abfiltern.

Eine Auswahl empfehlenswerter Badezusätze

Baldrian:
Beruhigend, bei Einschlafstörungen (Abendbad). Entweder 100 g Wurzel mit zwei Liter Wasser 8–12 Stunden kalt ansetzen, dann abseihen oder Aufguß: 100 g Wurzel auf 1 Liter Wasser.

Fichtennadeln (auch Tannennadeln, Latschenkiefernadeln):
Stärkend, bei Nervosität und Erschöpfungszuständen, leichten rheumatischen Beschwerden und Atembeschwerden.
Abkochung: 600 g Nadeln mit 4 Liter Wasser.
Essenz: 10 Tropfen.

Kamille:
Entzündungswidrig, juckreizstillend, bei unreiner Haut, chronischen Ekzemen.
Aufguß: Vier Handvoll Blüten auf 1 Liter Wasser, 30 Minuten zugedeckt ziehen lassen.

Kalmus:
Anregend für Kreislauf und Nervensystem, bei Erschöpfung, Überarbeitung, allgemeiner Schwäche.
250 g Wurzel mit 1 Liter Wasser 45 Minuten kalt ansetzen, dann den Auszug kurz aufkochen, abseihen.
Essenz: 5 Tropfen.

Lavendel:
Beruhigend bei nervösen Störungen und Schlaflosigkeit, harmonisierend nach anstrengenden beruflichen und sportlichen Aktivitäten, kreislaufausgleichend, regt die Hautdurchblutung an.
Aufguß: 1 Handvoll Blüten auf 2 Liter Wasser.
Essenz: 5-10 Tropfen.

Melisse:
Entspannend, beruhigend, bei Nervosität und Einschlafstörungen.
Aufguß: 200 g Blätter auf 4 Liter Wasser.
Essenz: 5-10 Tropfen.

Rosmarin:
Belebend, stärkend (Morgenbad).
Abkochung: 50 g auf 1 Liter Wasser.
Essenz: 5-10 Tropfen.

Salbei:
Stärkend, wundheilend, auch bei Rheuma.
Aufguß: 300 g auf 4 Liter Wasser.
Essenz: 5-10 Tropfen.

Thymian:
Stärkend, kreislaufanregend, bei beginnender Erkältung und Husten (lösend, auswurffördernd).
Aufguß: 150 g auf 2 Liter Wasser.
Essenz: 5-10 Tropfen.

Wacholder:
Anregend, kräftigend, bei Rheuma.
Abkochung: 100 Beeren auf 1 Liter Wasser.
Essenz: 5-10 Tropfen.

Zinnkraut:
Besondere Wirkung auf den Hautstoffwechsel, bei lokalen Durchblutungsstörungen und chronischen Ekzemen.
Aufguß: 3 Handvoll auf 2 Liter Wasser, abkühlen.

Meersalz:
Regt besonders den Zellstoffwechsel und die Durchblutung an. Man gibt zwei Prozent Salz auf ein Vollbad. (Nicht bei empfindlichem Kreislauf, Nachruhe ist unbedingt erforderlich).

Weizenkleie:
Zur Pflege von empfindlicher Haut, bei Hautreizungen und -entzündungen.
Kleiebeutel gibt es fertig zu kaufen, sonst bringt man 250 g Weizenkleie mit zwei Litern Milch auf kleiner Flamme zum Kochen, 15 Minuten lang, dann durch ein Tuch auspressen und dem Badewasser zugeben.

Ingwer:
Geriebenen Ingwer in ein Tuch geben und das einlaufende Badewasser darüberfließen lassen. Erfrischend, entspannend, zur Linderung von Muskelschmerzen.

◇ *Algenbäder* lassen sich gut mit Essenzen kombinieren. Sie sind stoffwechselanregend, kreislaufstärkend und enthalten zahlreiche Spurenelemente, Vitamine und Aminosäuren.

Heilkräuter zur Herstellung von Badezusätzen

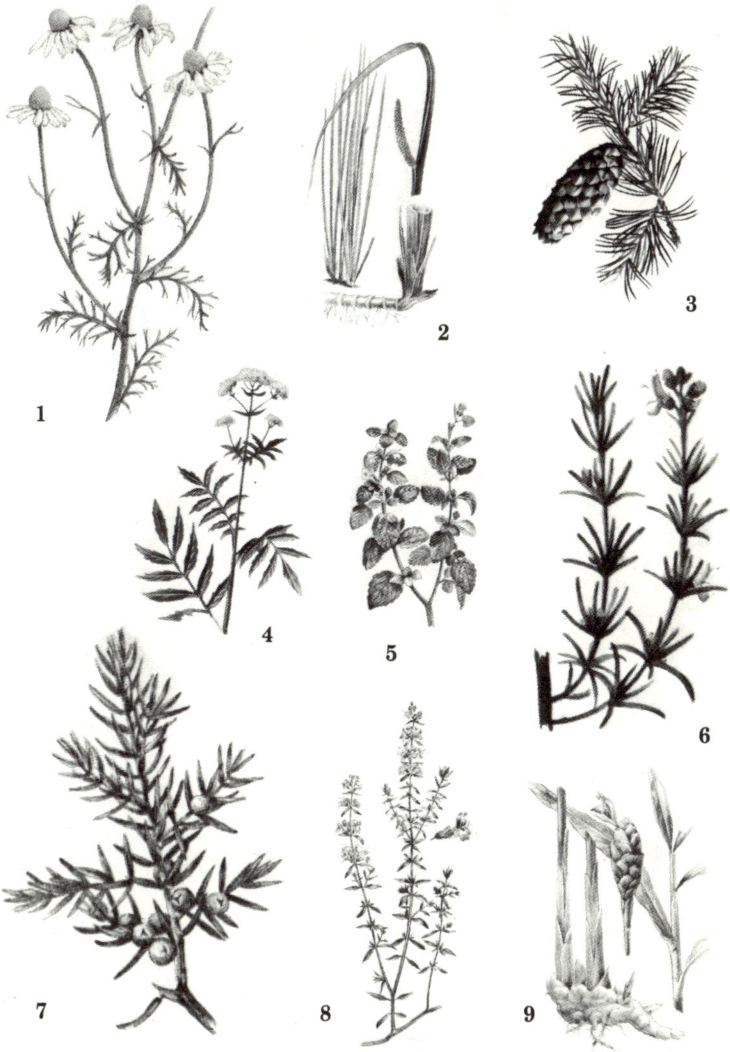

1 Kamille, 2 Kalmus, 3 Fichtennadeln, 4 Baldrian, 5 Melisse, 6 Rosmarin, 7 Wacholder, 8 Thymian, 9 Ingwer

◇ *Erfrischend und belebend* wirkt ein Viertelliter Obst- oder Kräuteressig im Badewasser.
◇ *Fertige Bademischungen* erhalten Sie auch als Öl, Milch oder Salz. Empfehlenswert sind Produkte der Firmen Wala und Weleda.

Rezepte für Essenzbademischungen

Belebendes Morgenbad:
5 Tropfen Rosmarinöl
5 Tropfen Wacholderöl
2 Tropfen Pfefferminzöl

Belebendes und kühlendes Bad:
4 Tropfen Bergamottöl
3 Tropfen Pfefferminzöl
2 Tropfen Basilikumöl

Anregung des Kreislaufs und Steigerung der Abwehr:
5 Tropfen Lavendelöl
3 Tropfen Wacholderöl
2 Tropfen Pfefferöl

Aphrodisisches Bad:
2 Tropfen Ylang-Ylang-Öl
8 Tropfen Sandelholzöl
2 Tropfen Jasminöl

Erfrischendes und entspannendes Zitronenbad:
5 Tropfen Zitronenöl
2 Tropfen Geranienöl
Saft einer halben Zitrone

Bei nervöser Erschöpfung:
4 Tropfen Geranienöl
2 Tropfen Basilikumöl
2 Tropfen Ysopöl

Beruhigend, bei Einschlafschwierigkeiten:
5 Tropfen Lavendelöl
2 Tropfen Kamillenöl
2 Tropfen Orangenblütenöl

Herstellung und Verwendung von Massageölen

Zur Massage können Pflanzenöle mit dem Zusatz von ätherischen Ölen verwendet werden. Ihre Wirkung ist pflegend, erwärmend (fette Öle sind Wärmespeicher) und in die Tiefe gehend. Als Trägersubstanzen eignen sich folgende Pflanzenöle:

◇ *Olivenöl:* für alle Hauttypen
◇ *Avokadoöl:* bei trockener, spröder Haut
◇ *Haselnußöl:* bei trockener, strapazierter Haut
◇ *Mandel- und Weizenkeimöl:* bei trockener, alternder Haut
◇ *Jojobaöl:* Nußöl aus Neumexiko, bei Unreinheiten und Falten
◇ *Auch Soja- und Sonnenblumenöl* kann verwendet werden.
◇ *Avokado- und Weizenkeimöl* sind schwer wegen des höheren Gehalts an gesättigten Fettsäuren und sollten deshalb mit Mandel- oder Olivenöl gemischt werden. Die Haltbarkeit beträgt etwa drei Monate. Zur Aufbewahrung auf jeden Fall kühl und dunkel lagern.

Es empfiehlt sich, die Essenzen erst bei Bedarf den Pflanzenölen zuzugeben, dann kräftig schütteln. Als durchschnittliche Richtlinie kann gelten:

◇ Ein Tropfen Essenz auf zwei Gramm Pflanzenöl. Dieser Wert ist abhängig vom spezifischen Gewicht des verwendeten ätherischen Öls. Die Pflanzenöle sollten frisch, kaltgepreßt und nicht raffiniert sein.

Hier nun einige Rezepte für Massageöle

Entspannendes Öl:
20 g Pflanzenöl (z. B. Olivenöl)
7 Tropfen Geranienessenz
4 Tropfen Lavendelessenz
3 Tropfen Majoranessenz

Tonisierendes Öl:
20 g Pflanzenöl
6 Tropfen Bergamottessenz
6 Tropfen Sandelholzessenz
3 Tropfen Jasminessenz
2 Tropfen Rosenessenz

Öl zur Erhöhung des Muskeltonus und zur Linderung leichter Schmerzen:
20 g Pflanzenöl
10 Tropfen Wacholderessenz
5 Tropfen Lavendelessenz
5 Tropfen Rosmarinessenz

Öl bei rheumatischen Schmerzen:
20 g Pflanzenöl
8 Tropfen Kampferessenz
8 Tropfen Eukalyptusessenz
8 Tropfen Rosmarinessenz

Massageöle aus Pflanzenöl mit Blüten- oder Kräuterauszügen

Aufwendiger herzustellen als durch die Zugabe von Essenzen sind Öle mit Kräuterauszügen: Ausgesuchte getrocknete Kräuter und Pflanzenöl, z. B. Olivenöl, in einen Behälter geben, der verschlossen wird. Diesen in einen Topf stellen, den man fünf bis acht Zentimeter hoch mit Wasser füllt. Eine Stunde lang kochen, dann das Öl von den Pflanzenrückständen trennen.
Wenn Sie ein kräftigeres Öl wünschen, so wiederholen Sie den Vorgang mit frischen Kräutern. Zur Massageanwendung empfiehlt sich eine Verdünnung, je nach Stärke etwa 50:50. Jojobaöl hat einen hohen Vitamin-E-Gehalt, hemmt dadurch die Oxidation und macht das Öl etwas haltbarer.
Bei einem anderen Verfahren gibt man zerdrückte Pflanzen und Öl in einen durchsichtigen Glasbehälter. Alle zwei bis drei Tage werden nun die alten Kräuter durch frische ersetzt, etwa zwei Wochen lang. Als Resultat erhält man Öle sehr guter Qualität.

Wirkung einiger Kräuter und Pflanzen bei der Anwendung in Massageölen:
◇ *Kamille, Arnika:* entzündungshemmend
◇ *Johanniskraut:* wundheilend
◇ *Kampfer:* Wärmereiz, Steigerung der Hautdurchblutung
◇ *Rosmarin:* Durchwärmung, bei Zirkulationsstörungen mit »kaltem« Schwitzen der Füße
◇ *Roßkastanie:* bei trägem venösen Blutkreislauf
◇ *Zitrone:* zur Straffung des Haut-Bindegewebes, erfrischend
◇ *Lavendel:* entspannend, krampflösend.

Inhalationen

Inhalationen sind ein wichtiges Mittel bei Erkältungen und Infektionen der Atemwege sowie für deren Vorbeugung.
Deshalb hier ein kleiner Exkurs:

- ◇ Man gibt fünf bis zehn Tropfen eines ätherischen Öls in eine Schüssel mit einem halben bis einem Liter heißem Wasser, aber erst etwa eine Minute nach dem Aufkochen. Die Öldämpfe wären sonst zu intensiv. Beachten Sie, daß zu hohe Dosierungen zu Nebenwirkungen – Kopfschmerzen, Übelkeit – oder allergischen Reaktionen führen können.

Bei Erkältungen im Kopfbereich:
2 Tropfen Basilikumöl
8 Tropfen Eukalyptusöl
2 Tropfen Pfefferminzöl

Bei schwerer Erkältung:
7 Tropfen Eukalyptusöl
2 Tropfen Öl von schwarzem Pfeffer
3 Tropfen Kampferöl
(Schwangere nehmen Zimt- statt Kampferöl)

Bei Bronchitis (schleimlösend):
4 Tropfen Bergamottöl
4 Tropfen Eukalyptusöl
4 Tropfen Sandelholz

Bei Bronchitis (krampflösend):
6 Tropfen Lavendelöl
3 Tropfen Ysopöl
3 Tropfen Pfefferminzöl

Zur Prophylaxe und zur Bekämpfung von Schnupfen sowie zur Beeinflussung von Organfunktionen über den Reflexweg dient die Spülung der Nase:

- ◇ Eine Schale lauwarmes, am besten abgekochtes, mit Salz (z. B. Bad Emser Salz) versetztes Wasser ist hierzu erforderlich.
- ◇ Ziehen Sie mit der Nase Wasser ein, aber nicht so heftig wie bei der normalen Atmung, sondern durch kleine Pumpbewegungen mit dem Kehlkopf – ohne daß gleichzeitig Luft eintritt –, bis Sie in der Kehle den salzigen Geschmack spüren.

◇ Dann einige Sekunden innehalten, die Nase im Wasser lassen. Jetzt das Wasser ausfließen lassen und von vorne beginnen.
◇ Etwa dreimal ausführen, dann bei vorgebeugtem Kopf stark durch die Nase ausatmen, dabei jeweils ein Nasenloch zuhalten, damit sämtliches Wasser abfließen kann.

Unsere »zweite« Haut – die Kleidung

Einer der ersten Schritte, die der Mensch in seiner langen Entwicklungsgeschichte unternahm, um aktiv sein Mikroklima zu seinen Gunsten zu gestalten, ist wohl die Verwendung einer »zweiten Haut«, von Kleidung in Form von Tierhäuten, Pelzen und Fellen. Wie Schildkröten strecken wir in unseren gemäßigten Breiten Kopf, Hände und Füße aus den uns einhüllenden Fasermaterialien hervor, und versuchen so, eine möglichst gleichbleibende, angenehme »Mikro-Umwelt« zu schaffen. »Kleiderklima« nennen es die Textilwissenschaftler, »Hautatmung« nennt die Populärmedizin die von ihm beeinflußten Hautfunktionen. Die eigentliche Atmung über die Haut, ihr Stoffwechsel, wird von Wissenschaftlern dabei eher gering veranschlagt. Man geht davon aus, daß nur ein bis zwei Prozent der Kohlendioxidabgabe über die Haut stattfinden, die Aufnahme von Sauerstoff ist entgegen herrschenden Meinungen gleich Null (s. Elektrostatische Aufladung Seite 123)
Weitaus größere Bedeutung haben jene Funktionen unserer Haut, die mit der Schweißabsonderung zusammenhängen. Ohne daß wir dies bemerken, verdunstet bis zu einem Liter Schweiß täglich über Haut und Lungen, bei großer Anstrengung, etwa im Sport, bis zu drei Liter pro Stunde! Seine Verdunstung entzieht dem Körper Wärme und trägt so zur Regulierung und Konstanz des Wärmehaushaltes bei. Gleichzeitig werden Abfallprodukte des Stoffwechsels, Harnstoff und Kohlendioxid etc. ausgeschieden.
Wie schon angedeutet, unterstützt die Haut dabei die Ausscheidungsfunktion der Nieren.
Kleidung, die wenig oder gar keine Feuchtigkeit aufnehmen und nach außen weiterleiten kann, behindert diese physiologischen Hautfunktionen. Abfallstoffe, die auf der Haut bleiben, werden teilweise rückresorbiert, und es kommt, bei entsprechenden Außentemperaturen und körperlicher Bewegung – rasch zu einem Wärmestau. Auf der Haut entsteht ein feuchtwarmes »Dschungelklima«, das die Bildung von Gerüchen fördert: Auf der Haut lebende Mikroorganismen beginnen mit dem enzymatischen Umbau von

Hautsekreten und abgeschilferten Hautbestandteilen. Es »muffelt«. Deodorants haben wir in ihrer zeitlich begrenzten Wirkung schon beschrieben, sie ändern jedoch das Kleiderklima, die häufigste Ursache, nicht.

Was soll nun die Kleidung im Idealfall leisten

1. *Vor Kälte, Nässe, Wind und zu starker Sonneneinstrahlung schützen.* In unseren Breiten bietet die Haut allein keinen ausreichenden Schutz vor Klimaeinflüssen. Daher ist ein zusätzlicher Schutz in Form von Kleidung unerläßlich. Höchstens zeitweise lassen sich die Hautfunktionen schadlos einschränken, beispielsweise beim Tragen luft- und wasserundurchlässiger Kleidung in Sturm und Regen oder bei Spezialtätigkeiten wie Tauchen und ähnlichem. Besonders Unterwäsche und Bettwäsche sollten, wie wir noch zeigen werden, zu 100 Prozent aus Naturmaterialien bestehen. Noch ist kein Synthetik-Faserstoff entdeckt worden, der sie ersetzen könnte.
2. *Die Haut mit einem für den ganzen Körper günstigen Klima umgeben.* Kleidung soll einen ausgeglichenen *Wärmehaushalt* ermöglichen, ohne große Schwankungen der Temperaturen, auch bei Sport und körperlicher Arbeit. Sie muß starker Abkühlung entgegenwirken und die Abgabe überschüssiger Wärme ermöglichen. Luft ist einer der schlechtesten Wärmeleiter, deshalb ist der Luftgehalt zwischen Haut und Kleidungsoberfläche bei dieser Funktion von ausschlaggebender Bedeutung. Durchfeuchtung und zu enge Bekleidung reduzieren die wärmende Qualität von Kleidungsstücken auf ein Minimum. Die meisten synthetischen Fasern können aufgrund ihrer Struktur nur wenig isolierende Luft im Gewebe halten. Ein gewisser Ausgleich kann hier oft nur durch die Kleideröffnungen stattfinden: durch den Schnitt und eine lockere Gewebsstruktur: Etwa 30% des *Wärme- und Feuchtigkeitsaustausches* gehen durch die Kleideröffnungen vor sich. Daher ist die Textilindustrie bei der Herstellung von synthetischen Fasern bemüht, den Luftgehalt der Fasern zu vergrößern und die Gewebsstruktur aufzulockern. Erfolge konnten bei der Pulloverherstellung verbucht werden.
   Von besonderer Bedeutung ist die *Feuchtigkeitsdurchlässigkeit* des Kleidermaterials. Im Idealfall wirkt es nach außen wasserabstoßend, nach innen aber dampfdurchlässig, so daß Schweiß nach außen transportiert werden kann. Besonders wichtig ist dieser

Aspekt bei schweißtreibender Arbeit, im Sport und bei Krankheiten. Synthetische Materialien können kaum Feuchtigkeit aufnehmen und abgeben. Während der Arbeit entsteht das beschriebene »Dschungelklima«. Sobald sich der Schweiß abkühlt, kommt es zu einem »Kühleffekt«, der zwar manchmal als durchaus angenehm empfunden wird, häufig aber zu einer ungleichmäßigen Auskühlung des Körpers mit Muskelschmerzen, Erkältungen bis hin zu Nervenentzündungen führen kann.

3. *Als ästhetische und Signalfunktion dienen.* Der ästhetische Wert von Kleidung ist unbestritten, ebenso ihre Funktion als Signal für bestimmte »Informationen«, die ihr Träger zu geben wünscht, etwa die Zugehörigkeit zu einer bestimmten gesellschaftlichen Gruppe oder einer bestimmten Denkart: »Kleider machen Leute«. Kaum jemand kann sich der mehr oder weniger subtilen Beeinflussung entziehen, die der Anblick eines bestimmten Kleidungsstils ausübt. Zu diesem Punkt jedoch nur soviel: Wohl dem, der bei der Wahl der Formen, Schnitte und Farben seiner Kleidung so frei ist, daß er sich der Wirkung, die er damit in seiner Umgebung oder bei bestimmten Anlässen erzielt, völlig bewußt ist und so auswählt, daß ihn die Wahl seinen Zielen und Absichten näherbringt. Sicherlich ist es ungerecht und oft falsch, einen Menschen nach einem solch oberflächlichen Kriterium zu beurteilen. Aber das ist die Realität, es geschieht tagtäglich millionenfach und beeinflußt sogar Entscheidungen von nicht geringer Tragweite für das Schicksal des einzelnen.

Was sind Textilien?

Das Textilangebot kann man in drei Fasergruppen einteilen:

1. *Fasern tierischen Ursprungs* (proteinhaltig):
   - ◇ Wolle und Haare: Schafwolle, Ziegenhaare (Mohair, Kaschmir), Kamelwolle (Alpaka, Lama), Kamelhaare, Angorawolle.
   - ◇ Seide: Echte Seide (Maulbeerseide), wilde Seide (Tussahseide)

2. *Fasern pflanzlichen Ursprungs* (zellulosehaltig):
   - ◇ Baumwolle (aus Pflanzenhaaren)
   - ◇ Leinen (aus den Fasern des Flachsstengels)
   - ◇ Viskose (chemisch aufbereitete Zellulosefaser)
   - ◇ Kunstseide (aus natürlichen Fasern chemisch aufbereitet)

3. *Vollsynthetische Fasern:*
   ◇ Polyamid, Polyester, Polyacryl, Polyvinylchlorid, Polytetrafluoräthylen (PTFE). Markennamen: Nylon, Perlon, Dralon, Diolen, Trevira, Orlon, Dacron, Teflon.

Zu erwähnen bleiben noch die reinen Tierhäute, die wie Wolle und Haare vor allem Eiweißbestandteile enthalten: Leder und Pelze.
Legen wir die Kriterien der physiologischen *»Hautatmung«* zugrunde, müssen wir auch den Wert der Textilien für unsere Gesundheit in dieser Reihenfolge festlegen. Unser Leitsatz sollte heißen: Je dichter am Körper, desto hochwertiger das Material.
Tierische Fasern können naturgemäß als »zweite Haut« fungieren, diese Funktion erfüllen sie ja auch im Tierreich. Feuchtigkeit wird sowohl gut aufgenommen als auch nach außen weitergeleitet.
Pflanzliche Fasern haben gute Aufnahme-, aber schlechte Abgabefähigkeiten.
Wenn sich die Verwendung von Wolle aufgrund einer Allergie und von Seide aufgrund des hohen Preises verbietet, sollten Sie Kleidung aus pflanzlichen Fasern direkt auf der Haut tragen.

Tips zum Kleiderkauf

◇ Achten Sie beim Kauf von *Wollartikeln* darauf, daß es sich um reine Schurwolle handelt. Steht nur »Wolle« oder »reine Wolle« auf dem Etikett, so wurde fast immer Reißwolle zur Herstellung verwendet. Dabei werden Wollabfälle, Tuchreste und Lumpen durch den Reißwolf gejagt und neu versponnen – die Wollqualität reduziert sich durch diese Vorbehandlung beträchtlich. Die Wollqualitäten »Reine Schurwolle« und »Schurwolle mit Beimischung« (Beimischung = Reißwolle) werden durch folgende Gütesiegel gekennzeichnet:

Schurwollsiegel

»Combi-Wollsiegel«

Beimischungen synthetischer Fasern müssen mit ihrem Prozentanteil und der Faserart angegeben werden.

◇ *Seide* ist aufgrund ihres »Kühlungseffekts« eine ideale Sommerbekleidung. Auf dem Etikett wird sie mit »Reine Naturseide«, »SE« oder einem schwungvoll umrahmten »S« gekennzeichnet.

◇ *Leinen* ist ein strapazierfähiges, kühlendes Material. Das Zeichen für Leinen ist ein kleines, schwarz-weiß gestreiftes »L« mit dem Vermerk »Rein-Leinen« oder »Halbleinen«. Halbleinen besteht zu 50% aus Baumwolle.

◇ *Baumwolle* ist der Marktführer der Textilfasern. Hauptsächlich wegen der guten Verarbeitungseigenschaften. Alle pflanzlichen Fasern sind gute Wärmeleiter, aber schlecht erwärmend: Im Sommer angenehm, im Winter von Nachteil. Abhilfe schuf man hier mit Flanellstoff – mit aufgerauhter Baumwolle. Baumwolle ist auf dem Etikett gekennzeichnet, Beimischungen werden prozentual angegeben.

◇ Weniger zu empfehlen sind *Viskose* und *Kunstseide,* die stark »chemisch aufbereitet« werden und dadurch viel von den Qualitäten pflanzlicher Fasern einbüßen.

◇ *Vollsynthetische Fasern* sind nur dort zu empfehlen, wo Kleidung besonderen Belastungen ausgesetzt ist. Für Arbeitskleidung, als elastischer Anteil in der Sportbekleidung oder als geringer Anteil in der Oberbekleidung zur Erhöhung der Strapazierfähigkeit.

Leder und Pelze

Unser ältestes Bekleidungsmaterial, Leder und Felle, schützt sehr gut vor Kälte, Nässe und Schnee. Parameter wie Atmungsfähigkeit, Feuchtebindungsverhalten usw. entsprechen denen der Wolle.

Schuhe

Wie unsere Hände sind auch unsere Fußsohlen mit zahlreichen Schweißdrüsen versehen. Sie sind in der Lage, innerhalb von 24 Stunden einen Viertelliter Schweiß auszuscheiden – und Schuhe tragen wir oft zwölf Stunden hintereinander. Deshalb ist Leder als atmungsaktives Material von besonderer Bedeutung bei der Schuhwahl.

Schuhleder ist festgegerbt und strapazierfähig, gleichzeitig aber elastisch. Im Idealfall sind Sohle, Brandsohle, Innenfutter und

Oberleder aus reinem Leder. Synthetikmaterial besitzt dagegen einen bis zu siebenmal schlechteren Feuchtedurchgangswert. Die Folge sind nasse Socken mit all ihren negativen Begleiterscheinungen: Kältegefühl, Geruch etc. Auch wenn modische Gesichtspunkte und Ästhetikgefühl die Schuhwahl diktieren, sollten Sie sich diesem Diktat nicht zu sehr beugen: Achten Sie auf einen fußgesunden, die Funktion der Haut nicht behindernden Schnitt. Sprung- und Zehengelenke sollten genügend Bewegungsspielraum haben, das Muskelspiel und die Zehenform gewahrt bleiben, Fußgewölbe und Ferse guten Halt haben.
Die Schuh- und Brandsohle sollte nach außen für Luft und Wasserdampf durchlässig sein, jedoch gleichzeitig nach außen wasserabstoßend wirken. Die meisten Sohlen werden heutzutage aus synthetischen Materialien oder Gummi hergestellt. Zumindest das Obermaterial sollte dann aus reinem Leder bestehen.
Wenn Sie beim Gehen auf Straßenpflaster schnell ermüden, ist häufig falsches Schuhwerk verantwortlich. Ein Schuh sollte bequem und flach, höchstens mit einem niedrigen Absatz ausgestattet sein und eventuell ein Fußbett haben.
Wenn Sie nur gelegentlich, zu besonderen Anlässen etwa, hohe Absätze tragen, hat das keine Konsequenzen. Bei regelmäßigem Tragen jedoch wirkt sich das nachteilig nicht nur auf die Fuß- und Beingelenke und -muskeln aus, die Wirbelsäule und die Schultermuskeln werden ebenfalls in Mitleidenschaft gezogen. Sogar chronische Kopfschmerzen können hier ihre Ursache haben. Der Körper wird leicht nach vorne geneigt, so daß die Muskulatur eine unnatürliche Umverteilung ihrer Arbeit vornehmen muß. Wir zahlen einen hohen Preis für das Pseudo-Gleichgewicht, das sich nun einstellt: Verspannte Muskeln mit reduzierter Durchblutung, Gelenkbelastungen bis hin zu chronischen Deformationen, Rücken- und Schulterbeschwerden.
Auch die lange Zeit hochgelobten Schuhe mit »Minusabsatz«, mit verringerter Absatzhöhe, sind gesundheitlich nicht unbedenklich. Sie entsprechen genausowenig der physiologisch richtigen Körperhaltung wie Absatzerhöhungen. Eventuell können Minusabsätze orthopädisch zeitweise eingesetzt werden, um einen »Aufweicheffekt« bei lange falsch belasteten Muskeln zu erzielen.
Gesundheitlich völlig unbedenklich dürften Schuhe sein, bei denen der Fuß die Stellung wie beim Barfußlaufen einnimmt. Ferse und Zehen bewegen sich auf gleicher Höhe.
Ein Schuh muß gut federn, um die Stöße beim Gehen auf Beton und hartem Großstadtpflaster abfangen zu können. Er sollte dem Träger

auch in einem überheizten Raum nicht das Gefühl vermitteln, ihn unbedingt unter dem Tisch ausziehen zu müssen.
Insgesamt sind zu empfehlen: Lederschuhe, Filz- und Leinenschuhe und – wegen der starren Sohle nur bedingt – Holzschuhe. Wer gelegentlich »ungesunde« Schuhe – Gummistiefel, hochhackige Schuhe und dergleichen – trägt, braucht natürlich auch keinen Schaden zu fürchten.
Die Pflege sollte mit natürlichen Fetten und Wachsen erfolgen, da sich sonst die Atmungsfähigkeit verringert. Imprägniersprays auf Fluorkarbonbasis unbedingt nur im Freien anwenden, wenn möglich ohne Treibgas!

Einige Anmerkungen zur Textilausrüstung und -veredelung

Die chemische Industrie stellt etwa 2000 Chemikalien her, mit deren Hilfe Textilien bearbeitet und »veredelt« werden – vom Mottenmittel über knitterverhindernde Stoffe bis hin zu einer exotischen Chemikalie, die das eigentümliche Rascheln der Seide so verstärkt, daß es noch bis in die fünfzehnte Reihe bei den Opernfestspielen hörbar wird.
Der überwiegende Teil der industriell gefertigten Kleidung aus pflanzlichen und synthetischen Fasern ist chemisch ausgerüstet und gefärbt, zur Förderung von Schrumpffestigkeit, Pflegeleichtigkeit, Schmutzabweisung. Kunstharze beispielsweise bewirken eine hohe Knitterfreiheit, reduzieren aber gleichzeitig den Faserquellwert und reduzieren die Wasseraufnahmefähigkeit bei Baumwolle oder Leinen.
Auch beim Färben verwendet die Textilindustrie zahlreiche Säuren, Salze und andere chemische Stoffe, um Textilien schöne, leuchtende, licht- und waschbeständige Farben und Muster zu verleihen. Vom Standpunkt der Auswirkungen auf unsere Gesundheit ist dabei wichtig, daß es noch kaum erschöpfende Untersuchungen über die physiologischen Wirkungen dieser Rüststoffe auf Haut und Körper gibt. Gelegentliche Unverträglichkeiten, Hautreizungen und Allergieerscheinungen deuten jedoch auf den Übergang von Mikrodosen dieser Stoffe ins Blut hin. Auch wurde bei stark behandelten Textilien ein verringerter Hautstoffwechsel beobachtet, etwa bei Viskose und Kunstseide. Ein wichtiger Tip:
◇ Waschen Sie jedes neu erworbene Kleidungsstück auf der höchstmöglichen Temperaturstufe, bevor Sie es zum ersten Mal tragen!

Viele Ausrüststoffe haben nur den einzigen Zweck, das Erschei-

nungsbild der Textilie im Laden zu verbessern, durch angenehmen Griff, Knitterfreiheit, seidige Oberfläche und so weiter. Diese Stoffe werden mit der ersten Wäsche ausgespült. Sie können so die Chemikalienfracht auf der Haut um einige Prozent verringern.
Wer sich mit unbehandelter Kleidung eindecken will, muß sich an die wenigen Läden und Versandgeschäfte wenden, die sich auf reine Naturstoffe und -wollen – gefärbt mit Pflanzenfarben – spezialisiert haben. Übrigens soll auch die Farbgebung der Kleidung therapeutische Wirkung haben (s. Kap. Licht/Farbe).

Elektrostatische Aufladung der Haut

An verschiedenen Stellen in diesem Buch finden Sie warnende Hinweise auf die Entwicklung »elektrostatischer Aufladung« durch Reibung oder Kontakt mit bestimmten Materialien, etwa mit Wand- oder Bodenbelägen aus Kunststoff. Diese Aufladungen treten auch in Zusammenhang mit der Reibung von Kleiderstoffen auf der Haut oder im Kontakt mit anderen Stoffen auf. Sie kennen sicherlich das Knistern eines frischgewaschenen, trockenen Wollpullovers, der über den Kopf gezogen wird, vielleicht haben Sie auch schon im Dunkeln die kleinen, bläulichen Blitze beobachtet, die dabei entstehen. Teppichbeläge, die Sie auf leisen Plastiksohlen schlurfend durchqueren, sorgen für nadelscharfe Entladungen an Kontaktstellen, am Metall des Geländers, an den zum Schütteln ausgestreckten Händen, am Kußmund.
Was spielt sich dabei eigentlich physikalisch gesehen ab? Wir möchten erst gar nicht den Versuch machen, darauf eine erschöpfende Antwort zu geben, dazu würde der Platz in diesem Buch nicht ausreichen. Aber eine kurze Beschreibung ist notwendig, um ein tiefergehendes Verständnis der Zusammenhänge zu ermöglichen.
Unsere bisherigen Untersuchungen haben ergeben, daß die Gefahren der Statikelektrizität für unsere Gesundheit zwar in Ansätzen schon erforscht sind, daß aber die Ergebnisse dieser Untersuchungen weder zu intensiveren Langzeituntersuchungen noch zu einer Berücksichtigung durch die Textilindustrie geführt haben. Im Gegenteil: Die meisten der mit dem Thema »Gefahren der statischen Aufladung durch Textilien« befaßten Wissenschaftler und Erfinder sehen sich nicht unerheblichen Pressionen durch die chemische Industrie ausgesetzt, die sich andeutenden Konsequenzen aus den bisherigen Ergebnissen nicht zu veröffentlichen.
Keine der von uns befragten Textilfirmen kannte den Wert der

elektrischen Austrittsarbeit der von ihnen verwendeten Stoffe, eine Materialkonstante, die mitbestimmend für die Stärke und Ausrichtung der elektrischen Ladung der Haut ist. Ein Zeichen dafür, daß auch heute noch diesem Problem kaum Aufmerksamkeit geschenkt wird.

Physikalisch gesehen ist die elektrische Austrittsarbeit W jene Energie (gemessen in Elektronenvolt = eV), die nötig ist, um ein Elektron aus der Oberfläche eines Stoffes in eine als Vakuum gedachte Umgebung herauszulösen (und damit diese Umgebung elektrisch »aufzuladen«, ähnlich dem Ionisierungsvorgang, der erläutert wird im Kapitel »Luft«). Dieser Ablösevorgang spielt sich in drei Phasen ab:

◇ Zwei Stoffe treten in Kontakt miteinander, sei es durch Druck oder durch Reibung. Nun findet ein Ladungsaustausch statt: Elektronen wandern vom Stoff mit der niedrigeren Austrittsarbeit zum Kontaktstoff mit der höheren Austrittsarbeit. Es tritt nun eine Polarisierung auf in Form einer Doppelschicht, in der eine Spannung von Bruchteilen von Volt wirksam ist. Immer ist dabei derjenige Stoff *negativ* geladen, der die *höhere* elektrische Austrittsarbeit besitzt, *positiv* lädt sich die andere Seite auf.

◇ In der zweiten Phase trennen sich die beiden Stoffe, was ja bei der Kleidungsbewegung am Körper, zumindest im Millimeterbereich, durch unsere Körperbewegungen oft geschieht. Dabei kommt es zu einer Anhebung der elektrischen Spannung bis in den Kilovolt-Bereich. Die mechanische Energie zur Auseinanderbewegung der beiden Stoffe spielt bei der Vergrößerung der elektrischen Energie eine große Rolle.

◇ In der dritten Phase führen verschiedene physikalische Effekte zu einer raschen Entladung der entstandenen elektrischen Felder, in Abhängigkeit von der Anwesenheit leitfähiger Materialien (Metall, Luft- und Hautfeuchtigkeit etc.).

Wissenschaftler, die sich mit den Gefahren statischer Aufladung befassen, sind zu folgenden Ergebnissen gekommen:

◇ Bei einer relativen Raumluftfeuchte von unter 65% können sich beim Gehen auf Kunststoffböden und beim Kontakt mit Kunststoff-Möbelbezügen Ladungen bis zu 20 kV bilden. Der Entladungsfunke reicht aus, um Gasgemische zur Explosion zu bringen: sehr wahrscheinlich sind Entladungen statischer Elektrizität verantwortlich für eine Vielzahl von Staub- und Gasexplosionen.

◇ Strömende Flüssigkeiten in Rohren laden durch die Fließreibung die Rohre so stark auf, daß durch die negative Ladung Sauerstoff angezogen wird und die Rohre rascher rosten. Abhilfe wurde geschaffen durch das Anlegen einer schwachen positiven Spannung, die den Sauerstoff abstößt. In gleicher Weise wirkt die Luftreibung an fahrenden Kraftfahrzeugen: Die Karosserie lädt sich negativ auf und rostet schneller. Die Autoindustrie hat bis heute nicht an eine positive Aufladung von Metallteilen gedacht, um der Durchrostung entgegenzuwirken. Aus verständlichen Gründen: Wir sollen ja öfter mal ein neues Auto kaufen.

◇ Ganze Stahlbetonbrücken rosteten innerhalb von 10 bis 15 Jahren durch und mußten abgerissen werden, weil niemand daran gedacht hatte, daß die starken Eigenschwingungen der Konstruktion für starke innere Reibung von Metall an Beton sorgten, das Metall positiv aufluden und damit Sauerstoff anzogen. Dreißig Zentimeter dicke Stahlseile zerbröselten in den Händen der Prüfingenieure.

Die Liste möglicher Gefahren in der Industrie ließe sich noch fortführen. Was uns aber hier interessiert, sind die Auswirkungen auf unsere Gesundheit durch die zunehmende Verwendung von Kunststoffen in der Bekleidungsindustrie. Mit unseren Ausführungen begeben wir uns dabei auf dünnes Eis, nicht nur, weil sehr wenige konkrete Forschungsergebnisse vorliegen, sondern auch weil wir aus eigener Erfahrung von den vielfältigen Hindernissen Kenntnis haben, die sich einer gründlichen und umfassenden Erforschung dieses Problemkreises entgegenstellen.

Was ist bisher geschehen?

Anfang der siebziger Jahre, im Gefolge einer neuen Entwicklung zur Verhinderung von Rost in den Radlagern von Bundesbahnwaggons, äußerte der Erfinder und Dieselmedaillenträger Dipl. Ing. Ulrich Poppe die Vermutung, daß ein Zusammenhang bestehen könne zwischen der elektrostatischen Aufladung der Haut und der Krebsentstehung. Er hatte entdeckt, daß Kunststofftextilien (aber auch Wolle und Seide, allerdings in weit geringerem Maße) immer eine niedrigere elektrische Austrittsarbeit besitzen als die menschliche Haut. Diese Differenz schwankt in Abhängigkeit vom Stoffmaterial und von der Beschaffenheit und Feuchte der Haut. Die Ladung der Haut ist jedoch fast immer *negativ,* die der Textilien *positiv.*

Frühere Untersuchungen, etwa durch Professor Janos Ladik von der Universität Erlangen, hatten ergeben, daß die elektrostatischen Felder in der Stärke, wie sie bei der Textilreibung entstehen, bis in eine Hauttiefe von einem halben Zentimeter reichen können. Sauerstoff im menschlichen Körper nimmt an vielen Zellstoffwechselreaktionen in seiner *negativ* geladenen Form teil! Ein negativ gepoltes Feld würde deshalb direkt in diesen Zellstoffwechsel eingreifen und durch die sich *abstoßenden* gleichnamigen Ladungen wichtige biochemische Reaktionen hindern oder blockieren. In einem Gutachten vom 2. 6. 1978 schreibt Professor Ladik: »Es ist somit vorstellbar, daß diese schädliche Wirkung der negativen Ladung zur Krebsentstehung, im Einklang mit den Experimenten von Warburg und Mitarbeitern, führen kann.«

Der deutsche Biochemiker Otto Warburg (1883–1970) hatte eine behinderte oder blockierte Zellatmung (= Sauerstoffverbrennung) als eine der möglichen Ursachen der Krebsentstehung vermutet und für seine Arbeit den Nobelpreis erhalten.

Weitere Beobachtungen im Gefolge von Poppes Entdeckung bezogen sich auf die relative Häufigkeit von Hautkrebsfällen bei Berufstänzern, auf deren Haut sich ja ständig starke elektrostatische Felder durch die Verwendung von Kunststoff-Stretchkleidung bilden müssen. Grundsätzlich sei die Krebshäufigkeit proportional zur steigenden Verwendung von Kunststoffen bei Textilien gewachsen. Der Erfinder erinnert an die Beziehung zwischen Frauen-Brustkrebs und die Verwendung von Kunststoffbüstenhaltern, die hohe negative Elektro-Potentiale auf der Haut bilden, sowie an die Tatsache, daß sich Zigarettenrauch beim Durchströmen durch den Tabak und den Filter ebenfalls elektrisch auflädt und die Lungenbläschenwände *negativ* polt. Zusätzlich können positiv geladene Raucherdämpfe Sauerstoff binden und damit für die Atmung unbrauchbar machen.

Professor Prinz von der Technischen Universität München schreibt 1974(!) in seiner Abhandlung »Statikelektrizität als Gefahr«:

»Durch die zunehmende Verwendung von Kunststoffen in der Textilbranche ist das Problem elektrostatischer Aufladungen höchst aktuell geworden... Demzufolge sind naturgemäß Fortschritte jeglicher Art zu begrüßen, die darauf abzielen, den aus einem Variationsreichtum von Kunststoffen herstellbaren Fasern, Garnen und Geweben ein möglichst antistatisches (keine elektrostatischen Felder erzeugendes... d. Verf.) Verhalten zu verleihen, wozu bereits bemerkenswerte Vorschläge vorliegen... Die wohl eleganteste Lösung, das Garngefüge über das Kunststoffmolekül antistatisch zu machen, hat bisher zu keiner brauchbaren Technologie geführt, was natürlich eine zukünftige Lösung nicht ausschließt. In diesem Sinne verbleibt der Chemie eine vordringlich gewordene Aufgabe ehestens zu lösen.«

Um ein Problem zu lösen, muß man es zuerst erkennen, dann als

nächsten Schritt die *Absicht* entwickeln, es zu lösen, und sich dann Gedanken über die *Methode* seiner Lösung machen.
Wenn die Textilindustrie noch nicht einmal den ersten Schritt gemacht hat, aus Angst vor den möglichen Entwicklungs- und Vermarktungskosten, oder gar aus Angst, die mögliche krebsauslösende oder -fördernde Wirkung von Kunststoffkleidung könnte sich als gegeben herausstellen, dann ist klar, warum bis heute nichts geschehen ist, warum uns kein Textilhersteller sagen konnte, was die »elektrische Austrittsarbeit von Kunststoffen« ist.
Wie verhalten sich nun Naturfasern in bezug auf die elektrostatische Aufladung? Wolle, Baumwolle und Seide besitzen eine elektrische Austrittsarbeit, die dem Hautwert sehr nahekommt, sie verhalten sich antistatisch. Das Knistern des Wollpullovers tritt nur in Reibung mit anderen Stoffen und den Haaren auf, ebenso die Aufladung durch Seide. Außerdem muß erwähnt werden, daß sich die Austrittsarbeit der Haut verändern kann, je nach Hauttyp und Feuchtigkeit (Schweißbildung).
Anzumerken ist auch, daß Kunststoffe wie Nylon, Dralon, Teflon und Perlon nur schwach elektrostatisch wirken, weil sie eine niedrige Austrittsarbeit besitzen (Nylon 4,08 eV). Die Industrie hat sich diese Tatsache zunutze gemacht: Eisen- und Stahlrohre werden nicht mehr mit PVC ummantelt (lädt Stahl sich positiv auf, damit sauerstoffanziehend und rostbildend), sondern mit Materialien niedrigerer elektrischer Austrittsarbeit wie eben Nylon (lädt Stahl negativ, damit sauerstoffabstoßend und rostverhindernd).
Abschließend möchten wir feststellen, daß der Satz »Kunststofftextilien lösen Krebs aus« nach heutigem wissenschaftlichen Kenntnisstand unzulässig ist.
Zulässig ist es jedoch, folgendes zu sagen:

◇ Wissenschaft und Industrie haben keinerlei Anstrengungen unternommen, ihren Kenntnisstand im Hinblick auf die Gefahren elektrostatischer Haut-Aufladung zu erweitern. Im Gegenteil: Forschungen in dieser Richtung wurden unterbunden, teilweise mit unfeinen Methoden.
◇ Eine negative statische Aufladung der Haut greift in den Zellstoffwechsel ein. Es liegen keine gesicherten und genauen Erkenntnisse vor, welche Auswirkungen dies auf die Gesundheit hat. Nicht nur Otto Warburg, sondern auch der Nobelpreisträger und Krebsforscher Albert Szent-Györgyi hat auf den Zusammenhang zwischen Sauerstoffmangel in Zellgeweben und Krebsentstehung hingewiesen. Beide Forscher konnten nachweisen, daß ein verringerter Sauerstoffumsatz nicht nur eine Eigenschaft von

Krebszellen ist, sondern auch der Auslöser für die Degeneration gesunder Zellen zu Krebszellen sein kann. Wie schon gezeigt, laden positiv gepolte Zigarettenrauchteilchen und Kunststoff-Kleiderstoffe jene Hautbereiche, mit denen sie durch Reibung oder Druck in Kontakt treten, negativ auf und unterbinden eine geregelte Sauerstoff-Verbrennung in den Zellen bis zu einer Tiefe von mindestens 0,5 cm. Die Zellen reagieren mit einer erhöhten Milchsäureproduktion, ebenfalls ein Merkmal von Krebs-Zellgeweben.

Wir möchten deshalb aufgrund der bisherigen Erkenntnisse eine Empfehlung aussprechen:

◇ Verzichten Sie beim Kauf von Kleidungsstücken, besonders bei jenen, die direkt auf der Haut getragen werden, auf Kunststoff-Textilien oder Kunststoff-Beimischungen, solange diese Zusammenhänge nicht gründlich erforscht und die Konsequenzen aus den gewonnenen Erkenntnissen seitens der Industrie gezogen worden sind. Alle bisherigen Erkenntnisse verpflichten uns dazu.

Literaturhinweise

G. Thews/ P. Mutschler/ E. Vaupel, »Anatomie, Physiologie, Pathophysiologie«, Stuttgart 1982
M. Henglein, »Heilende Kraft der Wohlgerüche und Essenzen«, München 1986
J. Valnet, »Aromatherapie«, München 1986
R. Corcos, »Rezeptbuch der Heilkräuter«, München 1976
U. Karsten, »So besiegen Sie Umweltgifte«, Zürich 1985
R. Weiss, »Phytotherapie«, Heidelberg 1982
M. Pahlow, »Heilpflanzen«, München 1982
Anhui Medical School Hospital, »Gute Griffe gegen Krankheit«, Haldenwang 1986
F. Karl, »Therapiekonzepte für die Naturheilkunde«, München 1983
G. Lehmann, »Naturkleidung«, Haldenwang 1986
S. Masunaga / U. Ohashi, »Das große Buch der Heilung durch Shiatsu«, München 1985
Nguyen Van Nghi, »Pathogenese und Pathologie der Energetik in der chinesischen Medizin«, Uelzen 1975
H. Palm, »Das gesunde Haus«, Konstanz 1980
R. Tisserand, »Aromatherapie«, Freiburg 1985
Vasant Lad, »Ayurveda-Heilbuch«, Haldenwang 1985
M. Porkert, »Die chinesische Medizin«, München 1982
G. Leonard, »Der Rhythmus des Kosmos«, München 1986
E. Deuser, »Natürliche Körperpflege«, Düsseldorf 1981
G. Kindl/ W. Raab, »Licht und Haut«, Frankfurt 1983
S. Faber, »Das neue Rezeptbuch der Naturkosmetik«, München 1983
E. Mayer/ L. Bernau, »Die heilende Kraft des Wassers«, Zürich 1979
W. Brüggemann, »Kneipptherapie«, Berlin 1980

Dr. med. Harald Kinadeter

Streß – Spannung – Entspannung

Streß – Was ist das?

Eine überflüssige Frage, so könnte man denken. Wir glauben alle zu wissen, was Streß ist, da wir alle mehr oder weniger darunter leiden. Mit Streß bezeichnen wir etwas unbestimmt jede Art von Druck, die tatsächlich oder auch nur in unserer Vorstellung auf uns einwirkt. Das kann Zeitdruck sein, Erwartungsdruck oder der Anpassungsdruck einer nicht mit unseren Bedürfnissen übereinstimmenden Umwelt. Der Begriff stammt aus dem Englischen und bezeichnete ursprünglich die Materialspannung, die in einem Werkstück oder in einem neuen Kunststoff auftrat, wenn man äußere verformende Kraft einwirken ließ. Wenn man eine Glasplatte an einem Ende fest einspannt, und am anderen Ende zunehmenden Zug in eine Richtung ausübt, so biegt sich die Platte. Mit zunehmender Zugkraft nehmen auch die Zug- und Druckspannungen im Glas zu, bis der »Streß« zu groß wird und die Platte bricht.
Der große alte Mann der Streßforschung, Hans Selye, führte das Wort Streß in die medizinische Sprache ein. Er entdeckte 1936, daß bei Mensch und Tier auf ganz unterschiedliche Belastungen hin im Organismus gesetzmäßig eine Reaktionsfolge auftrat, die er als Streßreaktion erkannte. Ihn interessierte das »Syndrom des Krankseins schlechthin«, wie er es ausdrückte, das allen Krankheiten Gemeinsame, und er glaubte, einen Schlüssel dazu in der Streßreaktion gefunden zu haben. Bei seinen Versuchen entdeckte er, daß ganz unterschiedliche Einwirkungen, zum Beispiel Infektionen, Verletzungen, Hitze oder Kälte, extreme körperliche Beanspruchungen und vieles mehr eine gleichartige Reaktion des Organismus auslösen. Diese Reaktion läuft in definierten Stadien ab, die jeweils von typischen Organ- und Funktionsänderungen begleitet sind. Diese Änderungen können durch Blut- und Kreislaufanalysen nachgewiesen werden. Sie werden durch weitgehend autonome, also vom Willen nur bedingt beeinflußbare Nervensysteme gesteuert.
Die einzelnen Stadien dieser Reaktion sind:
◇ die Alarm-Reaktion

◇ das Stadium des Widerstandes
◇ das Stadium der Erschöpfung.

Die Alarmreaktion, auch Kampf- oder Fluchtreaktion genannt, leitet eine Kette von Veränderungen im Körper ein, die den ganzen Organismus auf maximale körperliche Leistung vorbereitet als Reaktion auf Bedrohung aus der Umwelt. Im Körper wird sozusagen eine Vorspannung aufgebaut, die es ihm ermöglicht, übergangslos mit voller Kraft loszustürmen, zum Angriff oder zur Flucht. Heute wissen wir, daß wir körperliche Veränderungen nicht losgelöst von der Psyche sehen dürfen, da eine Wechselwirkung besteht, vom Körper auf die Psyche und umgekehrt. Die gleichen Veränderungen im Organismus können von eingebildeten genauso wie von echten Gefahren ausgelöst werden, ja sogar von Reizen, die unser Gehirn als völlig ungefährlich interpretiert. In der Sprache der Physiologen wird jeder Eindruck, alles, was wir sehen, fühlen, ob es angenehm oder unangenehm ist, Freude oder Schmerz, als Reiz bezeichnet. Jeder Reiz führt nun zu einer Reaktion des Organismus. Wenn der Reiz als lebensbedrohlich eingestuft wird, zum Beispiel jemand auf uns geschossen und uns nur knapp verfehlt hat, besteht die Reaktion in einer maximalen, oder besser, optimalen Aktivierung: wir sind jetzt hellwach. Sehr geringe Aktivierung bedeutet Schlaf oder Schläfrigkeit. Dauernd in einem Zustand maximaler oder nahezu maximaler Aktivierung zu sein, ist natürlich kraftraubend und erschöpfend.

Es ist nun so, daß wir instinktiv auf Reize mit Aktivierung reagieren, die unser Bewußtsein längst als ungefährlich und keiner Reaktion bedürftig eingeordnet hat. Unsere Reflexe funktionieren aber unabhängig vom Bewußtsein. Wenn plötzlich helles Licht vor unseren Augen aufleuchtet, sind wir alarmiert, auch wenn wir längst wissen, daß Leuchtreklamen für uns ungefährlich sind. In ähnlicher Weise steigern tausend kleine Reize unser Erregungsniveau, so daß es in Streßbereiche gerät, ohne daß wir genau wissen warum. So steigert beispielsweise das 50 Hz-Flackern der Leuchtstoffröhren, das wir kaum bemerken, oder die rasche Bildfolge beim Fernsehen unser physiologisches Erregungsniveau[1]. Wir bemerken das gar nicht, aber durch Messung des Hautwiderstandes, der Muskelspannung, der Pupillenweite und vieler anderer Streßparameter, die in ihrer Gesamtheit eine zuverlässige Aussage über den Streßpegel eines Menschen ermöglichen, wissen wir, daß es sich so verhält. Einzelne Streßreize summieren sich zu einer Gesamtwirkung. Weil wir vielen Stressoren zum Teil unvermeidlich ausgesetzt sind, ist das durchschnittliche physiologische Erregungsniveau der

Menschen heutzutage eher zu hoch als zu niedrig. Das klingt so, als gäbe es ein optimales Alarm-Niveau. Das stimmt, nur ist dieses Niveau beim gleichen Menschen für verschiedene Aufgaben verschieden hoch. Die Beziehung zwischen Aktivierungsgrad und wirkungsvollem Verhalten läßt sich durch eine umgekehrte U-Form beschreiben:

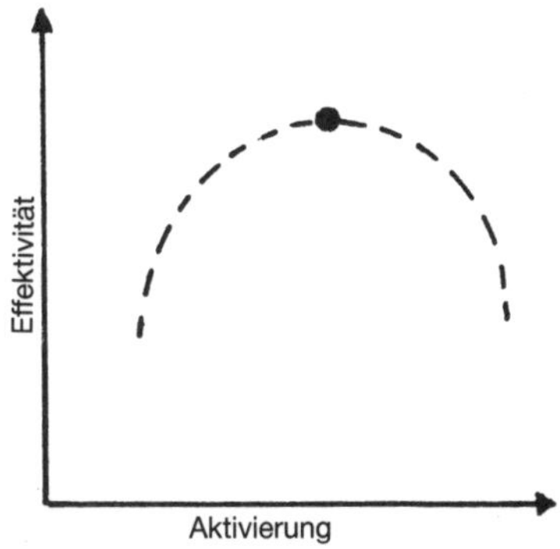

Ohne Aktivierung kann man überhaupt nichts tun. Eine nur leichte äußere Aktivierung ist günstig für komplexe Aufgaben, da bei stärkerer Aktivierung die Ablenkung zu groß würde, zum Beispiel bei lauter Musik plus Kindergeschrei plus lebhafte Unterhaltung in unmittelbarer Nähe eines Rechtsanwaltes, der gerade versucht, verschiedene Aspekte und Strategien eines verwickelten Falles gegeneinander abzuwägen.
Bei langweiligen monotonen Aufgaben hingegen verbessert ein höheres Aktivierungsniveau die Leistung. Ein Fließbandarbeiter leistet mehr bei anregender Musik, heller Beleuchtung und gelegentlicher Unterhaltung mit seinem Nachbarn.
Was passieren kann, wenn auf ein bereits sehr hohes Ausgangsniveau ein zusätzlicher starker Streßreiz trifft, schildert der folgende Bericht von Sargant, der als Arzt an der Front war.

»Ein Soldat lag zitternd im Graben, halb gelähmt vor Furcht, als seiner Kompanie der Befehl zur Attacke gegeben wurde. Als sein Offizier ihn mit den Worten verhöhnte: ein Mädchen würde eine bessere Show geben, wurde er wild erregt und schrie: los, Jungs!, sprang aus dem Schützengraben zur Attacke und fiel dann in Ohnmacht. Die anderen Soldaten rannten schreiend in Panik herum. Nach dieser Phase folgte eine plötzliche Ruhe. Ein Mann fiel ohne Worte wie gelähmt auf eine Dorfstraße, die bombardiert wurde. Als er jedoch von seinen Kameraden aufgehoben wurde, begann er plötzlich zu schreien und um sich zu schlagen.«[1]

In weniger dramatischen Situationen haben wir ähnliche Erfahrungen alle schon selbst gemacht: daß wir in bestimmter Verfassung auf Störungen unangemessen heftig reagieren, die uns sonst nichts ausmachen. Wir kennen uns dann selbst nicht mehr, wenn wir wegen einer nichtigen Bemerkung oder dem Läuten des Telefons plötzlich glauben, Gläser an die Wand schmeißen zu müssen oder das wirklich tun.

Solche Übersprungshandlungen haben mit einer zweckgerichteten Reaktion auf die Anforderungen einer Situation nicht mehr das geringste zu tun, sie dienen nur mehr dazu, Spannung abzuleiten, um ein unerträglich hohes Spannungsniveau zu mindern.

Die Frage, warum es überhaupt dazu kommt, daß heutzutage so viele Menschen einen schwer erträglichen körperlichen oder emotionalen oder mentalen Spannungszustand erleben, werden wir später ausführlicher untersuchen. Daß dieser Spannungszustand jedoch nicht so leicht wie unter Urzeitbedingungen abgebaut werden kann, liegt an den Besonderheiten unserer Zivilisation. Wie soll man mit Aktivität, mit Angriff oder Flucht reagieren, wenn man hilflos im Stau steckt, soll man den Chef verprügeln oder beschimpfen, wenn er unser Mißfallen erregt, sollen wir davonlaufen, wenn wir uns von der Atomrüstung und dem Gift in der Umwelt bedroht fühlen?

Streß ist jedes Gefühl der Nichtübereinstimmung des eigenen Organismus und seiner Bedürfnisse sowie der eigenen Persönlichkeit mit ihren Überzeugungen, Zielen und Wünschen, mit den Gegebenheiten der jeweiligen Situation, dem Kontext.

Wenn ein Löwe eine Gazelle bedroht, ist das Ziel ihres Organismus, nämlich weiterzuäsen und weiterzuleben, nicht mehr in Übereinstimmung mit dem Kontext, den jetzt ganz der Löwe beherrscht. Diesem Streß sucht sie zu entkommen durch Flucht. Gelingt die Flucht, so ist der Konflikt gelöst, gelingt sie nicht, so ist er ebenfalls gelöst. Der Streß ist in jedem Fall vorbei.

Dauerstreß mit all seinen schädigenden Auswirkungen entsteht dann, wenn keine Entlastungs-Reaktion erfolgt, oder eine Flucht (oder ein Angriff) nicht möglich ist.

Die Lieblingstiere der Streßforscher sind die in den Wäldern Südostasiens beheimateten Spitzhörnchen, die Tupayas, weil sie ihren Streßpegel durch Sträuben ihres buschigen Schwanzes anzeigen. In freier Wildbahn vermeiden sie die Nähe eines ranghöheren Spitzhörnchens. Wenn sie mit einem ranghöheren Spitzhörnchen in einen Käfig zusammengesperrt werden, leiden sie so unter dem daraus entstehenden psychosozialen Streß, daß sie in wenigen

Tagen sterben, wenn keine entlastende Fluchtreaktion möglich ist. Der Mensch leidet genauso unter psychosozialen Streßfaktoren, nur sind die Streßfolgen nicht immer so offensichtlich wie bei den Tupayas. Sie können sich ansammeln und erst nach vielen Jahren als Krankheit ausbrechen. Psychosoziale Streßfaktoren können zum Beispiel sein: ständige Angst vor Kritik durch den Chef, Angst vor dem, was die Leute sagen, eine Prüfungssituation, Unvereinbarkeit der eigenen Ansichten mit den gesellschaftlich akzeptierten Normen usw.

Streß ergibt sich aus dem tiefempfundenen Gefühl der Disharmonie und der Fremdheit. Man könnte sagen, daß Streß ein Zeichen nicht gelungener Anpassung sei. Depressionen, Magengeschwüre und vegetative Regulationsstörungen sind bekannte Streßsymptome von Gastarbeitern, Auswanderern und Ausgestoßenen jeder Art[2].

Das Fatale an der Situation des Menschen heute ist, daß er sich eine Gesellschaft geschaffen hat, die sehr viel Streß erzeugt. Psychosozialen Streß dadurch, daß sie unselbständige Menschen hervorbringt, die von den Meinungen anderer und deren Urteil abhängig sind und nur in Übereinstimmung mit Gruppennormen Frieden finden zu können glauben, und physikalisch-chemischen Streß durch den unaufhörlichen Einfluß einer denaturierten Umwelt, die den wahren menschlichen Bedürfnissen nicht angemessen ist.

Der verdiente Streßforscher Levi nennt das den Streß der »schlechten Paßform«: zwischen den Fähigkeiten des Menschen und den Anforderungen seiner Umwelt, zwischen seinen Bedürfnissen und den Möglichkeiten der Umwelt, und zwischen seinen Erwartungen und der erlebten subjektiven Wirklichkeit[3].

Das entscheidend Neue an der gegenwärtigen Situation scheint zu sein, daß die sonst erfolgreiche Methode der Streßbewältigung, nämlich eine erfolgreiche Anpassung an die Bedingungen der Gesellschaft, selbst wieder zu einer Streßquelle werden kann. So wurde festgestellt, daß die »Klassenbesten« innerhalb einer bestimmten Gruppierung, nämlich die angesehenen, berühmten und materiell gesicherten Ärzte zu einem nahezu doppelt so hohen Prozentsatz an Herzinfarkt starben als die »gewöhnlichen« Ärzte. Das bedeutet in anderen Worten, daß unsere Zivilisation möglicherweise auf Spielregeln beruht, die ungesund sind[4]. Die Idee des Stresses beweist allein durch ihr Vorhandensein, daß die Trennung von Körper und Geist langsam einem verbindenden Verständnis weicht. Auch wenn es dem einzelnen Menschen nicht bewußt sein mag, so erkennt er doch ein Zusammenspiel von Umwelt, sozialen und psychischen Einflüssen, geistigen Einschätzungen und körperlichen Reaktionen an, wenn er den Streß für seine Beschwerden verantwortlich macht. Das Streßkonzept befindet sich in voller Übereinstimmung mit einem holistischen Bild des Lebens und der Gesundheit, das ein dynamisches Gleichgewicht in den Wechselbeziehungen innerhalb eines Organismus und zwischen dem Organismus und der Umwelt als Norm ansieht.

Für das Denken in vernetzten Systemen und ökologischen Zusammenhängen entsteht Streß, wenn eine oder mehrere veränderliche Größen in Extrempositionen gebracht und gehalten werden, wodurch das ganze System blockiert wird und seine Anpassungsfähigkeit verliert. Die Dauerspannungen und Belastungen führen schließlich zu Schäden.

Es ist also nicht der Streß selbst, der uns kaputtmachen kann, sondern der Dauerstreß.

Eine bestimmte Dosis Streß brauchen wir sogar zum Leben, weil Aktivierung und Erregung mit Funktion und auch mit Lust verbunden ist. Ohne einen bestimmten Erregungspegel könnten wir uns in keiner Gesellschaft amüsieren, keinen Vortrag halten, keine Unternehmung, gleich welcher Art, planen oder ausführen, und keine Kinder zeugen. In einer völlig reizarmen Umgebung wird der Mensch schnell an den Rand des Wahnsinns gebracht.

Die Mediziner unterscheiden zwischen *Eustreß* und *Distreß,* zwischen dem gesundmachenden und dem krankmachenden Streß.

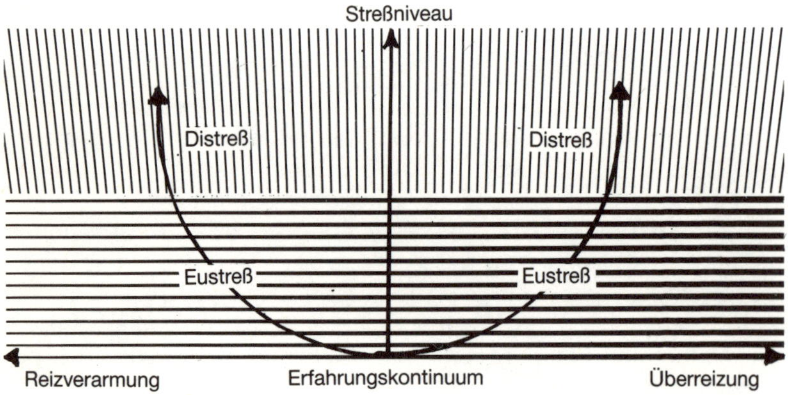

Das Diagramm veranschaulicht, wie gesunder Streß (Eustreß) in krankmachenden Streß (Distreß) übergehen kann, und zwar sowohl bei einer Verringerung von Außenreizen (links) als auch bei einer zunehmenden Überreizung (rechts).

Zuviel und zuwenig Stimulierung sind gleichermaßen schädlich. Gelegentliche Extrembelastungen braucht unser Organismus, um Widerstandsfähigkeit zu entwickeln, aber er braucht auch Erholungspausen und Abwechslung.

Erkennen Sie die Warnzeichen

Was können wir tun, um trotz des erhöhten Streßpegels unserer modernen Welt gesund und gelassen zu bleiben.
Der erste Schritt zur Heilung ist auch hier die Diagnose.
Noch besser ist es, vorzubeugen. Dazu müssen Sie die Warnzeichen erkennen lernen, die chronisch erhöhte Streßpegel vermuten lassen.
Warten Sie nicht, bis Sie ein Magengeschwür oder einen Herzinfarkt entwickelt haben.

Beantworten Sie für sich ganz ehrlich die folgenden Fragen:
- □ Haben Sie oft kalte Hände und/oder Füße?
- □ Regen Sie sich oft über Nichtigkeiten unangemessen heftig auf, während Sie die gleichen Vorfälle manchmal auch gelassen hinnehmen?
- □ Leiden Sie öfter unter Kopfschmerzen, besonders im Nackenbereich und vom Nacken aus nach vorne ziehend?
- □ Haben Sie häufiger Verspannungen der Schultergürtel-Nacken-Partie, mit oder ohne Mißempfindungen, Kribbeln oder dergleichen in den Fingern?
- □ Leiden Sie unter unbestimmten Rücken- und/oder Kreuzschmerzen?
- □ Haben Sie öfter ein Kloßgefühl im Hals?
- □ Können Sie nachts schlecht einschlafen oder durchschlafen?
- □ Nehmen Sie regelmäßig ein größeres Quantum an Alkohol, Kaffee oder Tee zu sich? Rauchen Sie viel? Nehmen Sie regelmäßig oder zumindest öfters Beruhigungsmittel, Schlafmittel oder Aufputschmittel zu sich? Hat sich Ihr Bedarf an einem dieser Mittel in letzter Zeit gesteigert?
- □ Haben Sie manchmal das Gefühl, nicht richtig durchatmen zu können?
- □ Bemerken Sie manchmal, daß Sie längere Zeit unbewußt den Atem angehalten haben?
- □ Haben sie öfters Krämpfe in den Beinen oder an anderen Muskeln oder unbewußte Zuckungen irgendwo am Körper?

- □ Träumen Sie gelegentlich davon, Ihrem Chef oder einer anderen Person mal richtig die Meinung zu sagen?
- □ Möchten Sie am liebsten Ihre Arbeitskollegen oder Ihre Familie längere Zeit überhaupt nicht zu Gesicht bekommen?
- □ Haben Sie manchmal das Gefühl, nicht länger stillsitzen zu können, daß Sie auf die Straße oder in den Wald laufen müßten, laut brüllen, mit den Fäusten auf die Brust trommeln und irgendeinen Unsinn anstellen sollten?

Je mehr dieser Fragen Sie mit JA beantwortet haben, desto höher ist Ihr Streßniveau.

Die Auswirkungen von Streß

Wir unterscheiden die unmittelbaren Auswirkungen der Alarmreaktion von den Langzeiteffekten des Streß.
Die Alarmreaktion wird über das autonome, das ist das vom Willen weitgehend unabhängige Nervensystem ausgelöst. Aus dem Nebennierenmark werden die Hormone Adrenalin und Noradrenalin mobilisiert, es kommt zum Anstieg des Blutdrucks und der Pulsfrequenz, es wird mehr Blut durch den Körper gepumpt, Zucker und Fettsäuren werden aus den Leber- und Gewebsdepots als schnell verwertbare Energiequelle mobilisiert, die Muskeln werden stärker durchblutet auf Kosten einer Minderdurchblutung der Verdauungsorgane, die Pupillen weiten sich, der Mund wird trocken, die Haut blaß, kühl und feucht. Der ganze Aktivierungsprozeß führt zu einer sprunghaften Steigerung der Leistungsbereitschaft, aber auch zu enorm erhöhtem Sauerstoffverbrauch und kann bei gefährdeten Personen einen Angina-Pectoris-Anfall oder sogar einen Herzinfarkt auslösen. Aktive Bewältigung der Situation ist gewöhnlich mit hohen Noradrenalinspiegeln verbunden, während ängstlich gespannte abwartende Passivität mit Adrenalinerhöhung einhergeht. Adrenalin wird darum auch als »Angsthormon« und Noradrenalin als »Wuthormon« bezeichnet.
Bei länger anhaltendem Streß wird die Nebennierenrinde aktiviert. Damit kommen Hormone aus der Klasse der Kortikoide ins Spiel, vor allem Cortison, das an der Entstehung von Magengeschwüren bei gestreßten Menschen und Tieren maßgeblich beteiligt ist. Die Kortikoide haben auch großen Anteil an der Immunantwort des Körpers gegen eindringende Erreger. Es ist auch bekannt, daß anhaltender Streß das Immunsystem schädigt. Eine andere Klasse

von Kortikoiden, die Mineralocorticoide sind an der Blutdruckregelung mit beteiligt. Bei Tieren wurde festgestellt, daß eine bestimmte Form des Bluthochdrucks, die nicht durch Organveränderungen zu erklären ist, durch eine Überaktivität des sympathischen Nervensystems, das großen Anteil an der Streßreaktion hat, verursacht wird[3].

Unter Dauerstreßeinwirkung ist die Anfälligkeit für Krankheiten allgemein erhöht. Das hängt für bestimmte Krankheiten ziemlich wahrscheinlich mit einer Beeinträchtigung des Immunsystems zusammen. Selye hat schon vor über 30 Jahren herausgefunden, daß an Ratten, die extremem Streß ausgesetzt waren, regelhaft die gleichen anatomischen Veränderungen auftraten: eine Vergrößerung der Nebennieren, eine Schrumpfung der Thymusdrüse, der Milz, der Lymphknoten und anderer lymphatischer Gebilde, die für die Abwehr zuständig sind. Darüber hinaus fand er eine Abnahme einer bestimmten Form weißer Blutkörperchen mit speziellen Abwehraufgaben und Magen-Darm-Geschwüre.

Die Thymusdrüse ist aber für eine reguläre Immunantwort auf eindringende Erreger unerläßlich. Zudem besteht eine Wechselwirkung zwischen der cortisonproduzierenden Nebennierenrinde und der Thymusdrüse. Streßbedingte Funktionsstörungen der Nebennierenrinde können sich also auf den Thymus auswirken. Die chirurgische Entfernung des Thymus erhöht bei Menschen wie Tieren die Anfälligkeit für Krebs. Wir wissen auch aus den Erfahrungen der Transplantationsmedizin, daß die Anfälligkeit für Krebs um den Faktor 100 und mehr ansteigt, wenn man die körpereigene Abwehr künstlich bekämpfen muß, um Abstoßungsreaktionen zu unterdrücken[5].

Streß verschiebt das fein abgestimmte Gleichgewicht der Hormonproduktion im Körper in Richtung einer anhaltenden Notfallsituation. Dabei kommt es auch zu einer Reduzierung des natürlichen Sexualtriebs, was oft zusätzliche Probleme und Ängste erzeugt, abgesehen davon, daß auf diese Weise eine natürliche Quelle der Befriedigung und der Entspannung entfällt.

Chronischer Streß wird neben Fehlernährung und Umweltverschmutzung zu den wichtigsten Mitursachen der sogenannten Zivilisationskrankheiten gerechnet. Das sind vor allem Herz-Kreislauf-Krankheiten (Arteriosklerose, Hypertonus), Erkrankungen der Atemwege, degenerative Gelenkerkrankungen, Allergien und Krebs.

In einer Reihe von Studien wird belegt, daß Bevölkerungsgruppen, die sich nach Einwanderung in die westlichen Zivilisationen ihre traditionellen Lebensstrukturen und ihren Lebensstil erhielten, von diesen Krankheiten weitgehend verschont blieben. Sie litten jedoch bald zu einem vergleichbaren Prozentsatz wie die einheimische Bevölkerung darunter, wenn sie den amerikanisch-westlichen Lebensstil übernahmen[6]. Der schützende und streßreduzierende Einfluß der Geborgenheit in einem intakten Gemeinwesen und eines nicht kompetitiven, auf gegenseitige Hilfe und Achtung ausgerichteten Lebensstils, zeigte sich in einer 50% geringeren Herzinfarktrate, als dem amerikanischen Durchschnitt entsprach. Dies traf sogar zu, obwohl Risikofaktoren wie fettreiche Ernährung und Übergewicht häufig zu finden waren[7,8]. Als nach einigen Jahren die Mediziner der WHO das gleiche Dorf wieder untersuchten, stellten sie fest, daß die Einwohner nun den »american way of life« übernommen hatten. Das Sippengefüge, das gegenseitige Unterstützung und Verständnis garantiert hatte, war in dieser Form nicht mehr anzutreffen, und Jagd nach Geld und Ansehen hatte zu Hektik und Rivalität geführt. Die Herzinfarktrate lag nun nicht mehr 50% unter dem amerikanischen Durchschnitt, sondern deutlich darüber[5]. Das krankmachende, streßproduzierende Typ-A-Verhalten hatte sich durchgesetzt. Dazu kam der negative Effekt einer abrupten Veränderung der Lebensweise und das Wegfallen schützender Faktoren.

Säugetiere haben die Fähigkeit, bei zunehmender Bevölkerungsdichte ihre Fortpflanzung selbst zu regulieren. Als Mechanismus dieser Selbstregulation wurde die Streßreaktion postuliert[3].

Sobald eine bestimmte Populationsdichte überschritten wird, kommt es zu einem Anstieg der Nebennierenrinden-Aktivität. Parallel dazu werden die Tiere anfälliger gegen Parasiten, zeigen abartiges Sexualverhalten, erhöhte Aggressionsneigung, gestörtes Mutterverhalten, und die Fruchtbarkeit der Tiere nimmt ab.

»Gleichzeitig entwickeln Säugetiere (von der Maus bis zum Affen) mit zunehmender Individuendichte bzw. mit Ansteigen einer chronischen sozialen Belastung immer stärkeren Bluthochdruck, Arteriosklerose, Herz- und Nierenschäden und sterben zum Teil an den Folgen dieser pathologischen Veränderungen. Das heißt: Sozialer Streß kann bei Säugetieren alle die Erkrankungen hervorrufen, die die Humanmedizin als typische ›Zivilisationserkrankungen‹ kennt«.[3]

Soviel zur Frage der Auswirkungen von Streß auf die Gesundheit.

◇ Es darf heute als hinreichend bewiesen gelten, daß Streß jeder Art langfristig die Gesundheit untergraben kann. Nach dem Alarmstadium und dem Stadium des Widerstandes kommt es dann nach der Selye'schen Dreiteilung zum Erschöpfungsstadium.

Der amerikanische Universitätsprofessor Dr. K. Pelletier liefert in seinem ausgezeichneten Buch »Die neue Medizin« folgende Liste:

»Die meisten maßgeblichen medizinischen Fachbücher bezeichnen ungefähr 50 bis 80% aller Krankheiten als psychosomatisch oder streßbedingt, und selbst die konservativsten Autoren rechnen die folgenden Krankheiten dazu: Magengeschwür, schleimiger Dickdarmkatarrh (Colitis irritabile), Dickdarmentzündungen mit Geschwürsbildungen (Colitis ulcerosa), Bronchialasthma, allergische Hautentzündungen, Nesselsucht und angioneurotische Ödeme, Heuschnupfen, Arthritis, Raynaudsche Erkrankung, essentieller Hypertonus, Schilddrüsenüberfunktion, Ausbleiben der Regel, Bettnässen, anfallweises Herzjagen, Migräne, Impotenz, allgemeine sexuelle Funktionsstörungen, Einschlafschwierigkeiten, Alkoholismus und die ganze Skala der neurotischen und psychotischen Störungen.«[6]

Eine eindrucksvolle Liste, selbst wenn im Einzelfall Zweifel berechtigt sind und jede dieser Krankheiten auch rein organische Ursachen haben kann.
Daß Streß zu Krankheit führen kann, ist jedoch unbestritten. Da Streßreize summativ wirken, bewegen wir uns um so schneller auf diesen Zustand zu, je mehr Streß wir auf uns nehmen oder je größerem Streß wir ausgesetzt sind, – wenn wir nicht lernen, professionell damit umzugehen. Und das heißt zunächst einmal, die allgemeinen und die persönlich bedeutsamen Streßfaktoren erkennen zu lernen.

Streßabbau durch Bewegung

Die schädliche Wirkung von Streß entsteht dadurch, daß die in der Alarmreaktion bereitgestellte Energie nicht verbraucht wird. Durch körperliche Bewegung wird diese Energie abgeleitet, außerdem werden die mobilisierten Fettsäuren und der Blutzucker verbraucht.
Bewegung ist an sich schon entspannend. Der Mensch ist nicht für den Schreibtisch entworfen. Wenn die Bewegung anstrengend ist und dabei Herz und Kreislauf tüchtig belastet werden, findet nach der Anstrengung eine automatische Entspannungsreaktion statt, die den ganzen Körper erfaßt.
Außerdem werden über physiologische Trainingseffekte bei regelmäßiger Belastung die Kreislauffunktionen ökonomisiert und eine höhere Streßreserve erworben. Regelmäßiges Ausdauertraining führt zu einer Umstellung der vegetativen Reaktionslage in Richtung einer Erhöhung der Parasympathikus-Aktivität. Dauerlauf

oder Schwimmen oder Radfahren sind hierzu sehr geeignet. Doch die Bewegung sollte uns Spaß machen, sonst haben Sie sich wieder eine Verpflichtung mehr aufgehalst, anstatt Streß zu reduzieren. Wer als Jogger immer mit der Stoppuhr in der Hand seine Rundenzeit kontrolliert, setzt sich selbst unter Druck. Das kann kontraproduktiv sein.
Günstiger und entspannungsfördernder ist eine weniger leistungsorientierte Einstellung. Für die ungeduldigen A-Typen unter uns könnte Gartenarbeit nicht ungeeignet sein, die Einsicht zu fördern, daß Dynamik nicht überall angebracht ist und manche Entwicklungen ihre Zeit brauchen. Wer viel Ärger hinunterschlucken muß und viel zurückhält, wer Aggressionen anstaut und sich ständig beherrscht, für den sind Disziplinen geeignet, bei denen Angriff und Verteidigung möglich ist: Tennis, Tischtennis und Mannschaftssportarten wie Fußball, Handball, Volleyball. Da kann jeder nach Herzenslust schmettern und schießen, herumlaufen und schreien. Einen besonderen Stellenwert haben die Kampfkünste. Unter kompetenter Anleitung sind sie meiner Einschätzung nach mit die beste Methode, Geist und Körper gleichzeitig zu disziplinieren, zu entwickeln und zu entspannen.

Weitere Strategien für Ihr Anti-Streß-Repertoire

Streß lauert an jeder Ecke, in vielfältiger Gestalt, und wir brauchen ein vielseitiges Repertoire, um mit ihm fertigzuwerden.
Zwei der größten Antistressoren sind Befriedigung und Humor. Mit Liebe und Lachen im Herzen ist es wirklich eine Leistung, an Streß krank zu werden. Wir kennen alle die entspannende Wirkung, die ein Scherz in verfahrenen Situationen haben kann. Herzhaftes Lachen ist eine der entspannendsten Tätigkeiten überhaupt. Humor kann uns helfen, vieles leichter zu ertragen, und ist eine Fähigkeit, die sich wie jede andere schulen läßt.
Humor entwickelt sich dadurch, daß man ihn beweist, – allerdings hat man den Test nicht unbedingt bestanden, wenn einen nur das Pech anderer zu wiehernden Lachsalven anregt. Humor als Ausdruck der Überraschung und der Freude, wenn es gelungen ist, einer anscheinend bekannten oder festgelegten Situation einen unerwarteten Aspekt abzugewinnen, ist unersetzlich und unglaublich belebend. Humor ist mit Kreativität und Flexibilität verbunden und schafft Weite und oft verblüffende Einsichten über den Kern einer Situation.

»Was ist dein Beruf?«, fragte der Richter den Mulla, der als Zeuge vorgeladen war. »Ich bin der Größte«, sagte der Mulla. Anschließend fragten ihn seine Freunde: »Sag, warum hast du das gesagt?« »Wißt ihr«, sagte der Mulla, »ich hatte keine Wahl, ich stand unter Eid«.

Falls sie nur noch über atrophierte Lachmuskeln verfügen und die Quelle Ihres Humors schon fast versiegt ist, können Sie eine Reaktivierungstherapie versuchen: mit Karl Valentin, Charlie Chaplin, den Marx Brothers oder auch Heinz Erhardt, Hans Moser, oder wenn es Ihnen lieber ist, Louis de Funès, Jerry Lewis oder Didi Hallervorden. Wer mehr zum Lesen neigt, sollte sich die unnachahmlichen Heldentaten des Mulla Nasrudin[15] nicht entgehen lassen, dessen praktische Lebensphilosophie schon manch hoffnungslose Situation gerettet und Bewegung in erstarrte Denk- und Handlungsmuster gebracht hat.
Humor öffnet einen Kanal, durch den wir mit der Quelle unserer Lebenskraft direkt verbunden sind. Unsere Strategie im Umgang mit Streß muß es sein, uns möglichst viele Kraftquellen zu erschließen, um die schädliche Wirkung derjenigen Streßfaktoren, denen wir einfach nicht entgehen können, auszugleichen.
Wir können uns zwar gegen bestimmte Aspekte der Luftverschmutzung, beispielsweise durch negative Ionisierung unseres Mikroklimas, schützen (s. Kap. Luft), aber nicht so leicht gegen mißgünstige Menschen, feindliche Gedanken, gegen Ungerechtigkeiten, Streit und Ärger.
Aber wir können uns Oasen der Erholung schaffen. Wir können unsere Kenntnis der cerebralen Verschaltung der Streßreaktion dazu benutzen, um beispielsweise positive Assoziationen von Ruhe, Entspannung, Frieden und Glück durch geeignete Auswahl von Bildern oder Fotografien hervorzurufen und damit auch die begleitende körperlich-psychische Entspannungsreaktion zu bahnen.
Ich kenne viele Kollegen, die an ihrem Arbeitsplatz am Pinboard Bilder ihrer Frauen und Kinder oder ihres Lehrers aufhängen, um sich zu erfreuen, zu stärken und zu motivieren. Es kann natürlich auch ein Pin-Up-Girl sein oder ein Poster vom Surfen. Entscheidend ist die Wirkung, die dadurch ausgelöst wird. Wir können mit der Erinnerung genauso wie mit der Phantasie arbeiten. Unser assoziatives System ist komplex organisiert und kann durch Gerüche, Bewegungen, Haltungen, Farben, optische Eindrücke usw. gelenkt werden. Wir erinnern uns an eine schöne Situation und empfinden mit dem Nachklingen der damals erlebten Befriedigung und Entspannung eine Erleichterung von unserem gegenwärtigen Streß. Diese Wirkung von Bildern, Filmen, Gedankeninhalten ist jedoch

nicht an die aktive Erinnerung gebunden. Gegenstände füllen den Raum mit ihrer Anwesenheit, ob wir es bemerken oder nicht.
Dennoch ist die Entwicklung von Achtsamkeit unerläßlich im Umgang mit Streß. Wir müssen einfach lernen, zu bemerken, von welchen Auslösern wir uns stressen lassen. Wenn unsere Streßanfälligkeit in unserem Anschauungs- und Interpretationssystem begründet liegt, hilft uns nur die Achtsamkeit. Erst wenn wir erkennen, daß eine bestimmte Handlung unserer Frau oder Freundin oder eines Vorgesetzten nur in unserer Interpretation eine Beleidigung, Bedrohung, Vernachlässigung oder ähnliches geworden ist, haben wir eine große Gruppe selbst erzeugter Stressoren besiegt. Wir interpretieren oder definieren ja zuerst eine Situation, entwickeln dann die passenden Gefühle dazu und folgen dann mit den – oftmals sehr anstrengenden und unergiebigen Handlungen.
Ich habe kürzlich ein eindrucksvolles, aber keineswegs ungewöhnliches Beispiel für die Bedeutung einer gut entwickelten Achtsamkeit im Umgang mit Streßsituationen erlebt. Bei einer Autofahrt auf eisglatter Straße kam es trotz vorsichtiger Fahrweise zu einigen unangenehmen Momenten, und die tückischen Verhältnisse wurden durch einige Karambolagen und von der Straße abgekommene Fahrzeuge nachhaltig unterstrichen. Nach glücklich beendeter Fahrt, als wir längst im Restaurant saßen, bemerkte ich, daß meine Begleiterin immer noch den Kopf eingezogen und die Schultern gute 10 cm angehoben hielt. Erst als ich sie darauf aufmerksam machte, ließ sie mit einem Seufzer die Schultern sinken, und damit kam auch eine tiefe entspannte Atmung wieder in Gang. Die unbemerkte körperliche Fixierung der Streßreaktion hatte auch den psychischen Spannungszustand aufrechterhalten.
Wichtig ist zunächst, den psychischen, mentalen oder körperlichen Spannungszustand zu bemerken, sonst unterhalten die autonomen Streßreaktionen, sobald sie fixiert sind, den Spannungszustand. Wenn wir gewohnheitsmäßig unsere Körpersignale zuwenig beachten, können sich Reaktionsmuster chronifizieren, die erhöhte Alarmbereitschaft und Spannung ausdrücken, und nicht nur bei uns selbst, sondern auch bei anderen wieder Streß erzeugen.
Eine der besten Methoden, die *Achtsamkeit* zu entwickeln, ist die Meditation. Bei dieser Technik wird über die Beruhigung des Bewußtseins, sozusagen als Nebeneffekt, eine tiefe körperliche Entspannung erreicht, die Beruhigung des Bewußtseins teilt sich der Psyche und dem Körper mit.
Die Beschäftigung mit einem Hobby ist eine ebenso alte wie bewährte Technik, um den Streß fehlender Befriedigung in der

Arbeit abzubauen. Ein Hobby ist eine Liebhaberei. Suchen Sie sich also eine Beschäftigung, die Sie lieben, die Ihrer Neigung entspricht. Ein Hobby, zu dem man sich zwingen muß, und sei es auch auf Anraten des Arztes oder sonst einer wohlmeinenden Persönlichkeit, ist keines. Ihr Hobby paßt zu Ihnen wie ein Maßanzug. Der Streß der schlechten Paßform entfällt völlig. Im Hobby gibt es keine Diskrepanz zwischen Neigungen und Pflichten, zwischen dem, was Sie tun wollen und dem, was die Arbeit, oder der Vorgesetzte, oder die Etikette verlangt. Was Sie tun, tun Sie für sich, weil Sie es wollen und weil Sie es gern tun, – und nicht wegen Geld oder für Lob, Beförderung oder Erwartungen anderer. Und Sie haben Erfolg und Befriedigung. Das schafft Frieden im Herzen, und Freude, und Gelassenheit. Befriedigung entspannt, ob Sie nun durch ein gutes Essen, durch eine Liebesnacht oder durch Beschäftigung mit Ihrem Hobby entsteht. Zuviel Befriedigung allerdings macht schlapp.

Ein Hobby ist eine Oase und eine Bereicherung. Es bleibt allerdings immer die höchstens zweitbeste Lösung. Weil es ein Indiz für die Trennung ist. Für die Trennung von den eigenen Bedürfnissen. Ein Hobby ist ein Glück im Winkel. Aber immerhin ein Glück.

Das große Glück allerdings kann nur erreicht werden, wenn die Trennung zwischen Hobby, Beruf und Lebensziel aufhört, wenn die Entscheidung des Herzens für ein Ziel mit der Totalität des ganzen Organismus unterstützt wird. Sokrates, Cäsar, Napoleon hatten keine Hobbies, Pablo Picasso war kein Hobbymaler und Pablo Casals kein Hobbycellist. Ein wirklich echter Amateur ist unbedingt professionell. Er kann es sich nicht leisten, seine Liebe durch Dilettantismus zu beleidigen, oder sie an die zweite Stelle zu setzen. Und Streß – das ist für ihn zwar kein Fremdwort, aber auch kein Problem. Wer den Mut hat, dem Wunsch seines Herzens zu folgen, der hat auch den Mut, unnötige Streßquellen zu reduzieren und seine Kräfte freizumachen. So ein Mensch ist natürlich ein Meister. Er hat sich entschieden. Ein Mensch, der sich nicht entscheiden kann, ist krank. Wir sind keine Meister, aber wir haben uns auch entschieden. Für die Gesundheit. Und es war eine leichte Wahl. Wir haben sie aus Freundlichkeit und Liebe zu uns selbst getroffen. Das ist der richtige Weg. Echte Freundlichkeit hat mit Freundschaft zu tun. Und Freundschaft ist unbezahlbar. Ein Ring von Freunden ist eine Kraftquelle und ein Schutzwall. Auch und vor allem gegen Streß. Pflegen Sie die Freundschaft. Halten Sie Kontakt. Gehen Sie freundlich miteinander um. Keine Angst vor Zärtlichkeit. Jeder von uns braucht seine Schmusedecke. Auch unter Männern ist es keine Schande, sich einmal zu umarmen, aneinander anzulehnen oder sich gegenseitig auf die Schulter zu klopfen. Es ist sogar wissenschaftlich bewiesen, daß Freundlichkeit ein Schutzfaktor gegen viele negative Einflüsse ist. So konnte die Spontanrate von Krebserkrankungen von Mäusen einfach dadurch herabgesetzt werden, daß die Forscher besonders nett zu ihnen waren.[3] Die Streßforscher konnten auch an ihrem Lieblingstier, dem Spitzhörnchen oder Tupaya, feststellen, daß die Tupayas in experimentell erzeugten Streßsituationen deutlich weniger Streßhormone (Cortisol und Noradrenalin) erzeugten, wenn sie in einer harmonischen Partnerbeziehung lebten, verglichen mit alleinstehenden Kontrolltieren[16]. In die gleiche Richtung weisen auch Befunde, wonach im statistischen Mittel Verheiratete das höchste Lebensalter erreichen, gefolgt von Ledigen. Verwitwete und vor allem geschiedene Frauen haben die geringste Lebenserwartung[17].

Verbrauchen Sie die Streßenergie

Streß kann dann zu Langzeitschäden führen, wenn folgende Bedingungen gegeben sind:

◇ die Streßsituation keine genügend lange Erholungspause bietet
◇ die erzeugte Alarmbereitschaft vom Körper nicht mit Flucht (z. B. auch, indem man den Lärm oder den unangenehmen Vorgesetzten flieht) oder mit Angriff (indem man den andern in die Flucht jagt) oder der Lärm abgestellt wird
◇ solches auch nicht durch die sublimere Form einer symbolischen Umsetzung geschieht: durch Umwandlung in Interesse, in Neugier, durch symbolische Verarbeitung, durch Spiele, Lachen oder Weinen[5].

Wenn Sie also merken, daß Sie im Streß sind, denken Sie daran, Pausen einzuschalten, Wenn Sie anfangen, Kopfweh zu bekommen oder angespannte Nackenmuskeln bemerken, kalte Hände haben und einen Frosch im Hals spüren, ist es Zeit: für einen kleinen Spaziergang, einen Flirt mit der Sekretärin oder einen Drink an der nächsten Bar. Gießen Sie Ihre Pflanzen, beobachten Sie die Fische im Aquarium oder telefonieren Sie mit Ihrem Freund (falls Sie das nicht zu sehr aufregt). Erholen Sie sich. Und erholen heißt nicht immer gar nichts zu tun, sondern man erholt sich oft besser, wenn man ganz etwas anderes tut. Spielen Sie 10 Minuten Tischtennis, wenn Sie zuvor drei Stunden über Ihrer Quartalsabrechnung gesessen sind, gehen Sie durch das Büro und wechseln ein paar Worte mit einem Kollegen oder dem Portier, wenn Sie zuvor allein an einem

Vortrag gearbeitet haben, oder auch gerade, wenn Sie glauben, daß Sie zeitlich nicht hinkommen.
Und drücken Sie Ihren Streß aus. Unterdrücken Sie auf keinen Fall die Energie, die durch die Alarmreaktion im Körper bereitgestellt worden ist. Es ist immer noch besser, sich auf der Toilette einzuschließen und dreimal laut »Mist« zu brüllen, als mit geballten Fäusten und zusammengebissenen Zähnen herumzulaufen. Sie müssen Ihrem Chef nicht gleich an die Gurgel gehen, aber machen Sie Ihrem Herzen auf irgendeine Weise Luft, durch einen Witz, eine Bemerkung oder dadurch, daß Sie einem Kollegen Ihr Herz ausschütten. Spielen Sie im Geist oder noch besser in Wirklichkeit, allein oder vor Freunden die Szene nach, die Sie so sehr gestreßt hat, und übertreiben Sie ruhig dabei. Gestikulieren Sie, und legen Sie in den nachgespielten Passagen Ihre zurückgehaltene Energie in Ihre Rolle. Wenn das alles nicht hilft, wenden Sie eine der Entspannungstechniken auf Seite 153ff. an.

Streßauslöser

Die Empfindlichkeit gegenüber den gleichen Streßreizen ist von Mensch zu Mensch sehr verschieden. Es gibt äußere Streßfaktoren, die bei jedem Menschen eine Streßreaktion auslösen, unabhängig von seinem Temperament und seinem Anschauungssystem, und andere Streßfaktoren, deren Wirkung weniger von der körperlichen, sondern mehr von der mentalen und emotionellen Verfassung abhängt. Zur ersten Gruppe gehört beispielsweise langes Schwimmen in kaltem Wasser oder der Einfluß von Flackerlicht, zur zweiten Gruppe gehört etwa eine Prüfungssituation oder das Zusammengesperrtsein vieler Leute auf engem Raum. Ganz allgemein beinhaltet die erste Gruppe physikalisch-chemische Umweltreize, die zweite Gruppe Streßfaktoren, die sich aus dem Zusammenleben der Menschen ergeben. Das sind die psychosozialen Stressoren. Auch in dieser Gruppe gibt es objektive und subjektive Stressoren. Überschreitet die Menschendichte in einem bestimmten Areal längere Zeit einen Grenzwert, so fühlt sich jeder gestreßt, unabhängig von seinem Temperament und persönlichen Eigenheiten. Diese Anfälligkeit für Dichtestreß hat der Mensch mit allen Säugetieren gemeinsam. Es gibt natürlich graduelle Unterschiede in der Empfindlichkeit für solche Streßreize.
Andere psychosoziale Stressoren wirken persönlichkeitsspezifisch. Hier ergeben sich die größten Möglichkeiten zur Veränderung.

Denn wir können unsere inneren Einstellungen, unsere Wertsysteme, unsere Identifikationsautomatismen selbst überprüfen und eventuell ändern, falls wir feststellen sollten, daß sie uns immer wieder in belastende Lebenssituationen bringen, ohne Nutzen für uns oder andere.

Genau wie jeder Mensch seine besondere Antwort auf Streß hat, von Magenverstimmung und Migräne über Heulkrämpfe zum Wutausbruch, so hat er auch seine spezielle Kollektion von Streßfaktoren, die in seinem Leben für die Würze sorgen, – oder den Geschmack daran völlig verderben. Die typischen Stressoren unserer Zeit seien an dieser Stelle kurz aufgeführt oder ins Gedächtnis gerufen:

Lärm:

Überflutung mit Geräuschen und Musik »garantiert« ein anhaltend gesteigertes Erregungsniveau. Ob Autos hupen, Menschen schreien, Reifen quietschen, jedesmal werden Alarmreaktionen ausgelöst, die wir nicht in Aktivität umsetzen. Verkehrslärm, Baulärm, Musikberieselung, Tiefflieger und Polizeisirenen erzeugen einen Lärmbrei mit schrillen Akzenten, der unsere vegetativen Funktionen beeinflußt. Bereits kurzdauernde schwache Reize von 50 Dezibel bewirken eine Abnahme der Schlaftiefe und verringern damit die Schlafqualität, eine unserer wichtigsten Erholungsfunktionen (zum Vergleich: Großstadtstraße bei Tag: ca. 90 db) [9, 10, 11]. Eine sowjetische Studie belegt eindrucksvoll, was Lärm schafft: In einem Moskauer Postamt wurde vor den Fenstern eine Baumaschine installiert, worauf die Fehlerquote beim Briefsortieren von 1,3% auf 16,8% anstieg, – und nach Entfernen der lärmenden Maschine wieder auf den alten Wert sank[5].

Licht:

Arbeiten unter Kunstlicht erhöht die Ausscheidung der Streßhormone im Urin als Hinweis auf vermehrte Produktion solcher Hormone (s. Kap. Licht). Flackerlicht ist ein eigenständiger Stressor (Reklamen, als Straßensicherung bei gefährlichen Stellen, Baustellen etc., das 50Hz-Wechselstromflackern von Leuchtstoffröhren usw.). Die künstliche Beleuchtung wirkt störend auf die biologischen Körperrhythmen, die sich im Laufe der menschlichen Evolution an kosmische Rhythmen (Lauf der Gestirne, Jahreszeiten) angepaßt haben.

Im weiteren Sinn gehört zum Licht auch die optische Reizüberflutung, durch eine Schilderflut von Verkehrszeichen, durch grelle Farben, die unsere Aufmerksamkeit fesseln sollen, durch großflächige Reklametafeln, die professionell unsere Abschirmung durchbrechen und unser Sex-, Macht- und Geltungsbedürfnis aktivieren.

Dichte:
Zuviele Menschen auf begrenztem Platz machen uns fertig. Der Dichtestreß ist es, der einen langen Samstag für alle so erschöpfend werden läßt. Zum Dichtestreß gehört alles, was Massenkultur mit sich bringt: überfüllte S-Bahnen, keine Parkplätze, Autoschlangen und Staus, Wartezeiten an der Kasse, im Restaurant, unfreundliche, gereizte Bedienungen und Verkäufer und bei alledem das Gefühl der eigenen Ohnmacht, da die Situation durch eigene Initiative nicht zu verändern zu sein scheint.

Hast:
Unsere Zeit leidet an der Hastkrankheit. Das ist nur ein anderer Ausdruck dafür, daß Geld die Welt regiert, weil die meisten Menschen anscheinend tatsächlich glauben, Zeit sei Geld. Jeder versucht also folgerichtig, wo er nur kann, Zeit zu sparen. Bekanntestes Beispiel ist der bereits erwähnte A-Typ, der fest entschlossen ist, sich bei allem, was er tut, unter Zeitdruck zu setzen. Wer gegen die Zeit kämpft, läßt sich auf einen aussichtslosen Kampf ein. Hast, Hektik und Zeitdruck sind mächtige Streßfaktoren. Die Hastkrankheit ist sehr ansteckend und heimtückisch. Erst ergreift sie nur ausgewählte Bereiche, um unmerklich immer mehr auf das ganze Leben Einfluß zu nehmen. Aus einer im Einzelfall zeitsparenden Handlungsweise kann sich eine äußerst anstrengende Gewohnheit entwickeln, die uns auch in der Freizeit nicht mehr losläßt. Dann müssen wir überall Zeit sparen: beim Rechnen, beim Kochen, Essen, Autofahren, selbst beim Spazierengehen. Bald halten wir den selbstgeschaffenen permanenten Zeitdruck für so normal, daß wir uns von Terminplanung, Fahrplänen, fixen Arbeitszeiten, kurz der gesamten mechanisierten künstlichen Zeitstruktur in einer Weise beherrschen lassen, die unseren Anspruch, freie Menschen zu sein, ad absurdum führt.
Kenneth Pelletier zitiert in seinem Buch eine Studie, in der die Streßwirkungen von Akkordarbeit untersucht werden[6]. Die Angestellten einer Firma, die normalerweise reguläres Gehalt erhielten, wurden an zwei Tagen danach bezahlt, wie schnell und genau sie arbeiteten. Die Frauen leisteten nun wesentlich mehr, klagten aber am nächsten Tag über Müdigkeit und Erschöpfung, so daß sie am Tag darauf bereits müde zur Arbeit erschienen. Daneben klagten sie über Schmerzen und Verspannungen im Rücken, in den Schultern

und Armen sowie über ein Spannungsgefühl im Kopf. Die Ausscheidung der Streßhormone war an den beiden Streßtagen um 27 und um 30% erhöht. Arbeit unter Streß fordert ihren Tribut. Interessant ist auch, daß die Menschen, zumindest läßt sich das für die Teilnehmer an der zitierten Studie sagen, nicht in der Lage zu sein scheinen, ihre Arbeit in der gewohnten Geschwindigkeit zu erledigen, wenn für schnellere Arbeit mehr Geld bezahlt wird.

Umwelt:
Abgase, Industriesmog, Gifte im Wasser, im Boden und in der Luft, in den Nahrungsmitteln und im Wein gehören zu den physikalischen und chemischen Stressoren unserer Zeit, denen wir alle ausgesetzt sind. Zu den Umweltstressoren gehören noch die klimatischen Verhältnisse, speziell das Klima im Asphaltdschungel der Großstädte, das sich durch einen Mangel an negativen Ionen in der Luft auszeichnet. Dieser wird durch großflächige Asphalt- und Betonstrukturen, durch sich elektrostatisch aufladende Fensterfassaden, Türen, durch Kunststoffböden- und Verkleidungen sowie durch jeden Reibungsvorgang (z. B. im Automotor) erzeugt. Ein solches Ionengleichgewicht, das ist heute zweifelsfrei erwiesen, muß für die nervöse Erschöpfung, Mattigkeit und Irritabilität wenigstens zum Teil mitverantwortlich gemacht werden, unter der heute so viele leiden. Gegen diese Streßursache kann man sich bedeutend leichter schützen (s. Kap. Luft) als gegen die schwer nachweisbare Schadwirkung häßlicher Architektur. Daß aber die Bewohner von Hochhäusern um so häufiger erkranken, je höher sie wohnen[3], scheint ein ernst zu nehmender Hinweis darauf zu sein, daß eine Umgebung, die menschliches Maß und menschliche Bedürfnisse mißachtet, einen objektiven Streßfaktor darstellt.

Arbeit:
Die Arbeit spielt eine zentrale Rolle für ein zufriedenes Leben. Wie die bereits zitierte Studie über Akkordarbeit belegt, ist Zeitdruck ein wirksamer Streßfaktor. Gegen negative Auswirkungen aller Arten von Arbeitsstreß bietet Befriedigung durch die Arbeit Schutz. So führten in mehreren Studien auch anstrengende und belastende Arbeitsbedingungen nicht zu erhöhter Krankheitsanfälligkeit, wenn die Arbeit Spaß machte. Langweilige, monotone Arbeit war dagegen mit erhöhter Krankheitsanfälligkeit verbunden. Den höchsten Streßcharakter besitzen Tätigkeiten, die »nur« darin bestehen, Kontrollanzeigen zu überwachen. Hierbei ist ständige Anspannung und Handlungsbereitschaft erforderlich, ohne die

Möglichkeit, sich körperlich abreagieren zu können oder sich mit der Schalttafel zu unterhalten.
Ganz allgemein ist ja ängstlich gespannte Passivität das Streßverhalten, das am gesundheitsschädlichsten ist. Das Paradebeispiel ist das rangniedere Spitzhörnchen, das sich ängstlich in eine Ecke des Käfigs drückt, wenn ein dominantes Tier anwesend ist. Wenn das rangniedere Hörnchen an der Flucht gehindert wird, stirbt es an den Folgen des anhaltenden psychosozialen Stresses.
In abgemilderter Form erleben wir ähnliche Streßsituationen, wenn wir mit Kollegen zusammenarbeiten müssen, die uns gegenüber feindselig eingestellt sind, oder wenn wir in einer Umgebung bleiben, die uns verhaßt ist, aus Angst vor Kündigung, Arbeitslosigkeit oder Konflikt. Rivalität und Wettbewerb unter den Arbeitskollegen verhindern oft zusätzlich den Aufbau eines Netzes von Freundschaft und Hilfsbereitschaft, in dem sich die negativen Streßauswirkungen auffangen ließen. Wo Rivalität herrscht, ist auch immer Vorsicht, Anspannung, latente Aggression und Mißtrauen vorhanden.
Rivalität und Geltungsstreben führen nicht selten zum Aufstieg in eine Position, deren Anforderungen die eigenen Möglichkeiten überschreiten. Solche Leute haben nach dem Peter-Prinzip ihre Stufe der Inkompetenz erreicht. Es ist im Grunde nur eine andere Variante des Stresses der schlechten Paßform. Es besteht keine Übereinstimmung zwischen dem, was man kann, und dem, was man tun soll. Das ist das Grundmuster jeder Art von Streß. Durch Anpassung an die neue Situation wird versucht, den Streß zu mildern. Die Anpassungsfähigkeit ist allerdings begrenzt. Das ist mit ein Grund, warum jede Veränderung im Leben zu einem höheren Streßniveau beiträgt.

Veränderungen:
Wir scheinen alle von Veränderungen im Leben mehr gestreßt zu werden, als wir das vielleicht wahrhaben wollen. Die Streßforscher Rahe und Holmes entwarfen eine Liste von typischen Ereignissen im Menschenleben, wobei jeder Änderung ein Punktwert zugeordnet wurde. Familienzuwachs wurde dabei ebenso berücksichtigt wie Änderung der Eßgewohnheiten, Umzug oder Tod des Ehepartners. Mit ihrem System der »Life Change Units« konnten sie verblüffende Voraussagen über den Gesundheitszustand der von ihnen untersuchten Menschen machen. Generell erhöhte ein hoher Punktwert die Wahrscheinlichkeit, an einer schweren Krankheit zu erkranken. Bei einer Punktzahl zwischen 150 und 199 betrug die Krank-

heitshäufigkeit weniger als ein Fünftel von jener in der Gruppe mit über 300 Punkten[6, 12, 13].

Veränderung bedeutet Streß für uns. Das Unbekannte fordert unsere Wachsamkeit heraus, wir stehen ihm mißtrauisch und ablehnend gegenüber. Der Streß ist dann am größten, wenn eine Änderung zwar erwartet wird, das genaue Ausmaß und der Zeitpunkt jedoch nicht gewußt werden kann, wenn zum Beispiel bekannt ist, daß ein Unternehmen Rationalisierungsmaßnahmen plant, aber nicht, zu welchem Zeitpunkt wie viele und vor allem welche Arbeitnehmer entlassen werden sollen.

Wir lieben das Vertraute. In Experimenten mit Nonsens-Wörtern wurde den Wörtern um so eher eine positive Bedeutung angedichtet, je häufiger sie in einem Text vorkamen[14]. Vertraute Wörter werden positiver bewertet, vertraute Speisen appetitlicher und vertraute Menschen sympathischer.

In unserem Leben sind wir aber heute mehr und schnelleren Änderungen ausgesetzt als jemals eine Generation zuvor. Der rasende »Fortschritt« verändert unsere Welt so schnell, daß wir oft Mühe haben, nach 20 Jahren unseren Geburtsort wiederzuerkennen, der vorher Jahrhunderte nahezu unverändert war.

Der Wechsel des Arbeitsplatzes, des Berufs, des Wohnorts und des Lebenspartners ist so wenig ungewöhnlich geworden wie das Ändern und Infragestellen der fundamentalsten Lebensansichten, Wertsysteme und Glaubensbekenntnisse. Aus all dem ergibt sich ein weiterer ganz typischer Streßfaktor unserer Zeit.

Normen- und Rollenkonflikt:

Durch moderne Verkehrs- und Kommunikationsmittel sind die verschiedensten Glaubenssysteme und Kulturen in unmittelbare Nähe gerückt. Gastarbeiter, politische Emigranten und unzählige Touristen tragen ihre gesellschaftlichen, kulturellen und religiösen Vorstellungen in fremde Länder mit und steigern damit noch die Geschwindigkeit des Prozesses, in dem sich überlieferte Werte auflösen. Immer schneller dreht sich die Spirale: Der Sohn glaubt nicht mehr an das, woran der Vater geglaubt hat, und für die Gymnasiasten sind die Studenten schon lebende Fossile. Ein weltweiter Dekonditionierungsprozeß ist im Gang: in der Musik, der Malerei, der Architektur, in den Rollenvorstellungen, den Wertsystemen und den Glaubensbekenntnissen. Das ist die positive Sicht. Sinnentleerte verkrustete Traditionen werden abgeschafft. Gleichzeitig werden jedoch Vorstellungen über Bord geworfen, die dem Leben einen Sinn verliehen haben und dauerhafte Werte, für die sich Anstrengung lohnte, und Ziele, die der innersten Natur des Menschen entsprechen.

Die Folge ist Orientierungslosigkeit, Entwurzelung, Zweifel und oft Verzweiflung. Viele Menschen können keinen Sinn mehr in der bloßen Beherrschung und Ausbeutung der Natur und dem Anhäufen überflüssiger Konsumartikel sehen, zumal es auch keine Philosophie oder irgendein Glaubenssystem gibt, das dieser Handlungsweise einen Sinn verleiht. Eine andere Form der Orientierungslosigkeit ist für den Streß der Gastarbeiter und Flüchtlinge verantwortlich, die mit den Regeln einer für sie fremden Gesellschaft nicht zurechtkommen und ausgeschlossen sind. In einer ähnlichen Situation befinden sich Jugendliche oder Aussteiger, welche die Prämissen ihrer Gesellschaft ablehnen, ohne daß sie schon die autonome Persönlichkeit geworden wären, die einen Widerspruch zwischen den eigenen Ansichten und den Normen der Gesellschaft gelassen ertragen kann.

Ein Rückhalt in Gruppen, in der Familie oder Sippe, im Kreis der Berufskollegen oder in Freundschaften, ist für die meisten von uns lebensnotwendig. In Amerika wurden Untersuchungen an eingebürgerten Japanern durchgeführt. Diejenigen, welche den amerikanischen Lebensstil übernommen hatten, zeigten einen siebenfach höheren Anteil an Todesfällen durch Herzinfarkt als die weiter im traditionellen Gemeindezusammenhalt lebenden Japaner[6]. In der traditionellen japanischen Gesellschaft herrscht im Gegensatz zur amerikanischen, große berufliche und soziale Sicherheit. Die Familie, die Gemeinde, die Firma, sind wichtige Lebenskonstanten, und die Rangordnungen, Rollen sowie privaten und beruflichen Beziehungen sind klar definiert und anerkannt.

Ähnliche Merkmale fand man auch in der bereits zitierten Studie über italienische Einwanderer in Roseto/Pennsylvania[7, 8]. Die Rollen waren klar definiert, die Männer waren die unangefochtenen Familienoberhäupter, die Alten wurden geachtet, man aß zusammen, half zusammen, wenn einer in Not war. Ganz allgemein schien der typische Streß durch Isolation und Rollenkonflikte als Krankheitsursache auszuscheiden. Die Gefahr, die aus der Geborgenheit in solchen Gruppen erwächst, ist natürlich die Abhängigkeit von diesem Rückhalt. So versuchen viele, ein Höchstmaß an Sicherheit zu gewinnen, indem sie sich vollständig mit den Zielen und Überzeugungen einer Gruppe identifizieren, auch wenn die eigene Entwicklung und die eigenen Bedürfnisse andere Ansichten und Aktivitäten als die von der Gruppe sanktionierten verlangen würde. Ein solcherart angepaßter, abhängiger Mensch hat sich in Wirklichkeit

vom Regen in die Traufe gebracht. Da er die Gruppe zum Überleben braucht, wird er auf jede vorgestellte oder echte Bedrohung der Gruppe oder seiner Entbindung in sie mit großer Angst reagieren. Schwierige Zeiten, Zeiten des Übergangs und der Belastung, in denen Gruppennormen in Frage gestellt werden oder sich wandeln, erleben solche völlig »identifizierten« Personen als extrem stressend und sie neigen dazu, zu dekompensieren.
Abhängigkeit führt immer zu Streß. Weil jeder Mensch uns verlassen oder sterben kann, weil das schönste Haus und das dickste Bankkonto verlorengehen können und weil auch jede gesellschaftliche Position immer bedroht ist, – falls es sich um Abhängigkeit von gesellschaftlicher Anerkennung handeln sollte.

Abhängigkeit und Angst:
Abhängigkeit und Angst gehören zusammen. Angst vor dem Verlust der Stellung, des Geldes, der »Liebe« eines Menschen, Angst, die Erwartungen anderer zu enttäuschen, oder Angst, selbst enttäuscht zu werden, Angst vor dem Alter oder vor dem Tod. Letztlich nährt sich die Angst immer von unserer Abhängigkeit. Wenn also hier behauptet wird, daß Angst ein ganz zeittypischer Streßfaktor ist, dann heißt das nichts anderes, als daß die Menschen heute einen hohen Grad von Abhängigkeit und Unselbständigkeit erreicht haben. Die Menschen sind domestizierter als jemals zuvor in ihrer Geschichte. Mit jeder neuen Abhängigkeit vergrößern sie ihr Potential für Angst, mit jeder unterdrückten Regung der Selbständigkeit und der Initiative werden sie mehr zum Opfer.
Die autonome Persönlichkeit hat dagegen innerliches Vertrauen entwickelt und Selbständigkeit im Handeln, die sie auch gegen veränderte Bedingungen mit Gelassenheit und Selbstsicherheit wappnen. Sie ist von den Erwartungen anderer Menschen unabhängig und lebt nach eigenen Zielsetzungen. Auf dem Weg zu diesem Zustand hat sie Erfahrungen gemacht, die ihr den Umgang mit Streßlagen haben vertraut werden lassen.

Es ist klar, daß hier nur eine subjektive Auswahl der wichtigsten Stressoren getroffen werden konnte, mit allen Mängeln und Begrenzungen, die allein vom Umfang dieser Übersicht her schon unvermeidlich sind. Doch die für Sie persönlich zutreffende Auswahl müssen Sie sowieso selbst treffen. Und dafür können Sie diese Zusammenstellung als Checkliste benutzen.

Bewährte Entspannungstechniken

Die Progressive Muskelentspannung

Es gibt viele Methoden, sich zu entspannen: man kann Holz hacken, ein Nickerchen machen, einen Drink nehmen oder sich vor den Fernseher setzen. Wenn die Verspannungen körperlich fixiert sind, reichen diese Methoden oft nicht aus. Da aber andererseits körperliche Verspannung den psychischen Streßzustand weiter unterhält, auch wenn der aktuelle Auslöser schon längst aus dem Bewußtsein entschwunden ist, sind gezielte Entspannungstechniken, die auch chronisch verspannte Partien beeinflussen können, eine große Hilfe. Zu diesen Methoden gehören Biofeedback, das Autogene Training und die Progressive Muskelentspannung. Biofeedback ist eine sehr wirksame Methode, aber an die Anleitung und Überwachung durch eine Klinik oder vergleichbare Einrichtung gebunden und deshalb in der Anwendung heute noch begrenzt. Das Autogene Training hat eine Reihe großer Vorteile, aber viele Menschen erreichen dabei keine tiefe Entspannung, wenn nicht vorher tiefsitzende muskuläre Entspannungsblockierungen beseitigt sind und an diesen Stellen eine Entspannungsreaktion gebahnt wird. Manche Menschen können auf Anhieb verspannte Muskelpartien gar nicht lockerlassen. Aber eins können sie: diese Muskeln noch stärker anspannen. Und das macht sich die Progressive Muskelentspannung zunutze. Sie werden zuerst aufgefordert, bestimmte Muskelgruppen nacheinander maximal anzuspannen und dann lockerzulassen. Nach der starken Anspannung tritt eine *automatische* Entspannung ein, die den Weg für eine bewußte Entspannung bahnt.

Durchführung:
- ◇ Sorgen Sie dafür, daß Sie ungestört sind
- ◇ setzen Sie sich mit geradem Rücken und parallel gestellten Beinen auf einen Stuhl
- ◇ beide Füße berühren bequem den Boden und die Hände liegen mit den Handflächen auf den Oberschenkeln
- ◇ öffnen Sie beengende Gürtel oder Knöpfe
- ◇ schließen Sie die Augen und richten Sie Ihre Wahrnehmung nach innen
- ◇ fangen Sie nun an, nacheinander in der angegebenen Reihenfolge bestimmte Muskeln erst anzuspannen und dann wieder lockerzulassen

◇ spannen Sie die Muskeln langsam an, konzentrieren Sie sich auf die Spannung in den Muskeln und steigern Sie diese, soweit Sie können
◇ halten Sie die Spannung 15 sec. und lassen Sie dann plötzlich los
◇ konzentrieren Sie sich dabei auf die Entspannung in den vorher angespannten Muskeln
◇ bleiben Sie 45 sec. so entspannt
◇ spannen Sie nun die nächste Muskelgruppe an usw.
◇ wenn Sie Ihren ganzen Körper von oben nach unten entspannt haben, werden Sie sich ruhig und friedlich fühlen
◇ achten Sie nun darauf, wie Ihr Atem ruhig und gleichmäßig durch die Nase in Ihren Körper strömt
◇ stellen Sie sich vor, daß er bis in Ihren Bauch fließt und dann durch den leicht geöffneten Mund Ihren Körper wieder verläßt
◇ nehmen Sie nun ganz bewußt das allgemeine Gefühl der Entspannung in sich auf.

Diese Phase ist sehr geeignet für autosuggestive, positive Programmierung.
Wenn Sie mit der Übung aufhören wollen, sagen Sie sich in Gedanken: »Ich atme dreimal tief ein und aus, dann öffne ich die Augen und bin hellwach, entspannt, frisch und klar«.

Reihenfolge:
◇ Hinsetzen, Augen schließen, 10 mal tief ein- und ausatmen
◇ 15 sec. Fäuste ballen – dann 45 sec. entspannen
◇ 15 sec. beide Oberarme seitlich gegen den Brustkorb pressen – dann 45 sec. entspannen
◇ 15 sec. Hände vor der Brust falten und zusammendrücken – dann 45 sec. entspannen
◇ die Schultern ganz hoch ziehen – dann 45 sec. entspannen
◇ 15 sec. das Kinn gegen die Brust drücken, dann 45 sec. entspannen
◇ 15 sec. Stirn runzeln, Augenbrauen dabei nach oben ziehen – dann 45 sec. entspannen
◇ 15 sec. die Augenbrauen zusammenziehen und die Augen fest schließen – dann 45 sec. entspannen
◇ 15 sec. die Zähne fest zusammenbeißen – dann 45 sec. entspannen
◇ 15 sec. das Kinn so weit wie möglich nach vorn schieben – dann 45 sec. entspannen
◇ 15 sec. die Lippen fest aufeinanderpressen – dann 45 sec. entspannen
◇ 15 sec. Bauch einziehen, hart machen – dann 45 sec. entspannen

◇ 15 sec. Gesäßmuskeln anspannen, mitsamt der Beckenbodenmuskulatur – dann 45 sec. entspannen
◇ 15 sec. Knie zusammendrücken – dann 45 sec. entspannen
◇ 15 sec. beide Füße gegen den Boden drücken – dann 45 sec. entspannen
◇ 15 sec. Beine ausstrecken und Zehenspitzen nach vorne von sich wegdrücken – dann 45 sec. entspannen
◇ 15 sec. Beine ausstrecken und den Fuß und die Zehen zum Körper hinziehen – dann 45 sec. entspannen

Für die allgemeine Entspannung ist ein entspanntes Gesicht unerläßlich. Achten Sie besonders darauf, nicht nur, wenn Sie die Progressive Muskelentspannung durchführen. Es hat sich auch bewährt, selbst die Anweisungen auf eine Kassette zu sprechen, was den Vorteil hat, daß die Zeiten von Anspannung und Entspannung und die Reihenfolge vorgegeben sind und man sich ganz auf die Übung konzentrieren kann. Wenn Sie auf Band sprechen, achten Sie bitte unbedingt darauf, daß Sie sich zu diesem Zeitpunkt in einem entspannten und kräftigen Zustand befinden. Die Stimme überträgt jeden Unterton von Streß oder Depression. Sprechen Sie also entspannt, aber geben Sie Ihrer Stimme auch Kraft, Humor, Freude und Zuversicht, denn gerade im Zustand der Tiefenentspannung sind Sie sehr weit geöffnet und nehmen subtile Einflüsse viel stärker als sonst auf. Sie können in diesem entspannten Zustand Ihre Absichten stärken und erwünschte Haltungen einpflanzen, indem Sie sich positiv programmieren, mit auf Ihre Bedürfnisse zugeschnittenen Sätzen. Am Anfang zum Beispiel:

Ich werde täglich diszipliniert die Progressive Muskelentspannung durchführen

oder:

Ich bleibe in Streßsituationen ganz locker und entspannt.

Diese Sätze werden in Ihrem Unterbewußtsein gespeichert und üben eine ständige Wirkung aus.

Eine gute Unterstützung ist auch, die Entspannungsübung mit Musik zu unterlegen und sie jedesmal mit dem gleichen Ritual einzuleiten, beispielsweise, indem man sich vor der Übung Hände, Unterarme und Gesicht mit kaltem Wasser wäscht. Das Wasser hat allein schon einen entspannenden und erfrischenden Effekt. Durch die immer gleiche Routine wird allerdings zusätzlich ein bedingter Reflex aufgebaut, der das Waschen mit der Entspannung verbindet. Das gleiche gilt für die Musik. Mit zunehmender Übung kann man in Streßzeiten durch das Waschen oder das Hören dieser Musik allein schon die Entspannungsreaktion einleiten. Noch weiter Fortgeschrittenen gelingt es schon durch einige tiefe, bewußte Atemzüge und das Hören der Musik in der Vorstellung die Entspannung herbeizuführen. Sie können sich auch selbst andere Kombinationen ausdenken, Düfte, Farben, was Sie wollen. Ihrer Phantasie sind dabei keine Grenzen gesetzt.

Autogenes Training

Im Gegensatz zur Progressiven Muskelentspannung wird beim Autogenen Training die Entspannung nur mit der eigenen Vorstellungs- und Suggestionskraft herbeigeführt. Das Autogene Training ist von dem deutschen Psychologen Johannes Schultz in den dreißiger Jahren entwickelt worden. In verschiedenen Stufen wird neben der primären muskulären Entspannung über die Regulierung der Herztätigkeit und des Atems eine zunehmende Fähigkeit, die sogenannten autonomen Reaktionen zu beeinflussen, erzeugt. In fortgeschrittenen Stufen ähnelt es durchaus meditativen Techniken. Das Autogene Training kann sich jeder motivierte, disziplinierte und durchschnittlich intelligente Interessent selbst aneignen. Was die Beruhigung, Stabilisierung und Streßresistenz der Persönlichkeit und des psychophysischen Organismus betrifft, sind östlichen meditativen Techniken gleichwertige Ergebnisse zu erzielen.

Durchführung:

◇ Bequeme Haltung:
  a) ausgestreckt gerade liegend und entspannt auf dem Boden, die Beine leicht gespreizt, die Füße in V-Form nach außen geneigt, Arme locker neben dem Körper, Kopf bequem
  b) im Sitzen in einem Stuhl mit hoher Lehne, Rücken und Kopf angelehnt, Hände locker auf den Oberschenkeln oder Arm stützen, Beine parallel, Füße fest am Boden
  c) irgendeine andere bequeme Haltung.

◇ Lassen Sie sich von dem Gefühl, entspannt zu sitzen, zu liegen, zu sein, überkommen und beherrschen, anstatt zu aktiv danach zu streben; Stichwort: passive Konzentration, geschehen lassen.

◇ Wenden Sie nun Ihre passive Aufmerksamkeit Ihrem stärkeren Arm zu und wiederholen Sie im stillen 3-6mal in 30-60 Sekunden: *Mein rechter (linker) Arm ist ganz schwer.* Anschließend aktivieren Sie sich wieder, indem Sie die Finger zur Faust ballen, die Arme beugen und die Augen öffnen. Wiederholen Sie die Übung

4mal. Bald werden Sie auch im andern Arm das Schweregefühl empfinden. Diese Ausbreitung des Schweregefühls auf andere Körperteile nennt man »Generalisierung«. Machen Sie nun die gleiche Übung mit dem andern Arm, dann mit dem stärkeren Bein, und zuletzt mit dem anderen Bein. Später können Sie die Formel verkürzen auf: *Meine Arme sind ganz schwer* und *meine Beine sind ganz schwer,* noch später erreichen Sie die Entspannung sogleich mit der Formel: *Mein ganzer Körper ist ganz schwer.* Nach jeder Reihe von Übungen gehen Sie wieder in den Aktivierungszustand über mit dem Satz: *Arme beugen und strekken, tief atmen, Augen auf.*
Das Schweregefühl ist relativ leicht zu erreichen, wenn es auch der eine sofort kann und der andere bis zu drei Wochen täglicher Übung, oft dreimal täglich 15 Minuten, braucht. Ist das generalisierte Schwereerlebnis zuverlässig herbeizuführen, gehen Sie zum nächsten Erlebnis, dem Wärmegefühl.

◇ In der Regel werden Sie schon während der Schwereübungen ein angenehmes Wärmegefühl im ganzen Körper bemerken. Die Wärmeübungen werden in der gleichen Reihenfolge wie die Schwereübungen durchgeführt: Zuerst der aktivere Arm, dann beide, dann die Beine erst einzeln und dann gemeinsam. Die Formel heißt: *Mein rechter (linker) Arm ist angenehm warm* usw. Nach jeder Serie wird mit der gleichen Technik wie bei den Schwereübungen »zurückgenommen«. Im Durchschnitt dauert es 4-8 Wochen, um in allen Gliedern Wärme zu erzeugen, aber manche lernen es viel schneller.

◇ Wenn Sie beinahe augenblicklich ein Gefühl der Schwere in allen Gliedern herbeiführen können und das generalisierte Wärmeerlebnis ebenso beherrschen, kommt als dritte Standardübung des Autogenen Trainings die Herzregulierung mit der Formel: *Herz schlägt ruhig und gleichmäßig,* dann die Atmung mit: *Atmung ganz ruhig, es atmet mich.* Die fünfte Übung ruft ein Wärmegefühl tief in der Bauchmitte, im Solarplexusbereich hervor, *(Mein Sonnengeflecht ist strömend warm),* und die letzte rein körperliche Übung des Autogenen Trainings ist die Anweisung *Stirn angenehm kühl,* wie bei den vorausgegangenen Übungen mit Pausen dazwischen jeweils viermal wiederholt.

Für die höheren Stufen des Autogenen Trainings ist sicher Anleitung erforderlich, aber die reinen Entspannungsübungen der Unterstufe sind zum Privatgebrauch geeignet. Oft hat jedoch der Autodidakt nach dem überzeugenden Erfolgserlebnis der Schwere- und der Wärmeübung genügend Feuer gefangen, daß er sich einem

Kurs anschließt, die heute überall von Institutionen (Volkshochschule) oder Einzelpersonen (Ärzte, Psychotherapeuten) abgehalten werden.

Meditation

In unserer streßgeplagten Zeit scheint regelmäßig praktizierte Meditation *die* Technik zu sein, die Ruhe wiederzufinden, – und zu behalten. Dadurch, daß Meditation den Geist beruhigt, die Wahrnehmung deautomatisiert und tiefe körperliche Entspannung bewirkt, ist sie von allen derzeit bekannten Methoden am besten geeignet, dem ganzen Menschen das zu geben, was er heute am meisten braucht: Frieden und Vertrauen, aber nicht auf der Basis einer Wirklichkeitsverkennung, sondern über eine Stärkung der Konzentrations- und Unterscheidungsfähigkeit, Steigerung der Wahrnehmung, und Aktivierung komplementärer Fähigkeiten zum rein logischen Denken. Das Prinzip der Meditation ist es, den Geist »leer« zu machen von dem Chaos der ungerufen auftauchenden Gedanken, Assoziationen, Vorstellungen usw. Dabei werden grundsätzlich zwei verschiedene Wege verfolgt. Beim einen konzentriert man den Geist auf ein singuläres Objekt, zum Beispiel eine Kerzenflamme oder auf eine Vorstellung, beim andern beobachtet man alle auftauchenden Bewußtseinsinhalte, ohne sich mit ihnen zu identifizieren. Das führt zu einer Entwicklung der Achtsamkeit, die uns auch in anderen Situationen als der meditativen erlaubt, uns verkrampfter Körperpartien schneller bewußt zu werden und willentlich zu entspannen. Die Beruhigung des Bewußtseins teilt sich der Psyche und dem Körper mit. Daß in der Meditation, sozusagen als Nebeneffekt, tiefe körperliche Entspannung auftritt, kann man als indirekten Beweis für die streßerzeugende Wirkung unserer Gedankeninhalte ansehen.

In allen Meditationstechniken spielt der Atem eine große Rolle. Ohne regelmäßige tiefe Atmung gibt es keine Entspannung. Der Atem wird als das Bindeglied zwischen Geist und Körper angesehen. Das Bewußtsein, welches den Atem und die Empfindungen, Gedankeninhalte, Phantasien oder Körpersignale beobachtet, bezeichnet der Experte auf dem Gebiet der Meditationsforschung und praktizierende Psychotherapeut Arthur Deikman in seinem wegweisenden Buch »The Observing Self« als das beobachtende Selbst. Dieses beobachtende Selbst ist eine Funktion unserer wahren Identität, aus der unser Selbstvertrauen und unsere Kraft kommen. In dem Maße, wie wir diese Funktion stärken, zum Beispiel dadurch, daß wir in der Meditation mit ihr arbeiten, müssen wir uns weniger mit unseren Gedanken, Sorgen, Stimmungen und ihrem körperlichen Ausdruck, den chronischen Verspannungen identifizieren, sondern können echte Gelassenheit erreichen.

Für diejenigen, die an einer relativ einfachen Meditationstechnik aus der ZEN-Tradition interessiert sind, zitiere ich jetzt aus einem Anweisungsbuch der Oberäbtissin der Shasta-Abtei in Mount Shasta, Kalifornien, Roshi Juju-Kennett:

»Sitzen Sie mit einem geraden Rücken auf einem Stuhl, das heißt mit einem an den Hüften eingezogenen Rücken. Es ist sehr wichtig, daß Sie das richtig machen ... der untere Rücken muß nach vorn gedrückt werden, mit einem vollkommen entspannten Unterleib – die meisten machen das falsch. Sie halten statt dessen den Unterleib gespannt und drücken den Rücken nach hinten, wodurch sie dann steif werden. Seien Sie vollkommen entspannt. Tragen Sie Ihr Gewicht mit den unteren Rückenmuskeln. Sie werden auf diese Weise einen schönen Hängebauch haben, aber das ist nicht zu ändern. Sie sitzen nur auf dem Ende des Rückgrats auf dem Kissen, so daß Sie eine leichte Welle im Rücken haben, die dadurch entstand, daß er das zafu (Kissen) hinunterglitt. Der Kopf sollte gerade ausgerichtet sein, die Ohren müssen sich genau über den Schultern befinden, die Nase muß eine Linie mit dem Nabel bilden etc. Nun schwanken Sie vor und zurück, zuerst mit großen Bewegungen, dann mit immer kleineren, – aber Sie können auch im Kreis schwingen, wenn Sie wollen –, und schließlich finden Sie die richtige Ruheposition, in der Ihr ganzes Gewicht kerzengerade die Wirbelsäule hinunter und auf das zafu zu fallen scheint.

Nun die Hände – verschränken Sie sie nicht, sondern lassen Sie sie nur in Ihrem Schoß liegen, so daß die Daumen einander leicht berühren. Wenn Sie Linkshänder sind, legen Sie die rechte Hand über die linke, bei einem Rechtshänder liegt die linke Hand über der rechten. Der Grund dafür ist sehr einfach: eine Seite des Körpers ist immer aktiver als die andere, gewöhnlich die Seite, die Sie am meisten gebrauchen; deshalb legen Sie die weniger aktive Seite auf die aktivere, um den Körper auf natürliche Weise auszugleichen. Das ist alles.

Schließen Sie die Augen bitte nicht ganz. Senken Sie sie so weit, daß der Blick auf einem bequemen Platz auf dem Boden ruht, auf einem für Sie persönlich bequemen.

Atmen Sie durch die Nase, und nicht durch den Mund ... Tun Sie nichts, was für Sie unnatürlich ist. Es gibt viele Formen der Meditation, in denen davon die Rede ist, die Atemzüge zu zählen, die Ein- und Ausatmung zu überwachen etc. Das ist gewiß sehr gut, aber als eine Form des Yoga und nicht der Zen-Meditation. Atmen Sie zu Beginn zwei- oder dreimal tief durch, nur um die Atemwege frei zu machen, und atmen Sie dann so, wie es für Sie natürlich ist.«

Versuchen Sie nun nicht, absichtlich zu denken, und versuchen Sie nicht, absichtlich nicht zu denken. Mit anderen Worten: Gedanken werden Ihnen kommen; Sie werden mit ihnen spielen oder einfach dasitzen und sie betrachten, wie sie geradewegs durch Ihren Kopf und auf der anderen Seite wieder hinausgehen. Und genau das müssen Sie tun – einfach weiter dasitzen. Kümmern Sie sich nicht um die Gedanken, lassen Sie sich nicht von ihnen mitreißen, und versuchen Sie nicht, sie beiseite zu schieben. Beides ist falsch. Wenn die Meditation vorüber ist, lassen Sie Ihren Körper schwanken, mit kleinen Vor- und Rückwärtsbewegungen oder in Kreisen, die allmählich größer werden, so daß Sie ruhig aufstehen und eine kleine Weile hin und her gehen können, und damit endet die Meditationsperiode.«

Wer sich ernsthaft für Meditation interessiert, kann heute fast überall Anleitung finden. Für die Streßreduzierung spielt es keine große Rolle, ob Yoga, Zen, Transzendentale Meditation oder sonst eine erprobte Technik benutzt wird.

Streßtypen

Es gibt verschiedene Streßtypen. Der eine reagiert auf Streß mehr mit einer Aktivierung des sympathischen Nervengeflechts, ein anderer ist ein mehr parasympathisch reagierender Typ.
Mit Sympathikus bezeichnet man den Anteil des autonomen Nervensystems, der aktiviert, Energie bereitstellt und ganz allgemein den Organismus auf kurze Maximalbelastungen vorbereitet. Sympathikotoniker reagieren auf geringe Reize mit Blutdruckanstieg, Anstieg der Pulszahl und der Aggressionsbereitschaft. Der Sympathikotoniker ist dem bereits dargestellten A-Typ verwandt.
Sein Gegenstück ist der Parasympathikotoniker, auch Vagotoniker genannt. Der Parasympathikus ist das System, welches mehr auf Energieverwertung und Energieersparnis ausgerichtet ist. Seine Aktivitäten sind mehr nach innen gerichtet. Seine Haupttätigkeit entfaltet das parasympathische System in Zeiten der Ruhe und Erholung, seine Domäne ist der Verdauungsapparat. Über den Nervus Vagus werden zum Beispiel am Herzen die Impulse geleitet, welche die Herzfrequenz und die Herzkraft vermindern, während die sympathischen Geflechte die Herzkraft und die Pulsfrequenz steigern. An der Lunge machen sympathische Impulse die Bronchien weit, während ein relatives Überwiegen des Parasympathikus mit enggestellten Bronchien und zähem Schleim verbunden ist, wie wir es beim Asthmaanfall finden. Vagotoniker sind im Gegensatz zum eher explosiven ausgesprochenen Symphathikotoniker mehr ruhige und zurückhaltende Typen, die dazu neigen, Ärger und

Kummer zu schlucken. Während für den typischen Sympathikotoniker Herz-Kreislauferkrankungen charakteristisch sind, entwikkelt der Vagotoniker andere Krankheiten: Magen-Darm-Geschwüre, Asthma und niedriger Blutdruck gehören dazu. Vagotoniker haben leicht kalte Hände. Bei langem Stehen und in Extremsituationen neigen sie eher dazu, zu kollabieren. Bei einer plötzlichen schockartigen Erregung, zum Beispiel einer Explosion in unmittelbarer Nähe, wird der Sympathikotoniker aufgeregt herumrennen, schreien, gestikulieren, während der Vagotoniker erblaßt, versucht, seine Ruhe zu bewahren und vielleicht mit einem Seufzer seine Hände vors Gesicht schlägt.
Im Regelfall sind natürlich das sympathische wie das parasympathische System in einem fein abgestimmten Muster an allen Reaktionen beteiligt. Wenn durch ein extremes Streßniveau die geordnete harmonische Abfolge sympathischer und parasympathischer Reaktionsmuster gestört wird, kommt es zu desynchronisierten Entladungen, wie es Sargant[1] in dem schon erwähnten Beispiel an Soldaten beschrieben hat: In einem Moment rannten sie noch schreiend herum, im nächsten lagen sie ohnmächtig auf der Straße.
Jeder reagiert anders. Es gibt nicht nur das Vorherrschen von Sympathikus oder Parasympathikus, sondern auch eine Trennung des Bewußtseins von Streß und der körperlichen oder emotionellen Reaktion darauf.
Jemand kann ein hohes psychologisches Angstniveau haben, das sich körperlich kaum ausdrückt, und ein anderer kann körperlich sehr angespannt sein und eine Haltung annehmen, die Angst anzeigt, ohne daß er diese Angst subjektiv erleben würde. Solche Unterschiede zu bemerken und den eigenen Streßtyp zu erkennen, ist von großer Bedeutung, da jeweils eine andere Art von Entspannungsmethode den besten Erfolg verspricht. So kann zum Beispiel für den Vagotoniker ein Urlaub in Gebirgsregionen, mit dem aktivierenden Einfluß der Höhenstrahlung und dem vegetativ anregenden Effekt starker Sonneneinwirkung günstig sein, wohingegen ein kurz vor dem Herzinfarkt stehender Sympathikotoniker sich in einer sanften bewaldeten Hügellandschaft, die zu gemächlichen Spaziergängen einlädt, besser erholen kann.
Wer unter dem Streß der Eintönigkeit leidet, wird eher von einem Aktivurlaub profitieren, wer hingegen unter Termindruck und in Hektik arbeitet, braucht zur Erholung eine fast eintönige Regelmäßigkeit.
Eine weitere für die Reaktion auf Umweltreize sehr bedeutsame Persönlichkeitskonstante ist das »Abschirmen« oder das »Nichtab-

schirmen«. Abschirmer reagieren auf die gleiche Reizintensität der Umgebung mit einem geringeren physiologischen Erregungsgrad. Sie sind im allgemeinen streßresistenter, da sie auch nach Erregungsspitzen schneller wieder ein erträgliches Aktivierungsniveau erreichen als Nichtabschirmer, die schneller und länger hohe Erregungsgrade erreichen und halten.

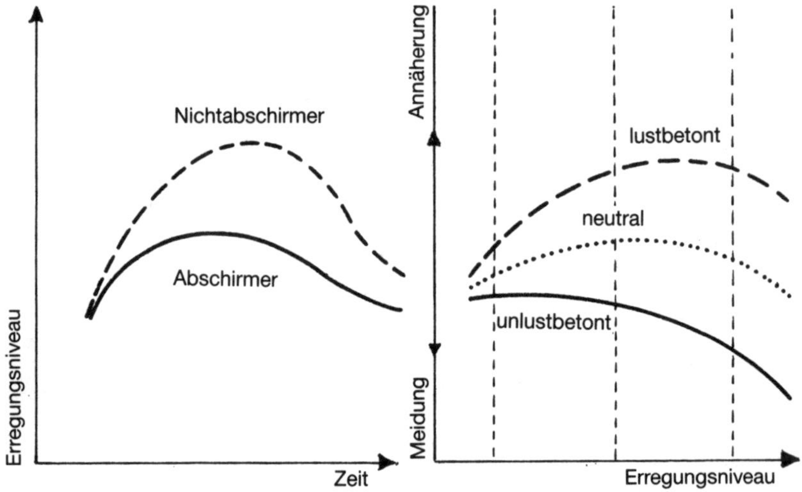

»Abschirmen« und »Nichtabschirmen«: Dieser Unterschied ist graphisch im linken oberen Bild dargestellt. Da Erregung mit Lust verbunden ist, entwickelt der Nichtabschirmer oft mehr Begeisterung und Leidenschaft für seine Arbeit, – wenn ihm diese gefällt. Er kann andere mit seinem Schwung mitreißen, ist aber andererseits auch viel anfälliger gegen Unlust. Im rechten Bild sehen wir, daß der Gipfel der »Unlust«-Kurve zwischen geringem und mäßigem Erregungsniveau angesiedelt ist. Das heißt, daß man mit einem geringen Aktivierungsgrad noch am ehesten geneigt ist, mit Unlust verbundene Arbeiten zu erledigen.

Wenn Ihr Sohn unternehmungslustig von der Schule nach Hause kommt und in Gedanken schon beim Fußballspielen ist, wird ihn dieser hohe Aktivierungsgrad abhalten, sich einer unlustbetonten Tätigkeit, zum Beispiel seinen Schularbeiten, zu widmen. Wenn ihm aber langweilig ist, wird er eher geneigt sein, sich dieser Aufgabe zu nähern. Wenn das Erregungsniveau allerdings zu niedrig ist und die Aufgabe zu monoton und simpel, wird er wahrscheinlich die Reizstärke seiner Umgebung steigern, indem er das Radio anstellt oder sich in die Küche setzt, wo mehr los ist als in seinem Zimmer.

In der Abbildung haben wir bereits gesehen, daß eine bestimmte Reizintensität und Erregungsstufe für unser Wohlbefinden und für zielgerichtete Aktivität notwendig ist. Reizverarmung und Überreizung sind gleichermaßen stressend und nachteilig bei der Arbeit. Wenn wir unseren eigenen Streßtyp besser kennen, haben wir größere Möglichkeiten, durch geeignete Maßnahmen im Beruf und im Privatleben extreme Zustände zu vermeiden und rechtzeitig gegenzusteuern.

Anmerkungen

1 Sargant, W.: »Battle for the mind«, Baltimore, 1957, S. 27
2 Moorman, L. T.: »Tuberculosis on the Navajo Reservation«, Am. Rev. Tuberc., 61, 1950, S. 586
3 Halhuber, M. J. (Hgb): »Psychosozialer Streß und koronare Herzkrankheit«, Berlin, Heidelberg, New York, 1977
4 O'Brian, D.: Lancet, 1947, I, S. 193; zitiert nach Hartmann, G.: »Gibt es eine Prophylaxe der Arteriosklerose?«, Schweizer Med. Wochenschrift, 95, 1965, Nr. 17
5 Vester, Frederic: »Phänomen Streß«, Stuttgart, 1976
6 Pelletier, Kenneth, R.: »Die neue Medizin«, Frankfurt a. Main, 1962, S. 14
7 Hampton, J., Stout, C., Brandt, E., Wolf, S.: »Prevalence of myocardial infarction and reinfarction and related diseases in an Italian American community«, J. Lab. and Clin. Med., 61, 866, 1964
8 Stout, C., Morrow, J., Brandt, E., Wolf, S.: »Unusually low incidence of death from myocardial infarction: study of an Italian American community in Pennsylvania«, J.A.M.A., 188, S. 845, 1964
9 Jansen, G.: »Zur physiologischen Beurteilung des Lärms«, Lärm, Documenta Geigy, Basel, 1967
10 Jansen, G., Schulze, J.: »Schlafstörungen durch Geräusche«, Klin. Wochenschrift, S. 132, 1964
11 Landau, J., Feldmann, S.: »Diminished endogenous morning eosinopenia in blind subjects«, Acta Endocr. Kbb. 15, 53, 1954
12 Rahe, R. H.: »Subjects recent life changes and their near – future illness – susceptability«, in Reichmann, F. (Ed): Advances in psychosomatic medicine, Vol. 8, Basel, New York, 1972
13 Theorell, T., Lind, E., Flodrus, B.: »The relationsship of disturbing life changes and emotions to the early development of myocardial infarction and some other serious illnesses«, Int. J. Epid. 4, 181, 1975
14 Vgl. den Bericht »Krieg und Frieden«, Der Spiegel Nr. 16, 198, 1970
15 »Die unvergleichlichen Heldentaten des Mulla Nasrudin«, Freiburg im Breisgau, 1984
16 Borgeest, Bernhard: »Das Glück der kleinen Tiere«, Süddeutsche Zeitung Nr. 295, S. 13, 1987
17 Franke, H.: »Kriterien der Langlebigkeit mit entsprechenden klinischen Beobachtungen bei 356 Überhundertjährigen der Bundesrepublik Deutschland«, Internist 19, 399-404, 1978.

Teil II:

Das Umfeld

Wolfgang Möhring – Thomas Poppe

Wohnraum und Mikroklima – der Stoff, aus dem unsere Räume sind

Den größten Teil unserer Zeit – je nach beruflicher Tätigkeit bis zu 90 % verbringen wir in unserer »dritten Haut«, in umbauten Innenräumen. Es sollte uns deshalb interessieren, welchen Einflüssen wir dort ausgesetzt sind und wie wir sie positiv gestalten können.

Form und Raumaufteilung

Nach unserem Eindruck ist der Mikroklima-Faktor *Form* und seine Wirkung als Kräfte- und Spannungsfeld in Vergessenheit geraten. Heute entscheiden wir bei der Strukturierung eines Raumes, bei seiner Einrichtung und Ausstattung auf der Basis von involvierten Kosten, von Geschmack und Ästhetik und nach der gerade herrschenden »Mode«. Die spezifische psychische Wirkung von Formen, Strukturen und Mustern bleibt eher unbewußt, richtet sich nach dem subjektiven Gefühl, von dem wir uns leiten lassen.
Wir wollen nicht so tun, als ob wir im Besitz von Wissen, von objektiven Kriterien wären, nach denen man sich nur richten muß, um die Formwirkung positiv gestalten zu können. Wir können Ihnen aber Anstöße geben, Hinweise, die Ihnen helfen können, wieder mehr auf die Formwirkung als erfahrbare Größe zu achten und störende Einflüsse zu identifizieren und zu beseitigen. Einige der folgenden Hinweise stammen aus der modernen Innenarchitektur, die in vieler Hinsicht noch Bestandteile der »alten« Wissenschaft von der Formwirkung enthält:

◇ Geradlinig-eckige Linienführung wirkt nüchtern, sachlich und streng. Abknickende Linien verstärken die Empfindung von

Härte. Man findet sie oft dort, wo eine klare Gliederung und strenge Gestaltung erforderlich ist. Zu eckig-winklig erinnert an spitze Felsen und schafft bei wiederholtem Richtungswechsel Unruhe. Wenn solche Linien in Ihrem Raum vorherrschen, gibt es verschiedene Auflockerungsmöglichkeiten, etwa durch das Umgruppieren von Möbeln und Bildern, durch Pflanzen und dergleichen. Setzen Sie sich einmal ruhig in eine Ecke des Raumes, betrachten Sie den Raum längere Zeit, lassen Sie ihn auf sich wirken, tun Sie so, als ob Sie ihn das erste Mal sähen, »kritisieren« Sie ihn nicht. Folgen Sie mit Ihren Augen seinen Linien, beobachten Sie, wo Ihre Augen verweilen, beobachten Sie, warum. Beobachten Sie Ihre Gefühle und Gedanken. Sitzen Sie entspannt und atmen Sie ruhig. Beobachten Sie, ob sich Ihre Atmung beim Beobachten verändert, beobachten Sie, warum, an welcher »Stelle« des Raumes. Entdecken Sie, was Sie stört und warum Sie glauben, daß es stört. Ist das eine »objektive« Störung, oder hängt sie mit Geschmacksfragen oder mit einer unliebsamen Erinnerung zusammen?

Erleben Sie den Raum.

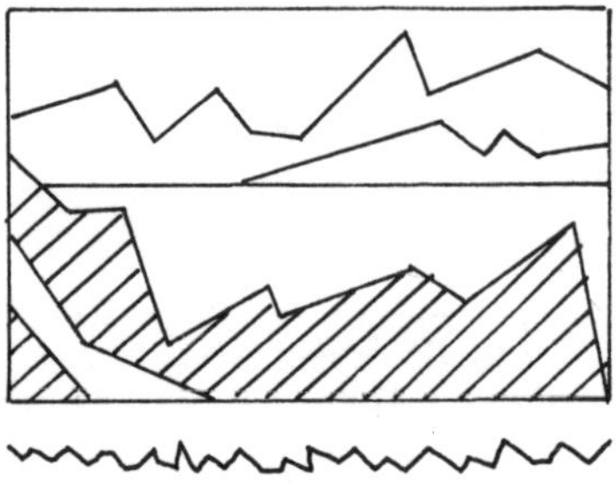

Eckige Linien wirken hart

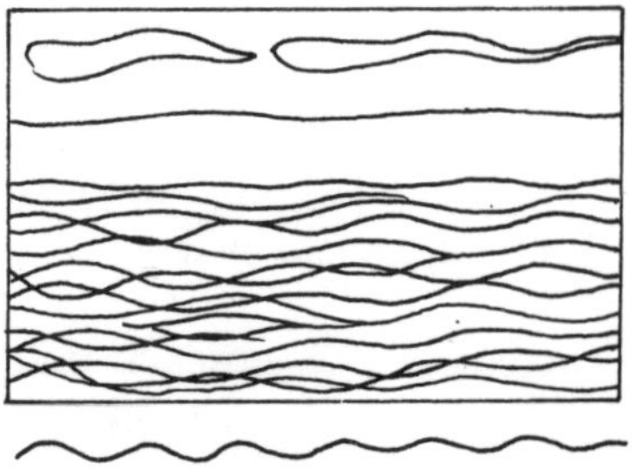

Rundlich-geschwungene Linien wirken weich

◇ Rundlich geschwungene Linien erscheinen weich und verspielt. Rund geschwungene Gewölbe vermitteln ein Gefühl von Geborgenheit, Sicherheit und Beständigkeit.
◇ Schräge Linien befinden sich in steigender oder fallender Bewegung, wirken lebendig, aber manchmal unruhig.
◇ Flächen wirken ähnlich wie Linien. Ein horizontales Rechteck eher ruhig, ein stehendes aktivierend-hochstrebend. Kreisflächen sind richtungslos, wirken geschlossen und sammelnd. Wird die Kreisbegrenzungslinie durch Auszahnungen aufgelockert,

entsteht ein strahlender, sich verbreitender Eindruck. Auch ein Quadrat ist eine geschlossene Form, es erscheint wegen seiner Ecken eher hart. Dreiecke drängen aktiv in die Richtung ihres spitzen Winkels.

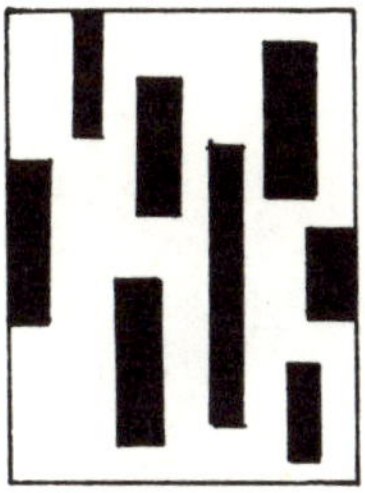

Aufstrebende Rechteckflächen

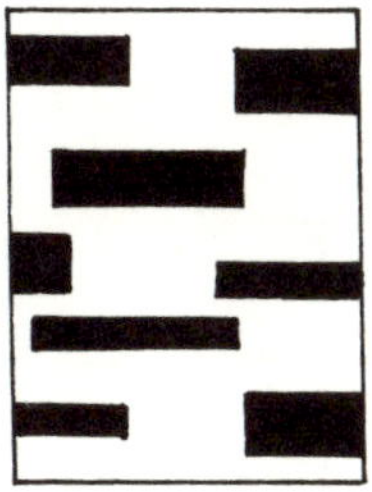

Lagernde Rechteckflächen

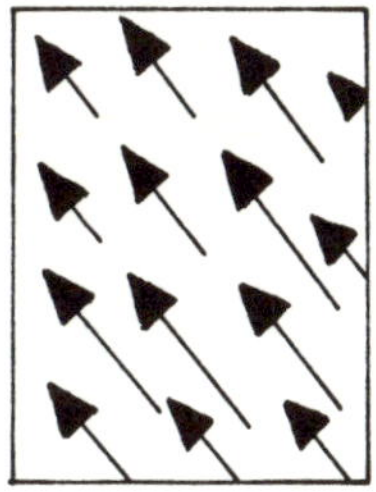

Aktiv gerichtete Flächenformen

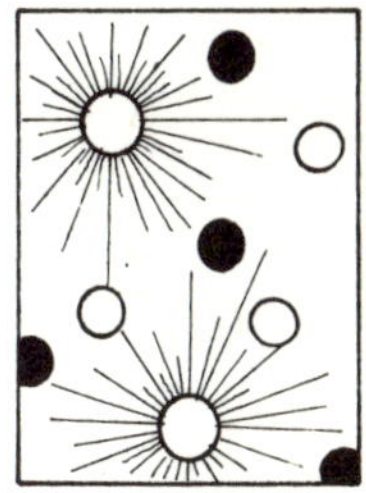

Kreisflächen wirken sammelnd und strahlend

◇ Auch Größenverhältnisse wirken, je nachdem in welchen spannungsreichen Gegensätzen sie zueinander stehen. Erst mehrere kleine Flächen schaffen ein Gleichgewicht zu einer großen Fläche. Groß und klein nebeneinander erscheint auch perspektivisch: Das Große drängt nach vorn, das Kleine nach hinten, in die Ferne. Praktisch kann man sich dies bei der Auswahl von Tapeten, Gardinen und Bezügen zunutze machen: Kleingemusterte Tapeten lassen einen Raum größer erscheinen, großgemusterte verkleinern ihn optisch. Große Muster können kleine Räume »erschlagen«.

◇ Formkombinationen wirken auch über die Farben: Wenn wir zwei gleiche Flächen, die eine in Weiß, die andere in Schwarz nebeneinander betrachten, so erscheint die weiße Fläche größer als die schwarze. Helle Flächen weiten sich scheinbar aus, dunkle ziehen sich zusammen. Deshalb läßt auch dunkle Kleidung den Träger schlanker, helle ihn voller erscheinen. Helle Farben wirken leicht, dunkle fest und schwer. Um ein optisches Gleichgewicht zwischen hellen und dunklen Gegenständen zu schaffen, wählt man die hellen häufiger.

◇ Die optische Wirkung von Hell und Dunkel können Sie sich auch in der Raumgestaltung zunutze machen: Dunkler Bodenbelag und helle Farben im oberen Bereich lassen einen Raum höher erscheinen. Zu hohe Zimmerdecken können mit einer Holzdecke oder einem dunkler getönten Deckenanstrich »heruntergeholt«

werden. In zu hohen Räumen fühlt man sich allerdings leicht verloren, in zu niedrigen gedrückt. Helle Wandfarben, Tapeten, Bodenbeläge, Gardinen, Bezugsstoffe, Möbel, können Räume »vergrößern«. Große Wandflächen in kräftigen Farben – z. B. rot und orange – engen einen Raum ein. Auch Kombinationen von vielen unterschiedlichen Farben machen einen Raum kleiner.

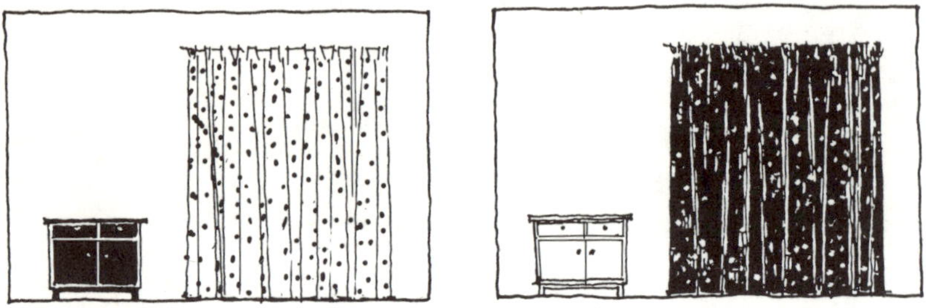

Der große helle Vorhang steht im Gleichgewicht zum kleinen dunklen Möbel. Dieses Gleichgewicht fehlt rechts

◇ Ein großzügiger Raumeindruck entsteht durch einen sparsamen Umgang mit unterschiedlichen Materialien und Mustern. Quergestreifte oder horizontal-betonte Musterungen lassen einen Raum niedriger, aufrechte Streifen oder streifenfarbige Muster höher erscheinen. Ein übermäßig langer und schmaler Flur kann durch eine kräftig gemusterte Stirnwand und Querstreifen oder kräftige Farben verkürzt und verbreitert werden.

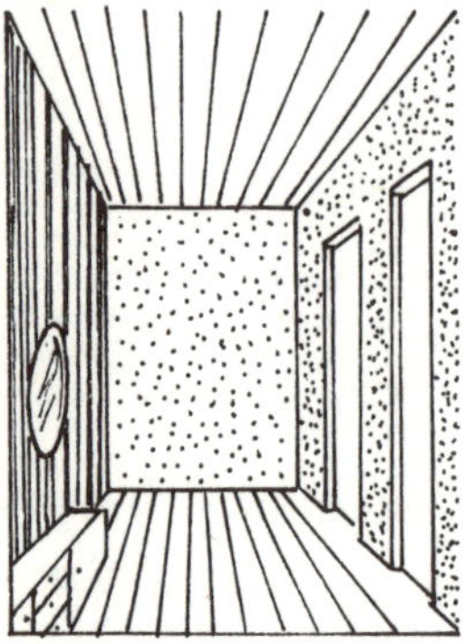

Längsstreifen verlängern einen zu kurzen Flur

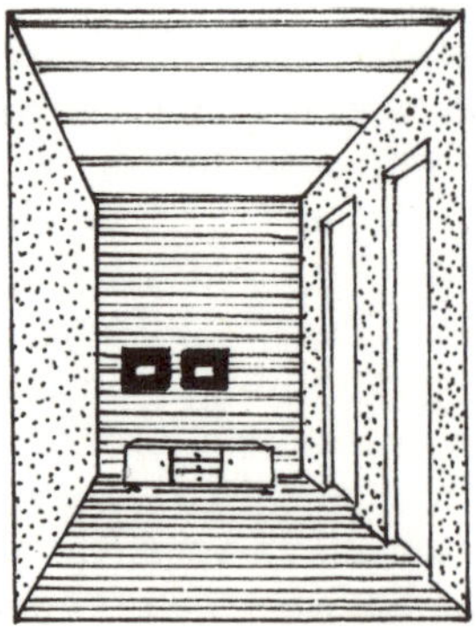

Querstreifen verkürzen und verbreitern einen langen schmalen Flur

◇ Wichtig für die Raumwirkung sind auch die Fensteröffnungen. Und zwar nicht nur für die ausreichende Beleuchtung und den schönen Ausblick, sondern für das Gefühl von Geborgenheit. Zimmer mit extrem großen Fensterflächen, wie sie in den sechziger Jahren modern wurden, vermitteln ein Gefühl von unmittelbarem Kontakt mit der Außenwelt, das dem Sicherheitsbedürfnis in den eigenen »vier Wänden« widersprechen kann. Diese Wirkung können Sie durch eine Blumenfront oder entsprechende optische Verkleidungen entschärfen.
◇ Räume können offen oder geschlossen gegliedert werden. Eine offene Gliederung durch quergestellte Möbel oder große Pflanzen erhält den Eindruck eines großen, weiten Raumes. Pflanzen erhöhen zudem den ästhetischen Wohnwert. Bei geschlossener Gliederung durch massive Trennwände oder Vorhänge entsteht leicht ein kleinlicher, bedrückender Eindruck.

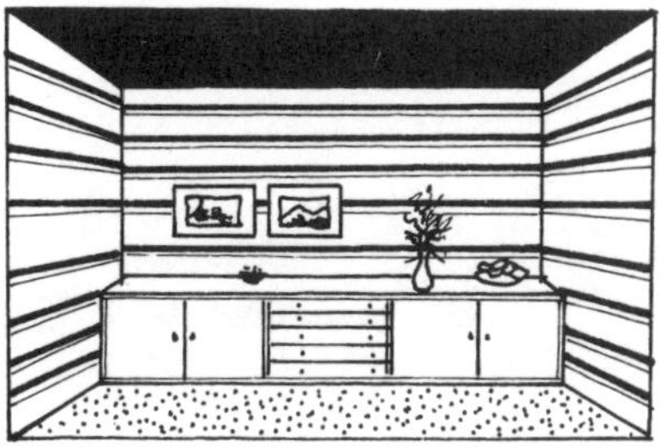

Dunkle Decke und Querstreifen lassen den Raum niedrig erscheinen

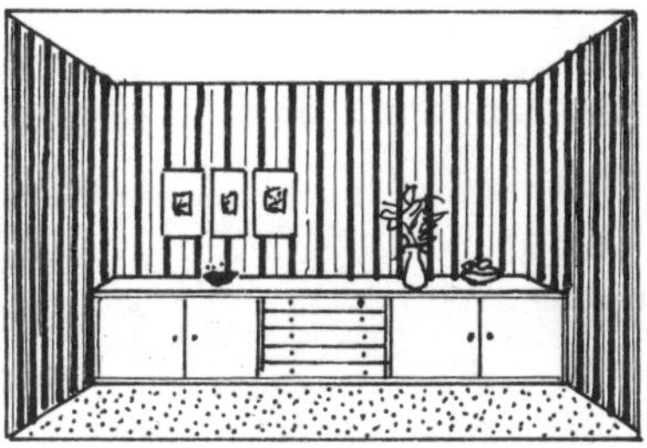

Aufrechte Streifen und helle Decke erhöhen den Raum

◇ Wenig eingerichtete, kahle weiße Zimmer haben im guten oder schlechten Sinn – je nach Geschmack – wohl einen »meditativen« Effekt. Behaglich wirken weiße Räume mit viel Struktur: Bruchstückmauerwerk, Flechtwerk, Holzdecken und -wandverkleidungen, weich fallende Textilien. Zu viele kleine Schränke, Kommoden, Teppiche etc. lassen einen Raum viel kleiner und unruhig erscheinen.
◇ Durch die spezielle Anordnung von Türen, Fenstern und Fenstertüren erfährt jede Wohnung und jeder Raum eine Gliederung in »Verkehrswege« und Stell- und Funktionsinseln, die als Grundlage für eine sinnvolle Möbelgruppierung dienen. Blockierte Verkehrswege (etwa durch Sitzgruppen) vermitteln ein Gefühl von Dynamik und Unruhe. Räume mit mehreren Verkehrszonen

(Durchgangszimmer) sind daher als Schlaf- und Arbeitsraum weniger geeignet. Ist der Raum groß genug, kann man sich einen Arbeitsplatz mit einem Regal oder ähnlichem abteilen, um das Gefühl des »Ungestörtseins« wieder herzustellen.

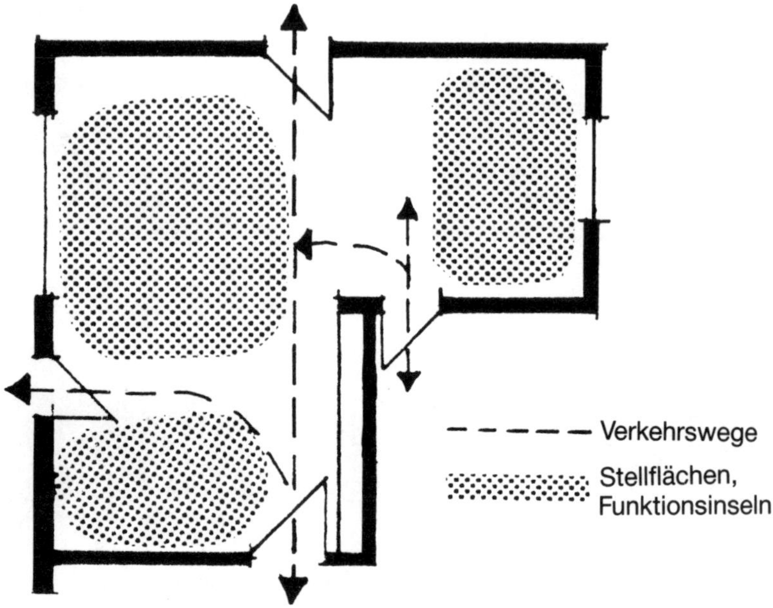

Schematische Darstellung von Verkehrswegen und Funktionsinseln

◇ Die Funktion des Ruhetraktes – Schlafzimmer, Arbeitszimmer – sollte nicht durch Lärm aus Wohnzimmer, Kinderzimmer oder Küche beeinträchtigt werden. Gruppieren Sie nach Möglichkeit die Räume entsprechend funktional zusammen.
Nachmittägliche und abendliche Sonneneinstrahlung ist in Wohnräumen durchaus wünschenswert, im Schlaf- oder Arbeitszimmer können sie lästig werden. Falls Sie die Möglichkeit haben, sind daher folgende Raumausrichtungen zu empfehlen:
◇ Wohnräume nach Süden
◇ Schlafräume nach Osten
◇ Arbeitsraum nach Norden
◇ Dusche, Bad, WC nach Westen.

Die Arbeit am Schreibtisch

Wenn Sie viel im Sitzen arbeiten, am Schreibtisch, im Büro oder zu Hause, ist die »Konfiguration« von Tisch, Stuhl und Körperhaltung von besonderer Bedeutung. Untersuchungen haben ergeben, daß zwar inzwischen die meisten Bürostühle anatomisch und ergonomisch richtig geformt sind, daß aber immer noch Unklarheit darüber besteht, *wie* man auf solchen Stühlen sitzen soll. Sitzfehler führen schnell zu Anstrengung und Ermüdung.

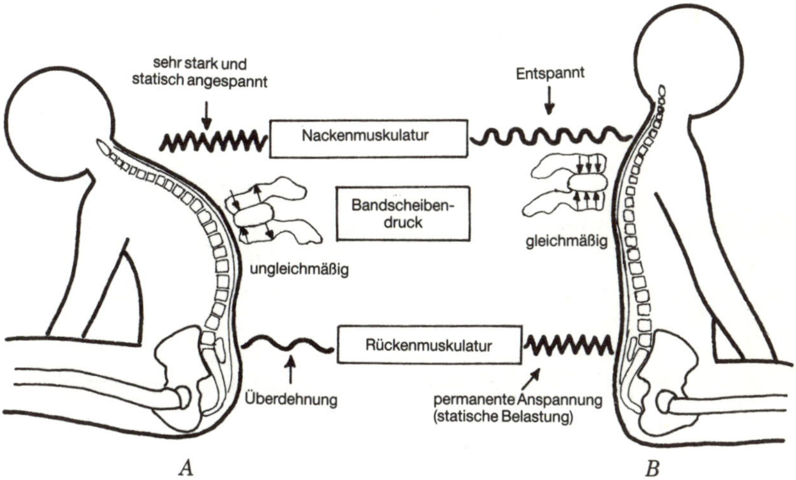

Die Abbildung zeigt die Auswirkung einer fehlerhaften (A) und der richtigen Sitzhaltung (B) auf Muskulatur und Bandscheiben.
A: angespannte Nackenmuskulatur, überdehnte Rückenmuskulatur, ungleichmäßige Belastung der Bandscheiben.
B: entspannte Nackenmuskulatur, angespannte Rückenmuskulatur, gleichmäßige Belastung der Bandscheiben.
Um den »neuralgischen Punkt« der geraden Sitzhaltung, die Rückenmuskulatur zu entlasten, sollte die Sitzhaltung dynamisch gestaltet werden.

Sind wir beim Sitzen nach vorn gelagert und der Rücken rund, werden die Organe in Bauch- und Brustraum eingedrückt und die Bandscheiben ungleichmäßig belastet. Es kann zu Verdauungsbeschwerden und Rückenschmerzen kommen. Eine tiefe Kopfhaltung führt zur Anspannung von Nacken- und Schultermuskulatur, lässige Beinhaltung stört die Durchblutung, die Folge: Die Beine

schlafen ein und schwellen möglicherweise an. Dauernd angehobene Unterarme und Schultern verkrampfen Schulter- und Nackenmuskulatur. Aus dem Gesagten ergibt sich die richtige Sitzhaltung:
◇ Gerade und aufrecht,
◇ Arme auf der Unterlage auflegen,
◇ Beine gerade auf dem Boden.
Die Stuhlhöhe ist so einzustellen, daß die Oberschenkel in etwa waagrecht auf der Sitzfläche liegen. Ober- und Unterschenkel bilden dann, wenn beide Beine entspannt nebeneinander auf dem Boden stehen, einen rechten Winkel. Die Sitzvorderkante sollte nach vorn leicht abgerundet sein, damit nicht durch starken Druck in Kniebeuge oder Oberschenkelunterseite die Durchblutung gestört wird. Ein höhenverstellbarer Stuhl mit entsprechend anatomisch geformter Rückenlehne ist bei einem Dauerarbeitsplatz unbedingt notwendig. Ein Richtmaß für das Verhältnis von Körpergröße, Stuhl- und Tischhöhe: Körpergröße 1,75, Tischhöhe 73 cm, Stuhlhöhe 45 cm.
Die Tischflächenhöhe ist so einzustellen, daß bei entspannt herabhängenden Oberarmen die Unterarme annähernd waagrecht gehalten werden können. Ober- und Unterarm bilden dann in etwa einen rechten Winkel. Folgende Tabelle gibt das Tischhöhenrichtmaß zu Ihrer Körpergröße in Zentimetern an.

Körpergröße	Tischhöhe	Körpergröße	Tischhöhe
155	63	171	71
157	64	173	72
159	65	175	73
161	66	177	74
163	67	179	75
165	68	181	76
167	69	183	77
169	70	185	78

usw.

Oberschenkel und Knie müssen unter dem Tisch genug Platz haben. Die Bewegungsfreiheit der Beine sollte nach vorn und seitlich auf alle Fälle 70 Zentimeter betragen.
Kleine Personen können einen Fußschemel benutzen, um die entsprechende Haltung zu erreichen. Der Schemel sollte lieber zu groß als zu klein sein und beiden Füßen bequem Auflage bieten.
Rückenmuskulatur, die nicht durch eine Rückenlehne gestützt wird, wird schnell ermüden. Die Rückenlehne sollte gepolstert und

höhenverstellbar sein. Höhe und Neigung sind so einzustellen, daß der nahezu senkrechte Oberkörper am Beckenkamm (unterer Lendenbereich) durch die untere Wölbung der Lehne voll unterstützt wird und das Becken nicht mehr nach hinten abrollen kann. Mit dem oberen Teil der Lehne sollte eine weitere Abstützung im Bereich der Brustwirbel unterhalb der Schulterblätter erfolgen.

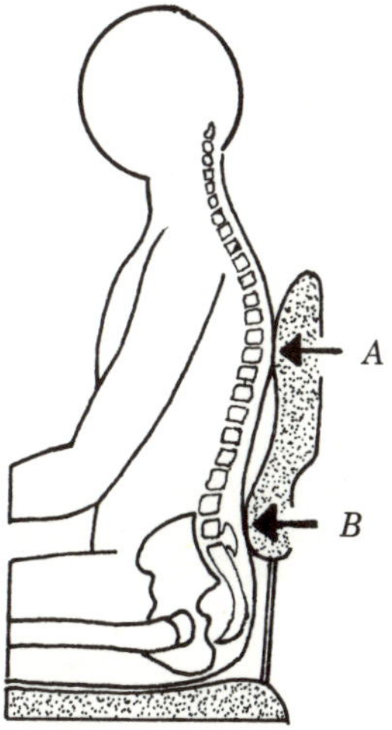

Stützpunkte der Wirbelsäule.
A: Bereich der unteren Lendenwirbel,
B: Bereich der Brustwirbel, unterhalb der Schulterblätter.

Auf der Sitzfläche sollten Sie vollflächig sitzen, da die anatomische Ausformung der meisten Sitze darauf ausgelegt ist. Nur dann ist auch die Druckverteilung gleichmäßig und die Abstützung durch die Rückenlehne optimal.

Von großer Bedeutung ist auch der Greifraum. Darunter versteht man den Raum, der ohne wesentliche Änderung der Körperposition vom Arbeitsplatz aus erreicht werden kann. Die wichtigsten Arbeitsutensilien sollten in diesem Bereich abgelegt werden. Grundsätzlich ist die Arbeit an den Körper heranzuführen, so daß man »zentral« sitzen bleibt.

Diese beschriebene Position ist zwar physiologisch günstig und gestützt, trotzdem bleibt die langdauernde statische Beanspruchung der Muskulatur. Eine solche Form von Beanspruchung ermüdet die Muskeln auf Dauer. Wir sollten daher nicht unbegrenzt in einer starren Position verharren. Unter dem Stichwort »dynamisch Sitzen« versteht man den Wechsel zwischen verschiedenen Sitzhaltungen aus der günstigen Sitzposition heraus. Dabei sollte auf eine möglichst gerade Haltung geachtet werden.

Wechseln Sie zwischen folgenden Sitzhaltungen:

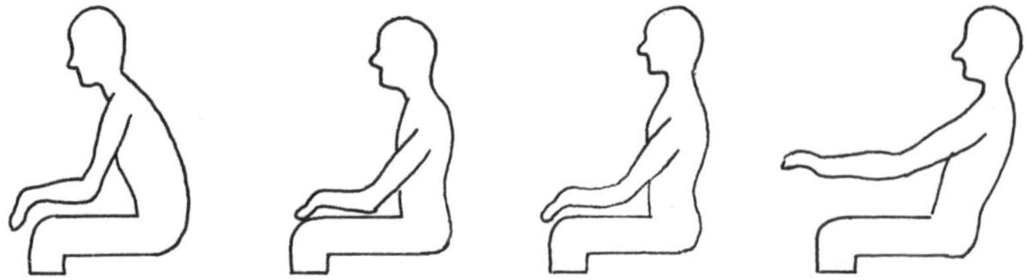

vorgebeugt *normal* *aufrecht* *zurückgelehnt*

Gelegentliches Verändern der Beinstellung, einige Lockerungsübungen oder ein kurzer Spaziergang tun das übrige, damit wir frisch bleiben und nach dem Arbeiten nicht »gerädert« aufstehen. Neben der zweckmäßigen Einrichtung und der richtigen Sitzposition spielen auch die Größe und die ästhetische Gestaltung des Arbeitsplatzes eine Rolle. Kleinere Räume sind günstiger, um sich eine »Arbeitsatmosphäre« zu schaffen. Jeder sollte dies nach seinem Geschmacksempfinden und Charakter gestalten. Und denken Sie daran: An einen schönen, anziehenden Arbeitsplatz setzt man sich lieber.

Der Schlafraum

Unser Organismus braucht Phasen der Regeneration und Entspannung, der Erholung und Erneuerung. Eine Schlüsselposition in diesem Prozeß kommt deshalb der Ausgestaltung der Räume zu, die diesem Zweck dienen.
Was unseren Schlaf und das »Auftanken« mit neuen Kräften stört, sollten wir, so gut es geht, vermeiden. Je intensiver wir unsere »passive« Phase, die immerhin ein Drittel unseres Lebens umfaßt, nützen, desto besser wird es um unser Wohlbefinden, um unsere Gesundheit, Vitalität und Leistungsfähigkeit stehen. Umgekehrt beeinflußt natürlich auch unsere Aktivitätsphase, das Geschehen im Wachzustand, unseren Schlaf, seine Tiefe und Qualität. Wünschenswert wäre deshalb ein Schlafplatz, der das Abschließen mit dem Tag, das »Ablegen des Alltags« erleichtert.
Die ästhetische Ausgestaltung des Schlafraums ist natürlich Ihrem Geschmack, Ihrer Phantasie und Ihrem Geldbeutel überlassen. Wir wollen Ihnen in diesem Abschnitt einige zusätzliche Hinweise und Tips geben.

◇ Grundsätzlich gilt: Im Schlafraum so wenig Kunststoff, Elektrizität und Metall wie möglich.

◇ Verwenden Sie dezente, warme und beruhigende Farben.

◇ Eine Ausrichtung des Schlafzimmers nach Osten oder Südosten fördert einen physiologisch natürlichen Aktivitätsrhythmus.

◇ Lärmbelastung durch Verkehr, Nachbarn oder durch Küchengeräusche sollten so gering wie möglich sein. Bringen Sie eventuell eine Schallisolierung an. Man wird ohnehin als Schlafzimmer immer den ruhigsten Raum in der Wohnung verwenden.

◇ Baubiologen empfehlen von elektrischen Feldern Abstand zu halten, so daß die Feldstärke am Schlafplatz 50V/m nicht übersteigt (s. Kap. Elektroklima). Stromkabel, die nicht unter Putz verlegt sind, würden demnach einen Abstand von 1,5 m vom Körper erfordern. Bei Nachtspeicheröfen und ähnlichen Großverbrauchern sollten Sie Abstände bis zu mehreren Metern einhalten. Offene Mehrfachverspiegelungen führen angeblich zu starken elektrischen Feldkonzentrationen und sollten im Schlafbereich vermieden werden. Sie können einen einfachen Test durchführen, um die Auswirkung etwaiger elektrischer Felder zu prüfen: Drehen Sie die entsprechende Sicherung mehrere Nächte hindurch heraus und beobachten Sie dabei Schlaftiefe und -erholungswert. Ansonsten können Sie auch eine Messung vornehmen lassen.

◇ Die Problematik der Erdstrahlen wird im Kapitel »Elektroklima« besprochen. Wenn Sie unruhig schlafen, nicht einschlafen können oder morgens müde aufwachen, verrutschen Sie das Bett und testen Sie, wie Sie dann schlafen. Natürlich kann man als Maßstab nicht eine durchzechte Nacht nehmen. Überhaupt erlaubt eine flexible Schlafzimmereinrichtung das Auffinden eines guten Schlafplatzes. Noch im Mittelalter und in der Renaissance wurden bestimmte Plätze aufgrund ihrer Wirkung sorgfältig ausgewählt. Beispiele sind die Altarräume der Kirchen von Chartres und Lourdes, von denen Radiästheten sagen, sie wären auf sogenannten, »rechtsdrehenden Wasserkreuzungen« erbaut. Diese sollen angeblich stimulieren. Bei den Indianern Amerikas war und ist oft die Rede vom Auffinden »guter und schlechter Plätze«.

◇ Baubiologen empfehlen, in Nord-Süd-Richtung zu schlafen, die zweitgünstigste Richtung ist Ost-West. In Nord-Süd-Richtung verläuft das Erdmagnetfeld zwischen den Polen. Wissenschaftliche Bestätigung bekam die erstere Empfehlung durch Untersuchungen, die am Max-Planck-Institut für Verhaltensforschung durchgeführt wurden: Festgestellt wurde eine stärkere Bildung von roten Blutkörperchen.

◇ Welche Temperaturen wir im Schlafraum bevorzugen, hängt auch von unseren individuellen Schlafgewohnheiten ab. Pfarrer Kneipp bevorzugte es, kalt zu schlafen. Wissenschaftler sprechen andererseits von gesteigerter Muskelspannung und den damit verbundenen »Wachreizen« mit der Folge von unruhigem Schlaf. Wenn Sie kalt schlafen, sollten Sie unbedingt auf ausreichendes Zudecken achten. Jeder von uns kennt vermutlich die Nackenschmerzen, die folgen, wenn der Nacken über Nacht stark auskühlt. Wichtig sind warme Oberflächentemperaturen der Wände, die den Schlafbereich unmittelbar umgeben. Falls notwendig, sollten Sie eine zusätzliche Isolierung vornehmen, mit Holz, Kork o. ä. Sonst kommt es zu einem zusätzlichen nächtlichen Wärmeverlust durch Wärmestrahlung.

Anatomie des gesunden Bettes

Nach der Ausgestaltung des Schlafraums ist das richtige Liegen und »Sichbetten« eine weitere wichtige Voraussetzung für einen gesunden Schlaf. Neue Kräfte können wir nur sammeln, wenn sich unsere Muskeln und Bandscheiben während der Nacht entspannen. Natürlich müssen Sie Ihre Schlafgewohnheiten dabei auch berücksichtigen, beispielsweise ob Sie lieber hart oder weich schlafen.

◇ Als erstes muß ein Bett die notwendige Bewegungsfreiheit bieten: Bettlänge mindestens 20 Zentimeter über dem Körpermaß, Breite eines Einzelbettes etwa 90 Zentimeter. Eine Betthöhe ab 40 Zentimeter gewährleistet eine ausreichende Lüftung von unten, Bettkästen blockieren sie.

◇ Guter Liegekomfort. Das Füllmaterial von Matratzen muß elastisch und füllkräftig (das heißt formstabil und körperstützend) sein und großflächig nachgeben. Der Unterbau – Holzlattenroste – sollte fest und leicht federnd sein, der Abstand zwischen den Lattenrosten maximal fünf Zentimeter betragen. Empfindliche Polster wie die japanischen Futons (mit Baumwolle gefüllte Matratzen) brauchen einen engeren Rostabstand, damit sie sich nicht durchdrücken.

◇ Gute Wärmehaltung. In der Betthöhle, die durch Decke, Matratze und Bettzeug gebildet wird, sollte eine Temperatur von etwa 34 Grad Celsius herrschen, damit die Körpertemperatur von 36 bis 37 Grad konstant gehalten werden kann.

◇ Gute Aufnahme und Durchlässigkeit für die Schweißtranspiration, das bedeutet hygroskopische und diffusionsfähige Materialien. Ob man schwitzt oder sich wohl fühlt, hängt davon ab, inwieweit das Bettmaterial überschüssige Feuchtigkeit, die vom Körper transpiriert wird, aufnehmen und nach außen abgeben kann. Bis auf die Schweißdrüsenfunktion, die als Regulativ bei der Erhaltung einer gleichmäßigen Körpertemperatur dient, sind ja alle Körperfunktionen herabgesetzt. Messungen bestätigten die geringste »Höhlenfeuchte« bei Naturhaarfüllungen.

Wer keine Allergie gegen natürliche Stoffe hat, sollte nur solches Material verwenden:
◇ Bettgestell und Lattenrost aus Massivholz.
◇ Matratzen aus Kokosfasern, Roßhaar, Seegras, Stroh, Schurwolle, Afrik.
◇ Das Klima von Schaumstoffmatratzen kann mit einer Schafwollauflage aufgebessert werden (auch zu harte Matratzen).
◇ Wer kälteempfindlich ist, kann sich zwei biologisch gegerbte Schaffelle unter das Leintuch legen.
◇ Bettdecken und Kissen aus Wolle, Daunen, Baumwolle etc.
◇ Die Decke sollte nicht zu knapp bemessen sein, da sonst »Kältezonen« entstehen. Darunter versteht man Stellen, an denen die Körperwärme entweicht und kältere Außenluft eindringt. »Es zieht« dann an den Seiten und am Fußende. Auch durch Verrutschen der Füllung (Daunensack) oder sehr enge Nähte können Kältezonen entstehen.
◇ Im Winter eignen sich daher am besten Doppelsteppbetten mit versetzten Nähten.
◇ Daunendecken werden im Lauf der Zeit dampfdicht durch das Verkleben der Federn. Die Folge ist, daß man schwitzt.
◇ Daunendecken daher gelegentlich reinigen lassen (biologisch).
◇ Kopfkissen können auch mit schlaffördernden, individuell angenehmen Heilkräutern gefüllt werden (s. Kap. Düfte).
◇ Bettwäsche aus Baumwolle, Leinen, Wolle, Seide (im Sommer kühlend).
◇ Gefärbte Bettwäsche ist durch die eingelagerten Farbpigmente etwas weniger dampfdiffusionsoffen.
◇ Decken sollten oft, Matratzen gelegentlich gelüftet und der desinfizierenden Kraft der Sonne ausgesetzt werden. Gute Lüftung fördert den Schadstoffabzug.
◇ Matratze, Oberbett, Bettwäsche und Schlafbekleidung müssen nach außen transportieren, was wir Nacht für Nacht ausschwit-

zen. Diese Fähigkeit geht jedoch im Lauf der Jahre verloren. Der Richtwert liegt etwa bei acht Jahren, nach denen Matratzen und Decken ausgewechselt werden sollten! Es gibt inzwischen allerdings für Matratzenfüllstoffe biologische Waschmethoden, die ihre Eigenschaften bewahren oder erneuern.

Völlig anders muß sich einrichten, wer unter Allergien gegen Naturfasern leidet. Von den natürlichen Materialien sind in diesem Fall nur Naturlatexmatratzen (Naturkautschuk) zu empfehlen. Latex- und Schaumstoffmatratzen sollten Sie nie direkt auf den Boden legen, sonst sorgt die Feuchtebildung für ein ideales Schimmelmilieu.

Eine wichtige Anforderung an die Matratze ist die Lagerung der Wirbelsäule in ihrer natürlichen Form. Hüfte, Schultern und unterschiedliche Gewichtsverteilungen müssen vom Unterbau aufgenommen und ausgeglichen werden.

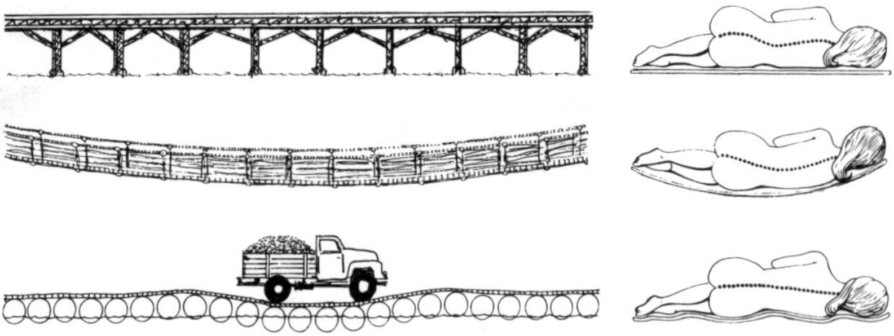

Der Bettenunterbau darf nicht hart wie eine Steinbrücke oder durchhängend wie eine Hängebrücke sein, er sollte an den Belastungsstellen etwas nachgeben.

Lamellenfedern oder Lattenroste bieten sich als Hauptstütze an. Die Matratze darf als Sekundärstütze nicht die Blutzirkulation und das Nervensystem beeinträchtigen. Eine zu harte Unterlage verhindert die Muskelentspannung. Schon ein Druck von 20 Gramm pro cm^2 Hautoberfläche schnürt die Durchblutung der feinen Hautkapillargefäße ab. Bei zu weichen Unterlagen hat der Körper keine ausreichende Stützung, die Wirbelsäule biegt sich durch.

◇ Die Wirbelsäule sollte im Liegen wie im Stehen, Gehen und Sitzen vom Steißbein bis zu den Kopfwirbeln gerade sein.
◇ Um Nackenschmerzen zu vermeiden, ist es darüber hinaus wichtig, ein Abknicken des Kopfes in der Seitenlage zu vermeiden.

◇ Optimal sind flache, fest-elastische Kopfkissen.

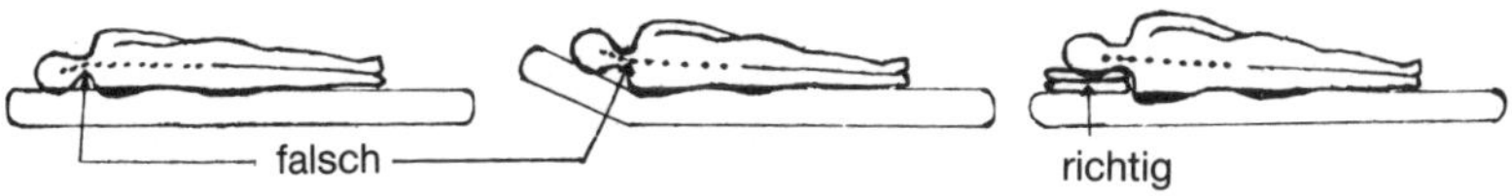

◇ Ein entsprechend geformtes Daunenkissen drückt sich in der Nacht platt oder wird durch die nächtlichen Körperbewegungen verschoben.

Das »House Sickness Syndrom«

Der Begriff »House Sickness Syndrom« (Hauskrankheit-Symptomkomplex) wurde erstmals in den USA geprägt. Er faßt die Krankheitssymptome zusammen, die bei einer längerdauernden Einwirkung toxischer Produkte im Wohnbereich auftreten können. Bestimmte Holzschutzmittel, Lacke, Bodenbeläge, Putze, Kunststoffe, Reinigungsmittel, Klebstoffe oder Tapeten können noch lange Zeit nach der Verarbeitung schädliche Stoffe ausgasen, das heißt: in die Raumluft abgeben. Unmittelbar nach der Verarbeitung ist die Ausgasung am stärksten, im Laufe der Zeit wird sie schwächer und hört erst auf, wenn von diesem Stoff nichts mehr übrig ist. Dieser Prozeß kann 10 bis 20 Jahre lang dauern! Bei Erwärmung verstärkt sich die Ausgasung: beispielsweise geben sonnenerwärmte Spanplatten mehr Isocyanat und Formaldehyd ab, Stoffe, die im Bindemittel verwendet werden.
Auch wenn die Konzentration der an die Luft ausgasenden Stoffe oft gering ist, was in den meisten Haushalten der Fall sein dürfte, kommt es durch die Summierung zu einer Langzeitwirkung, die nicht abschätzbar ist. Und jeder zusätzliche Belastungsfaktor für unsere Gesundheit kann den Boden für spätere, ernsthafte Krankheiten bereiten. Etwas höhere Konzentrationen können schon bald zu dem oben erwähnten Syndrom führen, mit chronischen Befindlichkeitsstörungen: Müdigkeit, Antriebsschwäche, Kopfschmerzen, Störungen des psychischen Gleichgewichts, Reizbarkeit – »kleine alltägliche Beschwerden«, könnte man verharmlosend sagen.
Einigen Stoffen – etwa dem berüchtigten Holzschutzmittel Pentachlorphenol (PCP) und Lindan – hat man inzwischen nachgewiesen, daß sie ernsthafte Erkrankungen der Atmungsorgane, des Nerven-

systems, der Nieren und Leber, Veränderungen des Erbgutes und Krebs verursachen. Sie wurden inzwischen größtenteils verboten. Über die Aufnahme durch Atemluft und Haut können sich bei der Verarbeitung einiger Baustoffe, Oberflächenbehandlungs- und Pflegemittel auch akute Vergiftungs- und Reizsymptome ausbilden. Neben den Holzschutzmitteln sind hier vor allem die zahlreich verwendeten organischen Lösungsmittel zu nennen. Unter Lösungsmitteln versteht man Chemikalien, die andere Stoffe lösen können, ohne sie chemisch zu verändern. Viele von ihnen sind hochgiftig.

Fast ausnahmslos sind künstlich erzeugte Stoffe für die oben genannten Schadwirkungen verantwortlich. Wir verwenden diese Chemikalien oft allzu sorglos, ohne uns ausreichend zu informieren. Schnell, preiswert und zweckmäßig wird gestrichen, geklebt, gereinigt, konserviert und gepflegt. Um der Wahrheit die Ehre zu geben: Der derzeitige Wissensstand über die zahlreichen chemischen Stoffe, die in Innenräumen angewendet werden, erlaubt noch keine endgültigen und umfassenden Aussagen über die Wechselbeziehungen zwischen Gesundheit und Wohnumwelt. Das liegt in den meisten Fällen daran, daß die Frage nach den Langzeitwirkungen der zunehmend synthetisch hergestellten Bau-, Einrichtungs- und Pflegeprodukte noch gar nicht gestellt und deshalb auch nicht beantwortet werden kann. Nach wie vor gültig sind die Aussagen aus dem Umweltgutachten des Bundesinnenministeriums von 1978: »Die große Anzahl der einzelnen chemischen Stoffe..., die geringen Konzentrationen und die verschiedenartigen Wirkungen erschweren die Gewinnung brauchbarer Erkenntnisse. So wirken einige Stoffe erst nach sehr langer Zeit oder ab einer bestimmten Konzentration, andere nur mit weiteren Schadstoffen zusammen. Einige heben sich in ihrer Wirkung gegenseitig auf, andere können sich unter bestimmten Bedingungen zu noch gefährlicheren Substanzen umwandeln.«

Insgesamt sind heute etwa 100 000 synthetisch erzeugte Stoffe in einer Million Zubereitungen auf dem Markt erhältlich. Erst 8000 dieser Substanzen wurden auf krebserregende Eigenschaften hin getestet. Schätzungen gehen von etwa 22 000 Verbindungen aus, die als krebserregend einzustufen sind. Wenn man bedenkt, daß Krebserkrankungen nach Exposition durch solche Stoffe in der Regel erst nach 20 bis 30 Jahren auftreten, sind Langzeitschäden in vielen Fällen bis heute nicht absehbar. Und damit haben wir erst vom schlimmsten Fall, nämlich der Erkrankung an Krebs, gesprochen. Andere schädliche Wirkungen sind ebenfalls erst zu einem kleinen

Teil erforscht, ebenso die indirekten Wirkungen durch die Umweltverunreinigung, den Eintritt dieser Stoffe in die Nahrungskette und viele andere Faktoren wie etwa die geringe Abbaufähigkeit vieler Stoffe.
Ein weiteres bislang kaum erforschtes Gebiet sind die Kombinationseffekte. Damit sind Wirkungen gemeint, die sich erst durch das gemeinsame Vorhandensein bestimmter Stoffe ergeben. So eindrucksvoll die Leistungen von Chemie und Biologie auch sind: Niemand kann voraussagen, wie menschengemachte Chemikalien auf uns selbst und auf unsere Umwelt langfristig gesehen wirken. Die Belastung unseres Entgiftungs- und Immunsystems durch zahlreiche neue Stoffe hat beträchtlich zugenommen: ein möglicher Grund für den rapiden Anstieg von Allergieerkrankungen in den letzten Jahrzehnten, denen ja bekanntlich eine Reaktion des Immunsystems zugrunde liegt.

Was bleibt uns zu tun übrig?
Zur Vermeidung akuter und langfristiger Gesundheitsgefährdung:

- ◇ Gehen Sie sorgsam und verantwortlich mit Chemikalien um.
- ◇ Information ist alles! Informieren Sie sich gründlich über Inhaltsstoffe, achten Sie auf Gefahren- und Verarbeitungshinweise.
- ◇ Weichen Sie soweit es möglich und zweckdienlich ist, auf unbedenkliche Alternativprodukte aus, besonders wenn die Inhaltsstoffe nur unzureichend angegeben sind.

Eine erschöpfende Auflistung aller Schadstoffe würde den Rahmen dieses Buches sprengen. Mögliche und bewährte Alternativen finden Sie im anschließenden Praxisteil.

Eine Strategie zur Verbesserung der Wohnqualität

In besonders hohem Maße wird die Qualität unseres Mikroklimas von den Bau- und Ausbaustoffen mitbestimmt. In den letzten Jahren ließen einige »Skandale« immer wieder aufhorchen: Denken Sie nur an Stichworte wie Asbest, Formaldehyd, Holzschutzmittel und Cadmium.
Oft kann man durch einfache Maßnahmen schon viel erreichen: Richtiges Lüften, Verwendung für die Gesundheit zuträglicher Bau- und Ausbaustoffe, Erhöhung der Luftfeuchte auf natürliche Werte und dergleichen. Wir sollten unsere Aufmerksamkeit wieder mehr auf unsere Gesundheit richten, dem Aspekt, der seit langer Zeit im Wohnraum hinter der Zweckmäßigkeit und der Ästhetik rangiert.

Sie müssen deshalb nicht gleich von Bioladen zu Bioladen eilen, Fanatismus gibt es schon genug. Wir müssen in dieser Welt leben, mit all ihren positiven und negativen »Errungenschaften«. Das heißt nicht, daß wir uns ergeben mit allem abfinden müssen, was man uns vorsetzt. Wacher, kritischer und bewußter Umgang mit den Gebrauchsgütern des Alltags heißt die Parole. Angst und Panik vor schädlichen Umwelteinflüssen könnten sich als schlimmer herausstellen als die Summe dieser Wirkungen für sich allein. Es besteht allerdings auch kein Grund, sich selbst in Sicherheit zu wiegen und in den Schlaf zu lullen.
Vieles deutet darauf hin, daß der Geist doch der »Chef« der Materie ist. Unsere inneren Einstellungen und Haltungen, unsere Urteile und Vorurteile prägen uns und unser Umfeld. Auch die Kapazität unseres körpereigenen Abwehrsystems wird dadurch beeinflußt.
Nach modernen wissenschaftlichen Erkenntnissen sollten Raumklima und Lichtverhältnisse idealerweise so beschaffen sein, wie man sie bei günstigen Wetterbedingungen an einem geschützten Ort im Freien vorfinden würde. Um sich einem solchen Klima, das in Innenräumen nie ganz reproduziert werden kann, anzunähern, müssen eine Reihe von Faktoren möglichst optimal beschaffen sein:

◇ Bau- und Ausbaustoffe, Möbelwerkstoffe
◇ Raumaufteilung und Raumfunktion
◇ Beschaffenheit der Luft
◇ Elektroklima
◇ Beleuchtung und Farbgebung
◇ Akustische Einwirkungen

Ziel sollte es sein, ein möglichst gesundes Klima zu schaffen. Dieses Klima konstant zu halten, also ein ständiges »Schönwetterfeld« zu schaffen, ist dabei gar nicht der Sinn der Sache. Reizarmut ist genauso schädlich wie das Erleben häufiger Extreme.

Checkliste

Vielleicht ist es uns nun gelungen, Sie zu der Frage zu provozieren, wie Sie die angesprochenen Risiken verringern können, beziehungsweise ob es überhaupt sinnvoll und notwendig ist. Letzteres können nur Sie selbst beantworten. Ganz allgemein betreiben wir keine Panikmache, wenn wir feststellen, daß unsere Haushalte und Arbeitsräume in hohem Maß mit schädlichen Materialien ausgerüstet sind. Nur selten jedoch führt dies zu akuten Krankheiten, die uns die Gefährdung augenfällig machen.

Um einer möglichen langfristigen Gesundheitsgefährdung zu entgehen und auch damit unser Wohnraum wieder seinen optimalen Erholungswert bekommt, empfehlen wir das Anlegen einer Liste, mit deren Hilfe Sie sämtliche Baustoffe und Materialien in den von Ihnen bewohnten Innenräumen auf ihre Unbedenklichkeit prüfen können.
Wenn Sie sicher sind, daß keine akute Belastung Ihrer Wohnung vorliegt, ersetzen Sie problematische Materialien im Laufe der Zeit: Beim nächsten Anstrich, bei der nächsten Renovierung, beim Möbelkauf...

Und so sollten Sie vorgehen:
Beantworten Sie folgende Fragen: Aus welchen Materialien bestehen die Wände meiner Wohnung? Welche
Holzwerkstoffe
Bodenbeläge
Tapeten
Anstriche und Lacke
Leime
Putzmittel
verwende ich, beziehungsweise habe ich verwendet?
Wurden Holzschutzmittel angewendet?
Aus welchen Werkstoffen bestehen meine Möbel?
Legen Sie eine Prioritätenliste an: Zu den bedenklichsten Stoffen gehören Holzschutzmittel und Lösungsmittel. Ersetzen Sie zuerst großflächig angewendete gesundheitsgefährdende Stoffe, wenn sich die Gelegenheit bietet. Die Konzentration ihrer Ausgasungen in der Raumluft ist am höchsten.
Machen Sie eine Bestandsaufnahme von Störquellen und der verwendeten chemischen Mittel.
Setzen Sie sich klare Prioritäten: Zuerst kommt Ihre Gesundheit, dann erst Zweckmäßigkeit, Ästhetik und Kostenaufwand.
Verzichten Sie vom heutigen Tage an auf die Verwendung hochtoxischer und großflächig anzuwendender Stoffe.
Erstellen Sie einen mittel- und langfristigen Zeitplan, um zweifelhafte Mittel zu ersetzen.
Am einfachsten sind Putzmittel zu ersetzen. Am schwierigsten, oft sogar unmöglich, ist dies bei Wandbaustoffen.
Generell sollten Sie chemische Materialien und Kunststoffe auf die Abgabe schädlicher Substanzen untersuchen, aber auch, ob sie überhaupt für den jeweiligen Zweck geeignet sind: beispielsweise verhindern Kunststofftapeten und -anstriche die »Wandatmung«.

Auch natürliche Materialien (Baumharze, Pflanzenfarbstoffe) können mit Schädlingsbekämpfungsmitteln belastet sein.

◇ Bestehen Sie deshalb beim Einkauf auf Angaben über Herkunft und Herstellungsmethode.
◇ Um ganz sicher zu gehen, sollten Sie nur Produkte kaufen (auch natürliche), bei denen sämtliche Inhaltsstoffe deklariert sind.

Selbstverständlich gehören zu einer Verbesserung Ihres Mikroklimas in Wohnung und am Arbeitsplatz auch die richtige Lüftung, Lufttemperatur, Luftfeuchte, Beleuchtung und weitere Faktoren, die in anderen Kapiteln dieses Buches abgehandelt werden. Im Normalfall reicht diese Strategie aus, um entscheidende Verbesserungen zu erzielen.

Wenn es Anzeichen dafür gibt, daß Sie in Ihren Räumen einer hohen Schadstoffbelastung ausgesetzt sind, etwa durch Ausdünstungen von Holzschutz- und Lösungsmitteln, scharfen Putzmitteln, Lakken, billigen Teppichböden, Teppichbeschichtungen und ähnlichem, sollten Sie

◇ eine Analyse der Schadstoffbelastung vornehmen lassen (Adressen siehe Index),
◇ belastete Innenräume mehrmals täglich gründlich lüften,
◇ entsprechend den Untersuchungsergebnissen vorrangig die großflächigen Schadstoffquellen an Wänden, Böden oder Decken beseitigen und durch schadstoffreie Materialien ersetzen. Falls Sie die Räumlichkeiten gemietet haben, sollten Sie sich vom örtlichen Mieterschutzbund oder von einem Rechtsanwalt beraten lassen, was die Kosten einer solchen Sanierung betrifft. Neuere Gerichtsurteile verpflichten hierzu den Besitzer (vorausgesetzt die Messungen zeigen eine Überschreitung der gesetzlichen Höchstwerte oder die gesundheitliche Beeinträchtigung ist nachweisbar), beziehungsweise geben »grünes Licht« für eine Minderung des Mietzinses,
◇ sich einer ärztlichen Untersuchung unterziehen (Schadstoffbelastung im Blut und im Urin). Legen Sie dem Arzt die Untersuchungsergebnisse vor,
◇ sich baubiologisch beraten lassen, wenn Sie sich nicht sicher sind, was zu tun ist oder wenn Ihre Abhilfemaßnahmen keine Wirkung zeigen (Beratungsstellen siehe Index).

Grundlegende Kriterien für die Auswahl von Baustoffen

Wenn Sie sich entschlossen haben, einem gesunden Raumklima erste Priorität bei Ausbau, Renovierung und Pflege Ihrer Wohn- und Arbeitsräume zu geben, sind im einzelnen folgende Materialeigenschaften von Bedeutung:

Hygroskopizität (Feuchtigkeitsausgleichverhalten)

Der Wert für eine optimale relative Luftfeuchtigkeit liegt bei 40–60%, wenn die Zimmertemperatur 18–21 °C beträgt (siehe Kapitel Luft). Baustoffe wie Holz, Ziegel, Kalksandstein und Gasbeton haben aufgrund ihrer porösen Struktur die Fähigkeit, Schwankungen der Luftfeuchtigkeit durch die Aufnahme oder Abgabe von Wasser in begrenztem Umfang auszugleichen. Diese Pufferwirkung für den Wasserdampfgehalt der Luft ist besonders wichtig in den »Feuchträumen« Küche und Bad. Hier erreicht die Luft Werte relativer Feuchte bis zu 80%,die Gefahr der Schimmelbildung steigt. Natürlich müssen auch hygroskopische Materialien die Möglichkeit haben, aufgenommene Feuchtigkeit wieder abzugeben. Dies kann nur eine ausreichende Lüftung bewirken.

Diffusionsfähigkeit (Durchlässigkeit)

Poröse Materialien lassen Wasserdampf- und Luftbewegung durch das betreffende Bauteil zu. Dringt etwa Feuchtigkeit in eine Wand ein, kann sie in Form von Wasserdampf an die Außenluft abdiffundieren. »Dichte« Bauelemente, wie etwa Beton, besitzen eine achtmal längere Trocknungszeit wie Ziegel. Zudem kann starke Raumluftfeuchte in nicht diffusionsfähigen Räumen zu Schwitzwasser führen – die Wände und Decken werden feucht und kalt. Kalt deshalb, weil feuchte Baustoffe Wärmebrücken bilden und die Wärme rasch nach außen ableiten. Schimmelbildung oder gar Fäulnisprozesse sind mögliche Konsequenzen, die Erkältungsneigung steigt, ebenso die Heizkosten. Alles in allem verringert sich die Wohnqualität beträchtlich. Diffusion, oft auch als »Atmungsfähigkeit« der Wände bezeichnet, leistet allerdings für den Austausch der Raumluft nur einen geringen Beitrag. Hier bildet häufiges Lüften das Fundament für ein gesundes Wohnklima.

Diffusion und Hygroskopizität sollten in möglichst geringem Umfang durch falsche Oberflächenbehandlung vermindert werden. Wir empfehlen deshalb, möglichst geeignete Materialien (siehe Praxisteil) beim Verputzen, Tapezieren, Anstreichen, Lackieren und Einlassen von Wänden, Decken und Fußböden zu verwenden. Lackanstriche und Kunststofftapeten beispielsweise riegeln eine Wand hermetisch ab. Ein Beispiel: Nach Behandlung von Holz mit Bienenwachs wächst der Diffusionswiderstand immerhin um das Doppelte, jedoch um das Vierfache bei der Anwendung von Nitrolacken und um das Siebenfache bei DD-Lacken.

Wärmedämmung und Wärmespeicherung

Übertriebene und falsche, oftmals auch nachträglich durchgeführte Wärmedämmung kann den Verbrauch von Heizenergie sogar erhöhen! Wärmedämmung arbeitet in zwei Richtungen: Im Haus produzierte Wärme kann nicht hinaus, Wärme aus der Umgebung, durch Sonneneinstrahlung, kann nicht hinein. Am besten verfahren Sie nach der Regel: Gute Wärmespeicherung an sonnenzugewandten Wänden (durch Ziegel oder Lehm), gute Wärmedämmung an der Nord- und Wetterseite (etwa durch Holz). Werden besonnte Räume stark wärmegedämmt, muß in den Übergangszeiten vermehrt geheizt werden, da die von der Sonne an der Außenwand erzeugte Wärme nicht ins Innere gelangen kann. Im Winter kühlen stark gedämmte, nicht geheizte Räume rasch aus, im Sommer heizen sie sich durch mangelnden Wärmeaustausch durch die Wand stark auf. Dämmaterialien sollten die Diffusions-Hygroskopizitätseigenschaften der gedämmten Flächen möglichst nicht verringern (siehe Praxisteil).

Toxische Dämpfe

Wie bereits besprochen, belasten zahlreiche Ausbaumaterialien – Spanplatten, Lacke, Leime, Teppichböden, Dämmstoffe, mit Holzschutzmitteln behandelte Holzverkleidungen usw. – die Raumluft mit oft langfristig wirksamen Ausgasungen. Die Atemluft kann außerdem durch Sprays, Lösungs- und Reinigungsmitteldämpfe befrachtet sein. Auch auf die Abgabe von Schwermetallen und Feinstaub ist zu achten. Wenn möglich, sind unbedenkliche Alternativen zu verwenden.

Elektrostatische Aufladung

Eine ausführliche Beschreibung der Gefahren, die von elektrostatischen Aufladungen ausgehen, finden Sie im Kapitel »Haut«. Hier einige Werte elektrostatischer Aufladung von Ausbaumaterialien:

Eichenparkett gewachst	– 200 Volt/Meter
Eichenparkett lackversiegelt	– 20 000 V/m
Kunstfaserteppichbelag (ohne antistatische Behandlung)	– 20 000 V/m
PVC-Bodenbelag	– 34 000 V/m

Bei trockener Raumluft bleiben diese Ladungen oft Tage und Wochen bestehen. Elektrostatische Felder ziehen Staub an, je trockener die Luft, desto stärker. Staubfreie Luft ist wie auch zu staubhaltige Luft ungesund, denn bei einem gesunden Raumklima binden die vorhandenen Staubpartikel Krankheitskeime. Voraussetzung dafür ist allerdings eine relative Luftfeuchte von 40–60%, die auch für eine rasche Entladung von statischer Elektrizität sorgt. Die Oberflächen natürlicher Roh- und Ausbaustoffe sowie mit natürlichen Mitteln behandelte Oberflächen verhalten sich elektrisch neutral, sie laden sich kaum auf, ausgenommen Naturharzlacke, die ähnliche Werte aufweisen wie Kunstharz-Produkte.

Folgende Möglichkeiten zur Verminderung elektrostatischer Aufladung bieten sich an:

- ◇ Erhöhung der relativen Luftfeuchte auf etwa 50%.
- ◇ Abschleifen von Lackschichten und allmähliches Ersetzen sich aufladender Materialien durch natürliche, elektrisch neutrale Stoffe.
- ◇ Oberflächenneutralisierung durch Wachsen mit Bienenwachs (Bienenwachs kann als natürliches Antistatikum für versiegelte Parkettböden und für Kunststoffböden verwendet werden).
- ◇ Antistatische Mittel. Sie sind größtenteils gesundheitlich bedenklich. Teppichböden mit Essigwasser zu besprenkeln verringert angeblich die statische Aufladung.
- ◇ Ionisation der Luft (s. Kap. Luft).
- ◇ Verwendung natürlicher und elektrisch neutraler Materialien bei allen großen Flächen.

Radioaktivität von Baustoffen

Die durchschnittliche Strahlenbelastung durch natürliche Quellen (kosmische Strahlung, Erdboden und Gesteine) beträgt in der Bundesrepublik pro Person und Jahr etwa 120 Millirem, hinzu kommen durch technische Einrichtungen und Atomversuche und »-unfälle« noch einmal 50 bis 80 Millirem (Die Einheit Rem wurde eingeführt, um die Wirkung der verschiedenen Strahlen in ihrer »Äquivalentdosis« miteinander vergleichen zu können). Diese Zahl schwankt leicht, je nach Ort und Meereshöhe. Die meisten Wissenschaftler sind sich inzwischen einig, daß eine gesundheitliche Gefährdung durch radioaktive Strahlen im Prinzip bei Null beginnt. Wir halten es deshalb für angebracht, auf Baustoffe mit erhöhter Strahlung hinzuweisen.
Von besonderer Bedeutung sind dabei die als Zerfallsprodukte beim Zerfall von Radium und Thorium entstehenden Isotope des radioaktiven Edelgases Radon. Sie werden mit der Atemluft aufgenommen und können zu einer erheblichen Strahlenbelastung der Lunge führen. Eine Untersuchung in 5000 Wohnungen in der ganzen Bundesrepublik, die von der Strahlenschutzkommission Ende 1983 durchgeführt wurde, ergab eine durchschnittliche mittlere Jahresdosis von 800 Millirem.
Statistiken nicht nur in unserem Land deuten darauf hin, daß Lungenkrebs gehäuft in Gegenden auftritt, in denen aufgrund der verwendeten Baumaterialien eine höhere Radioaktivität meßbar ist. In einer Stellungnahme aus dem Jahre 1980 spricht die Kommission von der Bedeutung der Raumbelüftung: »Bei einer Reduktion der Raumbelüftung auf die Hälfte ist etwa eine Verdoppelung der Lungendosis durch Inhalation von Radon-Zerfallsprodukten zu erwarten.« Und weiter: »Auch eine gezielte Verwendung von Baustoffen mit nur geringem Radium- und Thoriumgehalt könnte zu einer reduzierten Radonfreisetzung in Wohnräumen beitragen.«
Baustoffe mit erhöhter Radioaktivität:

- ◇ Granit, Schiefer, Tuffstein, Bimsstein
- ◇ Betonsteine mit Bims-, Schlacke- oder Flugaschezusatz
- ◇ Chemiegips
- ◇ Fliesen und Wandkeramik (nur teilweise)

Besonders hohe Durchschnittswerte zeigen Chemiegips und Betonsteine mit Hochofenschlacke-Zusatz. Chemiegips entsteht bei der Düngemittelherstellung (erhöhte Radioaktivität) und bei der Rauchgasentschwefelung von Kohlekraftwerken (keine Radioaktivität, jedoch stark schadstoffbelastet).

Die wichtigste und einfachste Abhilfemaßnahme besteht im richtigen Lüften (siehe Kapitel Luft). Falls Sie Grund zu der Annahme haben, daß Ihre Wohnung radioaktiv belastet ist, sollten Sie eine Messung vornehmen und sich weitergehend beraten lassen.

Ausbau, Renovierung und Pflege

Den folgenden Hinweisen, Informationen und Tips sind die angeführten Kriterien für ein gesundes Mikroklima zugrunde gelegt. Wenn Sie sich eine Checkliste und Strategie erarbeitet haben, fangen Sie am besten mit dem Notwendigen und Machbaren an. Bezugsquellen und nützliche Adressen finden Sie im Index. Bei der Auswahl der in Frage kommenden Materialien haben wir auch einige ökologische Aspekte berücksichtigt:
◇ Geringe Umweltbelastung bei Herstellung und Beseitigung,
◇ Wiederverwendbarkeit,
◇ Geringer Energiebedarf bei der Herstellung.

Wandbaustoffe

Unter allen Baustoffen nimmt *Holz* die erste Stelle ein. Wir würden es ohne jede Einschränkung für die verschiedensten Anwendungsbereiche empfehlen, wenn nicht ein starker Mehrverbrauch die bekannten negativen Auswirkungen auf unsere Umwelt haben würde: große Monokulturen, verstärkter Kahlschlag tropischer Regenwälder.
Um sicherzugehen, daß Sie sich nicht unbeabsichtigt ausgasende Holzschutzmittel ins Haus holen, sollten Sie nachfragen, ob das zu verwendende Holz bereits vorbehandelt worden ist. Frisch gefälltes Holz wird oft schon im Wald oder am Lagerplatz mit fungiziden (pilztötenden) Mitteln gespritzt, um Verluste zu vermeiden. Auch bei industriell gefertigten Nut- und Federbrettern ist eine Vorbehandlung, etwa mit Lindan, nicht selten. Uns ist allerdings kein Vergiftungsfall durch vorbehandeltes Holz bekannt geworden.
◇ Neben Holz gilt *Lehm,* ein Gemisch aus Ton und Sand, als gesündester Baustoff. Es zeichnet sich durch extreme Verwitterungsbeständigkeit aus.
◇ Weitere empfehlenswerte Wandbaustoffe sind *Ziegel* und *Kalksandstein.* Kalksandstein hat jedoch im Gegensatz zu den bisher genannten Baustoffen nur mäßige Feuchteregulierungseigen-

schaften (daher lange Austrocknungszeit) und eine kühle Oberflächentemperatur. Ziegel sollten folgende Zusätze nicht enthalten: Schlackenstoffe und Rohschlamm (erhöhte Radioaktivität), Sägemehl (meist ausgiebig mit Holzschutzmitteln behandelt), Polystyrolhartschaum (schlechtere Atmungseigenschaften und Feuchteregulation, rohe Ziegelwände geben in mäßigem Umfang Restmonomere ab).

◇ Zum Vergleich: *Beton*. Der vieldiskutierte Baustoff Beton besteht aus einem Gemisch von Zement, Sand und zum Teil problematischen Zusatzstoffen. Unterscheiden muß man Betonsteine und andererseits »Spritzbeton«, der ohne Schalung auf ein Eisen- oder Drahtgitter aufgespritzt wird. Aus Spritzbeton gefertigten »Wohnsilos« verdankt Beton seinen schlechten Ruf – unserer Meinung nach zu Recht, wenn man die Wohnqualität unter die Lupe nimmt. Ein sehr negativer Aspekt dieser stahlbewerten Betonbauten ist die Tatsache, daß sie das natürliche elektromagnetische Wechselfeld der Erde und die kosmische Mikrostrahlung aussperren. Diese Gebäude bilden einen riesigen Faraday-Käfig; schon 1973 stellten die Professoren Fischer, Schuy und Möse vom Hygiene-Institut der Universität Graz fest, daß das immunbiologische Abwehrsystem unter solchen Bedingungen weit unter der Norm funktioniert. Spritzbeton ist inzwischen unpopulär geworden und wird immer weniger verwendet. Betonsteine dagegen können je nach Einsatzbereich positive Eigenschaften entwickeln (z. B. gute Wärmedämmeigenschaften bei Gasbetonsteinen). Gemeinsame Nachteile sind: Kalte Oberflächentemperatur, schlechter Feuchteausgleich, erhöhte Eigenradioaktivität bei Bims-, Tuff- oder Schlackenzusätzen. Nur in Spezialfällen können wir Betonsteine empfehlen.

◇ Wenn Sie in einem der Spritzbeton-»Silos« wohnen, sollten Sie besonders auf qualitativ hochwertige Materialien im Wohnraum achten. Um ein akzeptables Raumklima zu schaffen, genügt es nicht, Tapeten an die Wand zu kleben. Erforderlich ist hier eine dampfsaugende, relativ weiche Schicht wie Perliteputz oder eine Holzverkleidung. Betten sollten nicht direkt an eine Betonwand geschoben werden, zu empfehlen ist mindestens eine Mauerdicke Abstand. Günstig wäre es, die Wand neben dem Bett mit drei bis fünf Zentimeter starken Holzbrettern zu verschalen, wobei auf eine Hinterlüftung zu achten ist, eine isolierende und fäulnishemmende Luftschicht zwischen Wand und Holz. Generell sollten Sie sich ganz besonders die vielen Tips in diesem Buch zu Herzen nehmen: Gute Belüftung und Belichtung, zweckmäßige Heizung,

Einrichtung aus Naturstoffen, Netzfreischaltungen, Ionisierung der Raumluft.

Putze und Mörtel

Das Risiko gesundheitlicher Beeinträchtigungen durch Mauermörtel ist in der Regel gering, weder über die Atemluft noch durch direkten Kontakt besteht die Möglichkeit einer Gefährdung. Anders verhält sich die Sache bei Putzen, die großflächig angewendet werden. Kunststoff- und Kunstharzputze, Verlegemörtel auf Epoxidbasis und Wärmedämm-Putze mit Styropor behindern Diffusion und Hygroskopizität der Wandbaustoffe, gasen Restmonomere aus und laden sich elektrostatisch auf. Als Alternativen bieten sich *Naturgips-* und *Kalkputze* sowie *Kalkmörtel* an. Anstriche mit Naturharzdispersionen sollten erst nach einer Trocknungszeit von mindestens vier Wochen erfolgen, da sich sonst Flecken bilden können.

Holzwerkstoffe

Unter Holzwerkstoffen versteht man Holzfaser- und Spanplatten, Sperrholz, Tischlerplatten und Leimbinder. Die moderne Holzindustrie produziert diese Materialien, um unerwünschte Struktureigenschaften des Vollholzes in den Griff zu bekommen – Schwinden, Quellen, Astlöcher. Die meisten Holzwerkstoffe enthalten hohe Bindemittelanteile, die auch nach dem Abbinden noch lange Zeit in die Außenluft ausgasen. Besonders die Spanplatten sind in letzter Zeit ins Gerede gekommen. Als Bindemittel werden verwendet: Formaldehyd, Isocyanat, Kunstharze, Harnstoffharze, Phenolharze und Melaminharze.

Alle diese Stoffe geben Restmonomere an die Raumluft ab. Für das gesundheitlich bedenklichste, als krebserzeugend eingestufte Bindemittel Formaldehyd gibt es inzwischen gesetzliche Regelungen. Übernommen wurde dabei der MAK-Grenzwert von 0,1 ppm für Formaldehyd (FA). Die Hersteller müssen FA als Inhaltsstoff deklarieren und angeben, welcher Emissionsklasse ihre Produkte angehören (Emission = Abgabe, Ausgasung, in diesem Falle von FA):

E 1: FA-Konzentration maximal 0,1 ppm. Diese Spanplatten dürfen unbeschichtet und unverkleidet verarbeitet werden.

E 2: FA-Konzentration zwischen 0,1 und 1 ppm. Je nach Größe müssen beide Oberflächen oder auch die Schmalseiten mit FA-dichten Beschichtungen versehen werden.

E 3: 1 bis 2,3 ppm FA zulässig. Alle Flächen müssen FA-dicht beschichtet sein.

Über einem Ausgasungswert von 2,3 ppm FA dürfen Spanplatten in Deutschland nicht auf den Markt gebracht werden.

Die Spanplatten wurden unter folgenden Bedingungen getestet: Um in die Klasse E 1 aufgenommen zu werden, darf die maximale FA-Konzentration in einem 50 m^3 fassenden und auf 50 m^2 mit Platten ausgekleideten Raum 0,1 ppm nicht übersteigen (bei 23 °C und 45% relativer Luftfeuchte), wenn eine Stunde lang nicht gelüftet wird und Fenster und Türen fest verschlossen bleiben. Diese Konzentration nimmt allerdings bei höheren Temperaturen und niedrigerer Luftfeuchte zu.

Damit haben wir erst über Formaldehyd gesprochen. Nicht sehr viel weniger problematisch scheinen die »FA-Ersatzstoffe« zu sein, zu deren Einsatz sich die Holzindustrie »gezwungen« sieht. Besonders Isocyanate sind dabei, sich einen Namen zu machen. Ärzte sprechen schon vom »Isocyanat-Asthma«, das durch eine Sensibilisierung des Atmungstraktes hervorgerufen wird.

Manchmal können wir uns des Gefühls nicht erwehren, daß die Diskussion um Formaldehyd und seine schädlichen Wirkungen in letzter Zeit von der Industrie selbst angeheizt wurde, nur um nach Jahren triumphierend zu verkünden, daß »man ja etwas für eine gesündere Umwelt tun würde« und jetzt bereit wäre, die Anwendung des Stoffes einzuschränken. Bravo, Applaus!

In der Zwischenzeit werden tausende Chemikalien, die niemals auf eventuelle Langzeitwirkungen getestet wurden, fröhlich weiter eingesetzt.

Kämpfe dieser Art wird es geben, solange der rollende Rubel verantwortliches, vorausschauendes Denken und Handeln plattwalzt. Verzeihen Sie uns diesen Satz, aber viele unserer Blicke »hinter die Kulissen«, viele persönliche Erfahrungen rechtfertigen ihn vollauf. Nur teilen wir angesichts der »Lage« weder die herrschende Resignation oder die Bitterkeit der wackeren Streiter gegen den »Fortschritt um jeden Preis«, gegen die Übertechnisierung unserer Zeit, noch teilen wir den Fatalismus und die Trägheit angesichts der fortschreitenden Umweltzerstörung.

Wir helfen, die Reihen derer zu schließen, die es genießen, in einer Zeit zu leben, die wie jede andere Zeit bis zum Rand angefüllt ist mit Herausforderungen, die sich mit Freude daran machen, die vier Säulen, auf denen unser Alltag heute ruht, ein wenig anzusägen – Gier, Faulheit, Ungeduld und Angst. Und das zuallererst bei uns selbst.

Zurück zum Thema:
Wenn Sie Spanplatten zum Innenausbau und für Möbel verwenden wollen, hier einige Tips:

◇ Verletzen Sie nicht die Beschichtungen von E-2- und E-3-Platten – sie gasen sonst stärker aus.
◇ Weichen Sie auf magnesit-, zement- oder gipsgebundene Spanplatten aus, die inzwischen sogar schon in Baumärkten angeboten werden. Zementgebundene Platten sind schwerer, aber auch weniger feuchtigkeitsempfindlich als magnesitgebundene Platten (Bezugsquellen siehe Index).
◇ Mehrmaliges Überstreichen mit Schellack kann die FA-Ausgasung reduzieren.

Gips

Gips entsteht beim Brennen von Gipsstein und wird zu Platten, Verputz oder Stuck verarbeitet. Er verfügt über gute mikroklimatische Eigenschaften wie hohe Schadstoff-Aufnahmefähigkeit und hohe Oberflächentemperatur und ist damit gut geeignet, um kalte Raumwände zu isolieren (als Gipskartonplatte). Da auch der schadstoffbefrachtete Chemiegips verarbeitet wird, sollten Sie nur Platten aus Naturgips verwenden. Nicht zu empfehlen sind Platten, die mit PVC, Schaumkunststoff oder Polystyrol beschichtet oder mit FA-Klebern furniert und mit Kunstharzen imprägniert sind, aus schon erwähnten Gründen.

Wärme- und Schalldämmung

Wärmedämmung ist dann sinnvoll, wenn die vorhandenen Wände, Decken und Böden Wärme schlecht speichern, beziehungsweise am Dach und an der Wetterseite, und wenn kein zentrales Strahlungsheizungssystem angebracht werden kann. Wärmedämmung kann von innen oder von außen erfolgen.
Folgende Dämmaterialien sollten nur an Außenseiten verwendet werden:
Dämmplatten auf Polystyrol- oder Polyurethanbasis, Dämmstoffe mit Harnstoff-Formaldehydbindung (UF-Schaum), mineralische Faserdämmstoffe aus Glas oder Stein. Die Innenraumluft könnte sonst mit FA-Gas, Styrolrestmonomeren und mineralischen Feinstäuben belastet werden. Schaumdämmstoffe sind zudem nicht sehr diffusionsfähig.

Über UF-Schäume äußerte sich das Bundesgesundheitsamt im Juni 1984: »UF-Schaum sollte erst dann zur Wärmedämmung im Bauwesen verwendet werden, wenn sichergestellt ist, daß durch die Begrenzung der FA-Freisetzung und/oder durch die ständig gesicherte Einhaltung großer Dampfdiffusionswiderstände der Bauteile keine FA-Mengen in die Innenraumluft gelangen, die den Grenzwert von 1 ppm überschreiten.«
Diese Forderung des BGA wird in den wenigsten Fällen erfüllt.
Empfehlenswerte Innenraumdämmstoffe:

◇ *Holzwolle-Leichtbauplatten* mit Magnesitbindung (Heraklith). Eignen sich für Decken, Böden, Zwischenwände, als Akustikplatten und auch für Außenwände und Fassaden.
◇ *Korkplatten* und *Korkgranulat* als Schüttmaterial für Hohlräume (guter Schallschutz, dekorative Wirkung).
◇ *Kokosfaserdämmstoffe* als Filze oder Platten (zwar im Herkunftsland mit Schädlingsbekämpfungsmitteln behandelt, bisher sind uns aber keine gesundheitlichen Schadwirkungen bekannt).
◇ *Holzweichfaserplatten* (ungeteerte Platten verwenden).
◇ *Zellulosedämmstoffe* aus Altpapier als Schüttmaterial für Hohlraumdämmung (Ein Tip: Baukalk, von oben auf das Zellulose- oder Korkschüttmaterial gegeben, verhindert Ungezieferbefall).
◇ *Gipskartonplatten*
◇ *Lehmschicht* mit Stroh oder Blähtonkügelchen.

Alle genannten Materialien wirken zugleich gut schalldämmend. Teppichböden, wie auch die weich federnden Gehbeläge Korklinoleum, Korkplatten und Kokosfaserteppiche, können zur Geh- und Trittschalldämmung beitragen. Verbessern läßt sich diese Wirkung durch nichtverklebte, an den Rändern eingespannte Bodenbeläge.

◇ Dämmaterial läßt sich auch sparen: Eine Luftschicht von 5 cm Dicke zwischen zwei Dämmschichten entspricht der Dämmwirkung einer 1 cm dicken Holzweichfaserplatte.

Dichtungen und Dampfsperren

Kritische Werkstoffe sind: Kunststoffanstriche und -folien, Montageschaum und Fugendichtmasse auf Polyurethanbasis, Stoffe mit Bitumenbeschichtung und Bautenschutzmittel auf Lösemittelbasis. Epoxidharz-Spachtelmassen sollten keinesfalls großflächig in Innenräumen verarbeitet werden. Eher empfehlenswert sind Ölpapiere, Wollfilzpappen und Feuchteschutzmittel auf Holzpech-Basis, erhältlich im baubiologischen Fachhandel.

Bewährt hat sich *Perkalor,* eine Dämmpappe aus Woll- und Zellulosefasern und Imprägniermittel: als Dampfsperre (wasserdicht, aber diffusionsfähig), zur Unterstützung schallschluckender Maßnahmen, gegen Zuglufterscheinungen bei durchlässigen Bauteilen im Innen- und Außenbereich.
Zur *Fugendichtung* eignen sich Silikon, Spachtelmasse aus Methylzellulose und Gips wie auch die früher verwendeten Dichtungsmaterialien Kokoswolle, Teerstricke aus Hanf und Holzwollezopf. Die Verarbeitung dieser »antiquierten« Materialien ist allerdings mit höherem Arbeitsaufwand verbunden.
Jede Form von Isolierung greift in die Austauschprozesse von Wärme, Feuchtigkeit, Luft und Strahlung ein. Wenn alles »dicht« ist, muß mehr gelüftet werden. Einfacher und gesünder ist es, im Wohnraum ein gewisses Maß Luftaustausch durch Ritzen und Fugen zu erhalten. Wenn dabei Zugluft auftritt, sollten Sie die Türen abdichten und die Fensterfugenlüftung beibehalten.

Leime und Klebstoffe

Hauptbestandteil von Klebstoffen sind Lösungsmittel, die weltweit jährlich in einer Menge von 140 000 Tonnen an die Umwelt abgegeben werden. Darüber hinaus enthalten viele Klebstoffe antibakterielle und pilztötende Wirkstoffe (Tapeten-, Teppich- und Parkettkleber), die in ihrer Struktur dem berüchtigen PCP ähneln. Zahlreichen Lösemitteln wurden krebserzeugende und erbgutverändernde Wirkungen nachgewiesen. In vielen Ländern steht Leim mit an erster Stelle der Suchtgifte, wobei die berauschende Wirkung beim »Leimschnüffeln« im Vordergrund steht!
Wir möchten betonen, daß eine *großflächige* Verarbeitung von Klebern in Innenräumen mit hohen gesundheitlichen Risiken behaftet ist.

- ◇ Wo es möglich ist: Nageln, verspannen oder mörteln Sie, statt nach dem Kleber zu greifen.
- ◇ Wenn Sie Kleber anwenden, sorgen Sie für gute Lüftung, und betreten Sie den Raum erst nach 24 Stunden.
- ◇ Achten Sie wie immer auf eine genaue und vollständige Deklaration der Inhaltsstoffe. In einigen Bereichen (Bodenbeläge, Tapeten) gibt es inzwischen »Bio-Klebstoffe«, die ihren Zweck gut erfüllen (zu nennen sind die Firmen Auro und Livos). Ansonsten weichen Sie soweit wie möglich auf Dispersionskleber (mit dem Aufdruck »wasserlöslich« oder »schadstoffarm«) aus.

◇ Schränken Sie den Gebrauch von »Sekunden«- und Zweikomponentenklebern ein.
◇ Bei längeren Arbeiten mit lösemittelhaltigen Klebstoffen: Jeden Hautkontakt vermeiden! Tragen Sie Schutzhandschuhe und Augenschutzbrille. Spritzer auf die Haut sollten Sie sofort mit warmem Wasser entfernen. Spritzer in die Augen sofort kräftig ausspülen, meistens ist auch ärztliche Behandlung erforderlich!
◇ Klebstoffreste gehören in den Sondermüll.

Bodenbeläge

Anforderungen, die ein Fußbodenbelag neben den genannten Kriterien Diffusionsfähigkeit etc. erfüllen soll, umfassen:
◇ Gleitsicherheit
◇ Abriebfestigkeit
◇ gute Wärmedämmung (wichtig besonders in Wohnräumen, da über die Fußsohlen viel Wärme entzogen werden kann).
◇ Verhalten bei Feuchtigkeit (im Bad Fliesen-, Keramik- oder Gummiböden).
◇ Trittschalldämmung und Schallschluckvermögen (je nach Raumnutzung von Bedeutung).
◇ Pflegeleichtigkeit
◇ Außerdem im vorigen Teil genannte Kriterien: Diffusion und Hygroskopizität (nicht bei Naßräumen), geringe Radioaktivität, Elektrostatik und Ausgasung toxischer Dämpfe.

Abzuraten ist deshalb von:
Asbest- und PVC-Belägen, Bodenbeschichtungen auf Epoxidbasis und Kunstfaser-Teppichböden mit Rückenbeschichtung.

Empfehlenswerte Materialien:
◇ *Teppichböden* aus Naturfasern ohne Rückenbeschichtung (Kokos, Sisal, Baumwolle, Wolle, Ziegenhaar, Seide). Die Rohstoffe sollten nicht mit Schädlingsbekämpfungsmitteln behandelt sein. Alle nichtsynthetischen Bodenbeläge haben gute raumklimatische Eigenschaften. Ungünstig ist die meist vorhandene Rückenbeschichtung aus Kunststoffschaum (Polyurethan, PVC usw.): Weichmacher werden an die Luft abgegeben, der Boden wird abgedichtet. Zwischen Schaumrücken und Boden entsteht ein Klima, das für Pilz- und Bakterienbefall günstig ist, der Schaumrücken zerfällt, Weichmacher werden verstärkt an die Luft abgegeben.

Bei preisgünstigen synthetischen Teppichböden werden oft stark »verunreinigte« Materialien verarbeitet.
Gesundheitlich unbedenklich sind Teppichböden mit Natur-, Latex- oder Juterückenbeschichtung.

◇ *Holzfußböden* erfüllen die Kriterien gut, je nach ihrer Oberflächenbehandlung.
◇ *Kork:* Nachteilig ist die starke Abnützung. Korkplatten, die mit Kunstharz gebunden oder mit PVC beschichtet sind, sollten nicht verwendet werden.
◇ *Linoleum* sollte kein Kunstharz enthalten. Die Fußwärme hängt ab vom Unterboden (Holz gut, Zement schlecht). Linoleum ist feuchtigkeitsundurchlässig und muß daher auf trockenem Unterboden verlegt werden.
◇ *Natursteinböden* sind äußerst strapazierfähig, aber fußkalt. Zu empfehlen sind Dolomit, Travertin oder Solnhofer Kalksteinplatten. Bei Granit und vulkanischem Gestein muß mit erhöhter radioaktiver Eigenstrahlung gerechnet werden.
◇ *Keramische Beläge* eignen sich für den Naßbereich. (Ziegelklinker, glasierte Fliesen). Besonders günstiges Feuchtigkeitsverhalten besitzt die italienische Cotto-Fliese.
◇ Von den elastischen Belägen sind *Gummibelag* oder *gewachste Korkfliesen* zu empfehlen. (Synthetischer Kautschuk gibt Restmonomere ab).

Wandbeläge

Tapeten-, Wand- und Deckenbeschichtungen sollen feuchteausgleichend und »atmungsfähig« sein und damit die »Hautfunktion« der Wände nicht beeinträchtigen. Hygroskopische Tapeten und Wandbeläge können die Luftfeuchtigkeit stabilisieren. Berücksichtigt man zudem mögliche elektrostatische Aufladungen und Ausgasungen schädlicher Stoffe, sind folgende Wandbeläge zu empfehlen:

◇ *Rauhfasertapeten* (Papiertapeten können aus PCP-haltigem Holz hergestellt sein oder Formaldehyd als Bindemittel enthalten. Unbedruckte, relativ rauhe und schwere Tapeten haben meist einen geringeren FA-Anteil).
◇ *Kork-, Gras-, Textiltapeten* mit unbehandelten Fasern und Papierkaschierung.
◇ Kokos-, Sisal-, Mais-, Wollbeläge etc. (unbehandelte Fasern, keine synthetisch abgesperrte Rückseite).
◇ *Wandbespannungen* aus Baumwolle, Jute, Nessel, Leinen, Bast.

◇ *Naturharzgebundene Korkplatten* und Verbretterungen aus unbehandeltem Holz.

Natürliche Materialien nützen wenig, wenn ihre Poren durch Kunstharzfarben oder -leime und Kunststoffkleber verschlossen werden. Alternative Anstrichmöglichkeiten sind Kreide-, Kalk-, Kaseinfarben und Dispersionsfarben auf natürlicher Basis. Als Klebstoff ist Glutinleim (= Zellulosekleister) geeignet. Glutinleim kann mit Kreide, Kalk und Farben gemischt und als Wandanstrichfarbe verwendet werden. Er ist in Farbengeschäften als Pulver erhältlich.

Auch Naturfasern werden kaschiert, das heißt auf einem Trägermaterial befestigt. Zwei Methoden sind üblich: Die praktisch »dichte« Polyethylenkaschierung und die luftdurchlässigere Dispersionskaschierung. Erkundigen Sie sich beim Kauf, ob den Tapeten und Klebern Fungizide zugesetzt wurden, um einem Pilzbefall der Wand vorzubeugen. Solche Materialien sind nicht zu empfehlen. Abzuraten ist außerdem von: Hochglanzbedruckten und kunstharzbeschichteten Tapeten, Kunststofftapeten, Lack- und Metallictapeten, Tapeten aus Schaum-Vinyl, Polystrol-Hartschaumplatten und Wandbeschichtungen auf Polyurethanbasis.

Farben und Lacke

Synthetische, kunststoffhaltige Farben und Lacke »versiegeln« die behandelten Oberflächen, ein erwünschter Effekt, wenn es um hohe Strapazierfähigkeit und Rostschutz geht. Dies ist jedoch meist nur im Außenbereich der Fall, großflächige Versiegelung von Innenraumflächen kann das Raumklima beträchtlich verschlechtern. Neben einer Blockierung der Atmungseigenschaften der lackierten Flächen kommt es zur elektrostatischen Aufladung und zur Ausgasung von Restmonomeren. Die meisten Lacke enthalten hohe Anteile (Nitrolacke bis 75%, Kunstharzlacke bis 50%) giftiger Lösungsmittel. Am stärksten gasen sie während und unmittelbar nach der Verarbeitung aus, später nimmt die Luftbelastung zwar schnell ab, erreicht aber erst bei vollständiger Trocknung den Wert Null. Wir empfehlen wasserlösliche Lacke und Farben, die allerdings etwas weniger widerstandsfähig sind, längere Trocknungszeiten besitzen und weniger gut decken.

Die Farbstoffe in Lacken enthalten hohe Mengen Cadmium, Blei, Chrom, Kupfer, Kobalt, Arsen und Zink – durchwegs gesundheitlich bedenkliche Stoffe.

Acryllacke haben einen geringeren Lösemittelanteil und sind wasserlöslich, eine gute Alternative.
Dispersionswandfarben enthalten nur 1–2% organische Lösungsmittel und einen geringen Restmonomergehalt, sind also durchaus zu empfehlen.
Achten Sie beim Kauf auf das blaue Umweltzeichen (siehe Seite 210). Auch Lacke mit diesem Zeichen enthalten giftige Stoffe:

◇ Kaufen Sie deshalb keine Farben, deren Inhaltsstoffe nicht genau angegeben sind.
◇ Beachten Sie aufgedruckte Hinweise und Warnsymbole (bei Spritzarbeiten immer Atemschutzmaske verwenden).
◇ Lüften Sie während und nach den Anstricharbeiten gut.
◇ Auch wasserlösliche Produkte mit dem Umweltzeichen gehören in den Sondermüll.

Zahlreiche Anstricharbeiten können Sie sich sparen, wenn Sie dauerhafte Lösungen anwenden: beispielsweise Holz- oder Korkverkleidungen für Küchenwände.
Viele synthetische Farben und Lacke lassen sich heute durch Naturprodukte ersetzen:

◇ *Naturharzlacke, Schellack:* Auch für Metallanstriche (für Heizkörper einen wärmebeständigen Lack verwenden). Auch natürliche Lacke und Lasuren enthalten Lösungsmittel (natürliche), die aber als nicht so schädlich angesehen werden wie synthetische. Ein Beispiel ist Terpentinöl, das als allergieauslösend, haut- und schleimhautreizend bekannt ist. Eine Einatmung der Dämpfe ist zu vermeiden, gute Lüftung bei der Verarbeitung wichtig.
  Naturharzlacke und Lasuren laden sich elektrostatisch auf und versiegeln die Oberflächen (wie Kunstharzlacke). Daher möglichst nur kleinflächig anwenden. Die Verwendung von Bienenwachs und Leinöl könnte viele Lackierungen einsparen helfen (s. Holzbehandlung).
◇ *Naturharzdispersionsfarben* sind sehr gut für den Innenanstrich auf Mauerwerk, Putz und Tapete geeignet, mit Naturfarben abtönbar und wisch- und waschfest.
◇ *Natur-Binderfarben* sind gut deckfähig, wisch-, aber nicht waschfest.
◇ *Naturkreide-Leimfarben* (s. a. Tapeten) sind gleichfalls nur wischfest.
◇ *Sumpfkalk* wird durch die Zugabe von 3% Leinöl oder Casein wischfest.
◇ *Pflanzenlasurfarbenanstrich:* Grundierung mit weißen Caseinfarben, die vollständig austrocknen müssen, dann ein- bis zwei-

maliger Lasurfarbenanstrich. Pflanzenfarben wirken eher gedeckt, nicht so grell wie synthetische Farben.
Alle erwähnten Wandfarben sind mit Pflanzen- oder Erdfarben abtönbar. Bei Nachbehandlungen sollten nur gleiche oder verwandte chemische Produkte benutzt werden, da sonst zuwenig Bindefestigkeit besteht.
Jede Anstrichart ist möglich, wenn die Wandfarbe vor einem Erneuerungsanstrich restlos mit heißem Wasser oder Seifenlauge abgewaschen wird.
Kreide-Leim und Naturbinderfarben sollten bei Renovierungen immer abgewaschen werden. Sie sind nur wischfest und können daher abblättern.
Kasein- und Leimfarben können durch Mauerfeuchtigkeit zerstört werden und neigen bei Feuchte zu Schimmelpilz- und Bakterienbefall. Daher nur auf trockenem Grund streichen (Vorsicht – Neubaufeuchte!).
Vorzuziehen sind Kalkfarbenanstriche, die gegen Schimmelbefall wenig gefährdet sind und gleichzeitig desinfizierend gegen Bakterienbefall wirken. (Wichtig für Allergiker).

Lösungsmittel

Neben dem unschädlichen Lösungsmittel Wasser gehören in diese Gruppe die organischen Lösungsmittel, die schnell an die Luft verdampfen und – vor allem bei unsachgemäßem Umgang – zu Vergiftungserscheinungen führen können.
Neben dieser akuten Belastung des Heimwerkers bleibt eine geringe, aber lange Zeit andauernde Ausgasung. Einige organische Lösungsmittel gehören neben den Holzschutzmitteln zu den giftigsten chemischen Stoffen.

Im Bereich Heimwerken-Haushalt finden Lösungsmittel Verwendung in:
Lacken, Verdünnern für Farben und Lacke, Pinselreinigern, Klebstoffen, Abbeizmitteln, Fleckentfernern, Imprägniermitteln, Fußbodenpflegemitteln, Möbelpolituren, Fensterreinigern, Mitteln zum Tilgen von Tippfehlern, Nagellackentfernern usw.
Zu ihren Inhaltsstoffen zählen: Aceton, Alkohole, Benzol, Chloroform, Dichlorethan, Methylenchlorid, Perchlorethylen (Per), Terpentinöl, Tetrachlorkohlenstoff (Tetra), Toluol, Xylol, Trichlorethan, Trichlorethylen (tri).

Tips und Hinweise

◇ Soweit wie möglich auf natürliche und emissionsarme Stoffe ausweichen (z. B. wasserlösliche Lacksysteme).
◇ Informieren Sie sich vor der Anwendung genau über mögliche Risiken, und halten Sie sich strikt an die Gebrauchsanweisung.
◇ Wir wiederholen uns gerne: Gute Lüftung während und nach den Arbeiten ist besonders wichtig!
◇ Bei Schwindelgefühl, Kopfschmerzen oder Übelkeit sofort die Arbeit einstellen, ins Freie gehen und durchatmen.
◇ Kein offenes Feuer während der Arbeit (Kamin, Zündflamme des Gasboilers, Rauchen)! Viele Lösungsmittel sind entflammbar. Uns sind Fälle bekannt, wo Boilerzündflammen das Lösemittel eines im Bad verwendeten Haarsprays zur »Verpuffung« brachten und zu Hautverbrennungen führten.
◇ Lösemitteldämpfe nicht direkt einatmen, Hautkontakt vermeiden (Schutzhandschuhe, Schutzbrille).
◇ Nie mit Lösemitteln die Hände reinigen (sie können über die Haut aufgenommen werden)! Farbflecke mit Olivenöl oder einer fetthaltigen Salbe einreiben, dann mit Seife entfernen.
◇ Trinken Sie während der Arbeit keinen Alkohol, die Wirkung verstärkt sich.
◇ Arbeiten Sie mit möglichst kleinen Mengen.
◇ Lacke, Farben, Pinselreiniger, Abbeizer und dergleichen nach Gebrauch fest verschließen, kindersicher und kühl lagern. Lackdosen kurze Zeit auf den Kopf stellen, um Austrocknung und damit Ausgasung zu verhindern.
◇ Reste organischer Lösungsmittel gehören auf den Sondermüll. Lassen Sie vorher Farben und Lacke an der Außenluft austrocknen.

Holzbehandlung

Auch ohne jede »Sonderbehandlung« ist der edle Werkstoff Holz haltbar und schön, zumindest gilt dies für die meisten Anwendungsbereiche in Innenräumen. Falsche oder überflüssige Behandlung verringert die natürlichen Holzqualitäten – Atmungsfähigkeit, Wärmedämmung, elektrische Neutralität.
Glattgeschliffenes, feinporiges Holz, das geringer Beanspruchung ausgesetzt ist, bedarf keinerlei Behandlung (Holzdecken, Verkleidungen). Rauhe Oberflächen (Rohholz) sind staubempfindlich und

sollten geschliffen und gewachst oder lackiert werden (besonders bei allergieempfindlichen Personen).
Das A und O bei der Holzbehandlung ist die ausreichende Trocknung (etwa 10% Holzfeuchte ist ein akzeptabler Wert), sonst kann es zu Fugenbildung, Rissen, Verwerfungen und Schimmelbildung kommen.
Bewährt hat sich bei höher beanspruchten Holzflächen (etwa Holzböden) eine kombinierte Behandlung:

◇ Einlassen der Fläche mit einem dünnflüssigen Öl (Holz- oder Leinöl, je nach Dicke mit bis zu 50% Balsamterpentinöl verdünnt). Nach dem Trocknen schleifen und entstauben.
◇ Nach dem Einziehen der Grundierung (10–20 Stunden) mit einem geeigneten Bienenwachs behandeln: weiches Wachs für weniger strapazierte Böden, mittelhartes bis hartes Wachs für stärker beanspruchte Holzparkettböden, Holztreppen und dergleichen.
Sie erreichen damit eine hohe Griffbeständigkeit, ohne die Diffusionsfähigkeit zu behindern und die Fläche elektrostatisch aufladbar zu machen.
Wenn Sie nach und nach auf natürliche Holzbehandlungsmethoden »umsteigen« wollen, hier nun einige Tips und Hinweise. Selbstverständlich müssen hierzu vorhandene Altanstriche entfernt, beziehungsweise angeschliffen werden.
◇ *Fenster:* Vorhandene Anstriche ab- oder glattschleifen, nach Bedarf spachteln, kitten, dichten und trocknen lassen. Es folgt die Grundierung mit Naturharzöl oder -vorstrichfarbe. Wenn der erste Anstrich getrocknet ist, mit feinem Schleifpapier glätten und zwei Anstriche mit Naturharzlack folgen lassen. Innen sollten Sie einen Anstrich mehr setzen, wenn sich im Raum viel Wasserdampf entwickelt (Bad, Küche, Blumenfenster). Sonst wirft der Lack außen Blasen aufgrund des Dampfdruckgefälles. Neue Fenster sollten vor dem Anstrich imprägniert werden (s. Holzschutz). Offenporig können Fenster nach dem Grundieren zweimal mit Lasurfarbenanstrich gestrichen werden. Zum UV-Schutz (gegen Vergrauung) bei den Fensteraußenseiten Lasuren mit dunkleren Pigmentierungen verwenden (verschiedene Erd- oder Mineralfarben, Catechu, Sandelholz). Renoviert werden sollte je nach Witterung außen etwa alle 2–4 Jahre durch Nachstreichen mit pigmentierter Lasur.
◇ *Für Türen oder Wandteile,* die stark verschmutzt werden, genügen Anstriche mit Leinöl, Firnis, Harzlasuren (z. B. Lärchenharz) und Bienenwachs- oder Naturharzlackbehandlung.

◇ *Möbel:* Grundieren mit einem entsprechenden Öl, schleifen, dann entweder weiches Bienenwachs (Streichbalsam) oder zweimaliger Anstrich mit Lasur oder Naturharzklarlack (Schellack). Arvenklarlack schützt gegen Motten. Zwischen den verschiedenen Anstrichen fein schleifen.
◇ *Stühle* eignen sich nicht zum Wachsen (klebrige Sitzflächen), sie können mit Lasur oder Lack behandelt werden.
◇ *Stärker beanspruchte Möbel* (z.B. Tischplatten) sollten lackiert oder vor dem Wachsen (mittelhartes Wachs) grundiert werden (Leinölfirnis und Terpentinöl im Verhältnis 1:1 mischen). Insgesamt sollten möglichst wenige Flächen lackiert werden, da es sonst zu verstärkter elektrostatischer Aufladung kommt. Außerdem sind lackierte Teile nicht mehr hygroskopisch wirksam, das heißt am Feuchteausgleich im Innenraum beteiligt.
◇ *In Feuchträumen* (Bad) ist eine Kombination aus Grundieröl und Bienenwachs meist ausreichend. Ist die Holzverkleidung ausreichend hinterlüftet und der Raum ausreichend beheizt und gelüftet, kann ein Holzschutz entfallen. Andernfalls können Sie die Rückseite von Wand- und Deckenverkleidung mit einem Holzschutzmittel (Borax, s.S. 205) imprägnieren.
◇ Falls Sie das *Holz tönen* wollen, sind Farb- oder Wachsbeizen aus Pflanzen- und Rindenfarben, aus Sandelholz, Catechu, Nußschalen, Zwiebelschalen oder Avocado zu empfehlen.
◇ Als *Beizen* wird auch das Abbeizen oder Ablaugen alter Lackschichten bezeichnet. Für die Umwelt unschädlich, in der Handhabung allerdings gefährlich (nicht nach der Verarbeitung!) sind Salmiak-, Kali- oder Natronlauge. Arbeiten Sie mit Gummihandschuhen und Schutzbrille, diese Laugen wirken noch in einer Konzentration von 1–2% stark ätzend. Spritzer auf die Haut mit Wasser abwaschen. Kindersichere Lagerung!
◇ Rezept für einen *Abbeizer:* Ein Kilogramm ungelöschten Kalk, ein Kilogramm Pottasche und einen Eimer feines Sägemehl zu einem dicken Brei anrühren (ungelöschten Kalk nicht in die Augen bringen, Schutzbrille!). Dann dick auf die Lackschicht auftragen und nach etwa vier Stunden zusammen mit der Lackschicht abspachteln (der Brei ist mehrere Male verwendbar). Zum Abschluß gründlich mit Wasser abwaschen. Zur Neutralisierung die Fläche mit verdünnter Essigsäure einreiben und nochmal abwaschen.
◇ Am ungiftigsten, aber mühsam, ist das mechanische Entfernen alter Lackschichten durch Hobeln oder Schleifen (keinen Schleifstaub einatmen).

◇ *Fußbodenpflege:* Schmutzflecken lassen sich mit Seife und Sodalauge beseitigen, starke Flecken mit Terpentinöl (lüften!). Etwa zweimal pro Jahr mit Bohnerwachs (Bienenwachs mit etwas Balsam-Terpentinöl) nachpflegen. Eine gelegentliche Reinigung mit Wachsbalsam-Reiniger nimmt den Schmutz und ergänzt die Wachsschicht.

◇ *Möbelpflege:* Zur Nachpflege eignen sich das genannte natürliche Bohnerwachs, Bienenwachsbalsam und verschiedene natürliche Polituren (Hersteller siehe Index). Arvenöl oder Arvenpolitur schützt gleichzeitig vor Motten. Bei leichteren Verschmutzungen – Staubwischen, bei stärkeren – heißes Wasser und Sodalauge.

Noch ein paar Worte zum Universalmittel *Bienenwachs,* das seit Jahrtausenden im Haushalt verwendet wird. Man besinnt sich in letzter Zeit wieder auf seine wertvollen Eigenschaften:

◇ Nur geringe Reduzierung der Material-Atmungsfähigkeit.
◇ Feuchtehemmend, trotzdem werden die hygroskopischen Eigenschaften des Holzes nicht verringert.
◇ Elektrisch neutral, wirkt antistatisch.
◇ Gleitsicher.
◇ Angenehmer Geruch und dezenter Glanz.
◇ Vermindert die Rißbildung im Holz.
◇ Beständig gegen Chemikalien und Verschmutzung.
◇ Relativ wirtschaftlich.

Bienenwachs müssen Leinöl, Balsam-Terpentinöl etc. als Lösungsmittel zugegeben werden, sonst läßt es sich kaum einreiben. Voraussetzung bei der Verarbeitung sind trockene, glatt gehobelte und geschliffene Flächen. Das Wachs muß dann mit einem nichtfasernden Baumwoll- oder Leinenstoff oder mit einer mittelharten Bürste fest in Richtung der Holzfaser eingerieben werden, so lange bis es gleichmäßig verteilt ist und alle Poren gefüllt sind. Nach der Eintrocknung (1–3 Tage) mit einem trockenen, nichtfasernden Lappen die noch stumpfen gewachsten Flächen abreiben, glätten und anschließend polieren, bis kein Widerstand mehr zu spüren ist.

◇ *Hartes Wachs* kann in einem Wasserbad auf 40–50 Grad Celsius erwärmt und dann wie weiches Wachs aufgetragen werden, auf: Parkettböden, Holzpflaster, Möbel, Fenster (innen), außerdem auf Linol- und Steinböden. Bei Kunststoffböden senkt es die elektrostatische Aufladbarkeit. Während der Behandlung sollte die Holzoberflächentemperatur etwa 20 Grad betragen.

◇ *Mittelhartes Wachs* läßt sich bei 20 Grad (Wachs und Oberfläche) kalt auftragen und eignet sich für: Türen, Möbel, Fenster (innen), Bilderrahmen etc.

◇ *Weiches Wachs* läßt sich ohne Erwärmung mit Lappen oder mittelharten Bürsten auftragen: Wand- und Deckenverkleidungen aus Holz, Nachpflege von Holzgegenständen.
◇ *Naturnahe Lösungsmittel* sind Balsam-Terpentinöl, echte Alkohole und Citrusfruchtschalenöle. Sie werden, wie gesagt, zum Verdünnen von Bienenwachs oder Ölgrundierungen, auch für Lasuren und Naturharzlacke gebraucht. Einige dieser Öle enthalten das schleimhautreizende Toluol. Balsam-Terpentinöl kann über die Atemwege zu Vergiftungserscheinungen führen – daher ist bei den Arbeiten gut zu lüften, bis das Wachs ganz eingetrocknet ist (dann ist der Hauptteil des Lösungsmittels verdampft).

Holzschutzmittel

Chemische Holzschutzmittel sind hochwirksame Gifte zur Abtötung und Abwehr von Insekten, Fäulnisbakterien und Pilzen. Das Bundesgesundheitsministerium rät aus gesundheitlichen Gründen dringend davon ab, Holzschutzmittel mit folgenden Inhaltsstoffen in Innenräumen zu verwenden: Endosulfan, Lindan, PCP, Quecksilber- und Tributylzinnverbindungen. Nach der Giftstoffverordnung der Bundesländer müssen diese Wirkstoffe auf den Etiketten ausgewiesen sein.
Der beste Holzschutz ist Trocknung! Unter 18% Holzfeuchte ist kein Pilzbefall, unter 10% kein Befall mit Holzschädlingen mehr möglich.
Vor allem in Naßräumen ist deshalb eine gute »Hinterlüftung« von Holzbauteilen und Verkleidungen nötig. Die Luft hinter diesen Bauteilen muß senkrecht zirkulieren können.

Die Oberflächen sollten hier mit Lasuren behandelt werden (siehe Holzbehandlung). Wassersammelnde Ecken, Nuten und Kanten sind zu vermeiden. Wenn Sie dann noch ausreichend lüften, erhöht sich die Luftfeuchtigkeit nur kurzfristig, das Holz bleibt trocken.
Wenn Sie einen vorsorglichen Holzschutz in Innenräumen in Betracht ziehen, sollten Sie Borax verwenden, ein für den Menschen kaum schädliches Desinfektionsmittel mit guten pilz-, bakterien- und insektentötenden Eigenschaften.
Lösen Sie Borax (Natriumtetraborat, in der Apotheke erhältlich) in Wasser auf und tragen Sie eine 8–10-prozentige Lösung zweimal heiß auf. Feuchten Sie trockenes Holz vorher an, um die Eindringtiefe zu erhöhen. Imprägnieren Sie nach der Trocknung alle Risse.

Borax kann über die Haut, die Schleimhäute und kleine Wunden aufgenommen werden: Tragen Sie deshalb Gummihandschuhe! Während und nach der Prozedur gut lüften, direktes Einatmen vermeiden, Schutzbrille tragen!
Einige »Bio-Anbieter« empfehlen Holzessig gegen Schimmelbefall. Er enthält jedoch Kohlenwasserstoffe, die gesundheitlich nicht unbedenklich sind. Essigsäure ist genauso geeignet (ätzend, schleimhautreizend, nicht einatmen).
Grundsätzlich sollten Sie Holz nicht vorbeugend, sondern nur bei tatsächlichem Befall behandeln.
Wenn die Methode nicht anschlägt, ziehen Sie einen Fachmann zu Rate. Fachfirmen bieten an:

◇ *Heißluftbehandlung:* völlig ungiftig, auch bei Kleinmöbeln gut wirksam.
◇ Behandlung mit synthetischen *Pyrethroiden* (Permethrin und ähnliches), die zunehmend die Lindangruppe ersetzen und als Basis den Grundstoff des Bienengiftes enthalten. Nur notfalls verwenden, noch nicht ausreichend erforscht.

Ein wichtiger Hinweis: Schauen Sie Handwerkern, die Sie in Ihren Innenräumen beschäftigen, auf die Finger. Bestehen Sie auf der Verwendung unschädlicher oder gering schädlicher Mittel. Für die Verarbeitung von Holzschutzmitteln gelten die gleichen Vorsichtsmaßregeln wie bei der Anwendung von Lösungsmitteln.
Bis heute wurde kein wirksames Verfahren gefunden, um die Ausgasung giftiger Holzschutzmittel zu unterbinden. Die PCP-Halbwertszeit beträgt 12 Jahre, so daß es trotz des zwischenzeitlichen Verbots immer noch in vielen Wohnräumen vorhanden ist.
Wenn Sie den Verdacht haben, unter einer Raumluftbelastung durch Holzschutzmittel zu leiden, schreiben Sie an die:

Interessengemeinschaft für Holzschutzmittel-Geschädigte e. V.
Unterstaat 14 D-5250 Engelskirchen

Möbel und Einrichtungsgegenstände

Auch beim Kauf von Möbeln und Einrichtungsgegenständen sollten Sie auf die Verwendung möglichst hochwertiger Materialien achten: Holz, Kork, Baumwolle, Leinen, Wolle, Glas. Auch bei der Auspolsterung von Sitzmöbeln: Roßhaar, Schaf-, Kamel-, Ziegenwolle. Da in den meisten Wohnungen noch Möbel aus Spanplatten älteren Datums in Gebrauch sind (mit FA gebunden), ist gute Lüftung besonders wichtig.

◇ Seit dem 1.1. 1983 ist die Verwendung von Cadmium bei der Herstellung von Kunststoff-Haushaltsartikeln (Geschirr, Spielwaren) verboten. Gegenstände älteren Datums (vor allem mit den Farben Rot, Gelb und Orange, aber auch viele Importartikel, enthalten das giftige Schwermetall weiterhin.
Saure Lebensmittel – Essig, Wein, Kompott, Sauerkraut, Marinade – können es aus den Oberflächen herauslösen. Der ständige Gebrauch solcher Artikel kann zu einer erheblichen Schwermetallbelastung führen, selbst wenn im einzelnen die vorgeschriebenen Grenzwerte eingehalten werden.
◇ Keramikgegenstände (besonders aus dem Fernen Osten) enthalten hohe Mengen Cadmium in der Glasur, das besonders bei Rissen abgegeben wird.
◇ Noch 1985 enthielten ein Drittel aller »Fingerfarben« für Kinder hohe Mengen von Schwermetallen (Marken wurden leider nicht veröffentlicht). Achten Sie auf die Herstellergarantie, daß keine Schwermetalle enthalten sind.

Putz- und Reinigungsmittel

Ein leichtes Grausen kann einen schon überkommen, wenn man heute das typische Reinigungs- und Putzmittelsortiment einer Hausfrau oder eines Hausmannes der westlichen Zivilisation untersucht, und unwillkürlich muß man an mittelalterliche Giftküchen denken...
Hier ist jedoch nicht der richtige Ort, um eine Abhandlung über die Psychologie der »Überhygienisierung«, volkstümlich »Putzwahn« genannt, zu schreiben. Wir möchten es lieber praktisch formulieren.
Vier Artikel sind nötig, um für ausreichend Sauberkeit und Hygiene in Innenräumen zu sorgen:
◇ Ein *tensidhaltiges Mittel* (Handspülmittel, Schmierseife oder ein milder Allzweckreiniger) zur Reinigung von Küche, Bad, WC, Fliesen, Flecken und Teppichböden.
Auf dem Markt sind inzwischen zahlreiche biologisch abbaubare Mittel erhältlich, häufig auf der Basis von Zitronensäure und pflanzlichen Lösungsmitteln.
◇ Ein *Scheuerpulver.*
◇ Verdünnte *Essigsäure* oder *reiner Zitronensaft* zur Beseitigung von Kalkflecken, zum Entkalken und zur WC-Beckenreinigung.
◇ Eventuell *Spiritus* für Fenster, Spiegel und besonders hartnäkkige Flecken.

Ein paar nützliche Tips

Spezialfleckenmittel sind meistens unnötig und zudem hochgiftig. Meistens hilft Reinigungsbenzin (gut lüften!).

◇ *Farbflecke:* Mit Reinigungsbenzin betupfen, trocknen lassen, ausbürsten.

◇ *Rotweinflecke:* Mit Saugpapier abtupfen, mit Salz abdecken, trocknen lassen, dann abbürsten und auswaschen.

◇ *Blutflecke:* In kaltem Wasser mit Waschmittel vorweichen, dann waschen (auch bei Kakao- und Obstflecken).

◇ *Filz- und Kugelschreiberflecke:* Auf ein Tuch etwas Spiritus oder 90-prozentigen Alkohol geben und ausreiben.
Flecken sollten Sie grundsätzlich sofort behandeln.

◇ *Leder- und Imprägniersprays* nur im Freien verwenden. Bitte verzichten Sie auf Treibgassprays, Pump- oder Druckluft-Spraydosen tun es auch.

◇ *Sogenannte »Luftverbesserer«* verdienen ihren Namen nicht. Lesen Sie zu diesem Thema das Kapitel »Düfte«.

◇ Zur *WC-Reinigung* genügt ein Allzweckreiniger und die mechanische Reinigung mit Bürste und Scheuermittel. Essigwasser beseitigt Kalk- und sonstige Ablagerungen. Besondere Vorsicht ist bei der Verwendung eines Allzweckreinigers in Verbindung mit einem speziellen WC-Reiniger geboten: Es können sich giftige Chlorgase bilden.

◇ Achten Sie auf die genaue Angabe von Inhaltsstoffen. Der Aufdruck »Formaldehydfrei« bedeutet oft nur, daß der gerade publik gewordene Schadstoff durch andere Chemikalien ersetzt worden ist.

◇ Die Verwendung aggressiver *Backofensprays* können Sie sich sparen, wenn öfter mit warmem Wasser und einem Scheuermittel oder mit Sodalösung eingeweicht und dann geschrubbt wird. Vorsicht: Sie könnten dabei ins Schwitzen kommen.

◇ *Desinfektionsmittel* sind im Haushalt so gut wie überflüssig. Wenn Sie jedoch mit ihrer Anwendung ruhiger schlafen, genügt auch Essigwasser oder einige Tropfen ätherisches Öl (Zeder, Nelken, Thymian oder Zimt) in einem wassergefüllten Pumpsprüher.

Da für *Haushaltsinsekten- und Pflanzenschutzmittel* kein ausreichender gesetzlicher Schutz besteht, sollten Sie auf bewährte natürliche Methoden ausweichen:

◇ *Brennesselbrühe:* Blätter einen Tag lang ziehen lassen, zusammen mit einem Stückchen Kernseife. Pflanzen damit absprühen.

Tabakbrühe: Tabak einer halben Zigarette fünf Stunden lang in Wasser einweichen (1 Liter), abgießen und versprühen.

◇ Als relativ ungiftig gilt das im Handel erhältliche *Pyrethrum,* ein Bienengiftpräparat.

◇ Um Fliegen zu vertreiben, spicken Sie einige Orangen oder Zitronen mit ganzen Nelken. Hilft und duftet obendrein.

Waschmittel

Wenn man endlich bei Umweltschäden und -belastungen und ihrer Beseitigung das Verursacherprinzip anwenden würde und jeder Fabrikant die Kosten übernehmen müßte für die Folgen seines Tuns, dann wären die Krankenkassenbeiträge nur noch halb so hoch, und unsere modernen Waschmittel würden das Drei- bis Vierfache kosten. Gewässerschutz und Zunahme von Allergien stehen im Vordergrund der kritischen Diskussion und bilden die Basis unserer Empfehlungen.

Zahlreiche Substanzen in konventionellen Waschmitteln belasten und überdüngen unser Wasser: Tenside, Enzyme, Bleichmittel, Phosphate. Inzwischen »verbesserte« Waschmittel, die sich womöglich mit dem Inflationswort »Bio-« schmücken, enthalten zwar keine Phosphate mehr, aber immer noch genügend belastende Substanzen.

Die geringsten Umweltschäden verursacht *reine Seife.* Sie kann von Mikroorganismen gut abgebaut werden, da ihre chemische Struktur gegenüber dem Ausgangsstoff – pflanzliche und tierische Fette und Öle – nur wenig verändert ist. In den meisten Gegenden Deutschlands bedarf es allerdings noch eines wasserenthärtenden Zusatzes, da sonst die Wäsche und die Waschmaschine in kurzer Zeit verkalken.

Zahlreiche biologische Waschmittel basieren auf Seife mit dem enthärtenden Zusatz Zeolith A und einigen anderen Zusatzstoffen. Testen Sie doch mal!

Übrigens: Pfeifen Sie auf den Aufdruck »Biologisch abbaubar«. Das gilt nämlich für nahezu alle Waschmittel, auch die phosphathaltigen. Da steht nämlich nichts über die Abbauzeit und über das, was während dieser Zeit geschieht in unserem wichtigen Lebensmittel Wasser. Seife wird am raschesten abgebaut.

Entscheidungshilfen

Der blaue Engel

Im Jahre 1977 führten der Bundesminister des Inneren und die Umweltminister der Länder ein Umweltemblem ein, um die Herstellung von Produkten zu fördern, die unsere Umwelt weniger belasten, und um dem Verbraucher die Möglichkeit zu geben, sie leicht zu identifizieren.

Das Zeichen vergibt eine unabhängige »Jury Umweltzeichen« für jeweils drei Jahre. Ausgezeichnet werden nur solche Produkte, die im Vergleich zu Konkurrenzprodukten über besondere Umweltschutzvorteile verfügen. Das hat zur Folge, daß beispielsweise Dispersionsfarben, die maximal 1–2% Lösungsmittel enthalten und als schadstoffarm bezeichnet werden können, nicht ausgezeichnet werden. Diese Farben haben keine Konkurrenzprodukte mit höherem Schadstoffgehalt, sie erfüllen also das Vergabekriterium nicht! Das Zeichen ist nicht unproblematisch. Viele Käufer setzen nämlich das Zeichen gleich mit absoluter Umweltverträglichkeit.
Beispiel *Lacke:* Das Zeichen wird vergeben, wenn
- ◇ ein Lack keinen der bekannten krebserregenden Stoffe enthält,
- ◇ nach der »Arbeitsstoffverordnung der Betriebe« kennzeichnungspflichtige Stoffe (gesundheitsschädlich, ätzend, reizend, brennbar etc.) nur zu einem Anteil von bis zu 50% der kennzeichnungspflichtigen Grenzwertkonzentration enthalten sind,
- ◇ der Lösemittelanteil (organische Lösemittel) maximal 15% ist,
- ◇ Lack in Spraydosen keine Fluorkohlenwasserstoffe als Treibgas enthält (zerstört die Ozonschicht der Erde).

Das ist zwar eine Verbesserung gegenüber vielen anderen Produkten, aber die verwendeten Ersatzstoffe sind zum größten Teil nicht auf ihre Langzeitwirkung untersucht. Viele Hersteller von Biolak-

ken und anderen Produkten, die die gesetzten Normen weit unterbieten oder gar schadstoffreie Produkte anbieten, lehnen es ab, sich um den »blauen Engel« zu bewerben, um nicht mit weit belasteteren Produkten in »einen Topf geworfen« zu werden.
Einige Firmen haben inzwischen ihre Produkte mit selbstgebastelten, dem Umweltengel ähnlichen, Zeichen versehen, die keinerlei Aussagekraft über die Qualität der jeweiligen Produkte haben. Begriffe wie »Bio-Produkt«, »umweltschonend«, »biologisch-organisch«, »der Umwelt zuliebe«, »Natur-Produkt« sind völlig ungeschützt, jeder kann sie verwenden, sie dienen vielfach nur der Werbewirksamkeit. Es fehlte nur noch, daß Autofirmen vom »biodynamischen Kabrio« sprechen, weil sein Motor bleifreies Benzin verträgt...

◇ Der Umweltengel ist eine Hilfe bei der Kaufentscheidung. Eine Garantie für Qualität ist er nicht.
◇ Achten Sie auch bei natürlichen Produkten auf die Deklaration sämtlicher Inhaltsstoffe. Aussagen wie »Garantiert frei von PCP (Lindan, FA etc.)«, sagt dem vernunftbegabten Kunden etwa soviel wie die Aufschrift »Frei von Zyankali« auf einer filterlosen Zigarette.
◇ Wirtschaft reagiert auf Nachfrage. Je öfter Sie auf genauen Auskünften und qualitativ guten Produkten bestehen, desto eher werden die Hersteller bereit sein, ihre Produkte zu verbessern.

Eine Liste der Firmen, die mit dem Umweltengel ausgezeichnet wurden, erhalten Sie beim

Umweltbundesamt
Bismarckplatz 1, D-1000 Berlin 33

Identifikation gefährlicher Arbeitsstoffe

Eine weitere Entscheidungshilfe beim Kauf sind die offiziellen Gefahrensymbole-, Stoff- und Giftklassen. Lacke, Klebstoffe, Reinigungsmittel, Spraydosen und viele weitere Produkte enthalten darüberhinaus im »Kleingedruckten« Symbole und verschlüsselte Informationen (Ziffern und Buchstaben). Sie dienen dem Arbeitsschutz in Betrieben und sind nicht als Verbraucherinformation gedacht.
Bei der Kennzeichnung gefährlicher Stoffe sind in der Hauptsache akute Schäden und Vergiftungsmöglichkeiten berücksichtigt. Generell raten wir von einer Anwendung solcher Stoffe in Innenräumen ab.

Giftklassen nach der »Verordnung für gefährliche Arbeitsstoffe«:

Klasse 1 und 2: Gefährlichste bekannte Chemikalien.
Kennbuchstabe T = giftig!
und/oder Totenkopfsymbol

Klasse 3: schwächere Gifte
C = ätzend
Xn = gesundheitsschädlich
Xi =reizend

In der Schweiz gibt es auch noch die Klassen 4 und 5, bei uns werden sie jedoch als ungefährlich eingestuft.

*Gefahrensymbole**

Giftig

Sehr giftige Chemikalien
Nach Einatmen von Dämpfen, Verschlucken oder Aufnahme über die Haut können erhebliche, irreparable Gesundheitsschäden oder der Tod eintreten. Beispiel: PVC, Anilin, Nitride, Phenole, Formalin, Lindan, Methylisocyanat, Fluor, Thallium usw. Einatmen und Hautkontakt unbedingt vermeiden. Bei Beschwerden sofort den Arzt aufsuchen.

Gesundheitsschädlich

Gesundheitsschädliche Chemikalien
Bei Aufnahme in den Körper, vor allem bei Langzeiteinwirkung, können erhebliche Beschwerden und chronische Krankheiten auftreten. Sofortige Abhilfe und ärztliche Behandlung sind dann erforderlich. Hautkontakt und Einatmen von Dämpfen sind unbedingt zu vermeiden. Beispiele: Chlorbenzol, Pyridin, Toluol, Ethylenchlorid, Trichlorethan, Terpentinöl usw.

Leicht entzündlich

Leicht brennbare Flüssigkeiten, leicht entzündliche Chemikalien
Flüssigkeiten und Chemikalien mit einem Flammpunkt unter 21 °C (Gefahrenklasse AI). Unbedingt vor offenen Flammen, Funkenschlag (z. B. Bohrmaschine!), Zigaretten und Wärmequellen fernhalten. Beispiele: Aceton, Benzol, Ehtanol, Vinylchlorid, Calcium usw.

Brandfördernd

Brandfördernde Chemikalien
haben für den privaten Bereich kaum eine Bedeutung, außer z. B. für Chemie-Baukästen, spezielle Düngemittel. Notwendige Sicherheitsvorkehrungen müssen zusätzlich aufgedruckt sein. Beispiele: Natrium, Perchlorsäure, Calciumpermanganat (+ Xn), flüssiger Sauerstoff usw.

* Quelle: Bundesarbeitsministerium: Verordnung über gefährliche Arbeitsstoffe

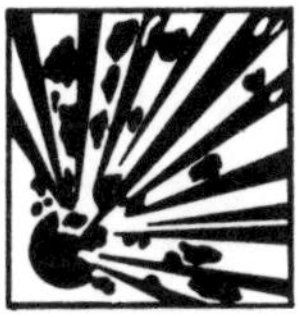

Explosionsgefährlich

Chemikalien mit Explosionsgefahr
spielen im privaten Bereich – außer beim Silvesterfeuerwerk – normalerweise kaum eine Rolle. Sicherheitsvorschriften müssen ebenfalls zusätzlich auf Packungen aufgedruckt sein. Beispiel: Nitrozellulose (Schießbaumwolle).

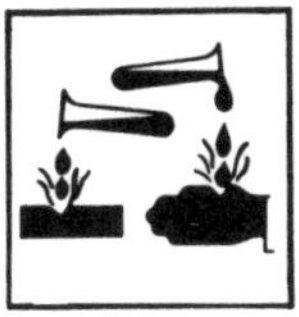

Ätzend

Ätzende Chemikalien
Bei Berührung werden Haut, Textilien, säureempfindliche Materialien zerstört oder verätzt. Das Einatmen von Dämpfen, Berührung mit Haut, Augen, Kleidung usw. ist unbedingt zu vermeiden. Bei Unfällen sofort mit viel Wasser spülen. Beispiele: Schwefelsäure, Salzsäure, Brom, Essigsäure, Acrylsäure usw.

Unbedingt zu beachten ist, daß diese Symbole auf gefährlichen Heimwerkerartikeln nicht immer vorzufinden sind. Es können z. B. auch nur die Kennbuchstaben aufgedruckt sein oder überhaupt nichts, weil die besonders gefährlichen Inhaltsstoffe unterhalb bestimmter festgelegter Volumenanteile bleiben. Teilweise liegt eine fehlende Kennzeichnung auch daran, daß sie nicht durchgängig für alle Produktarten vorgeschrieben ist oder bestimmte Wirkstoffe offiziell nicht oder noch nicht als besonders gefährlich klassifiziert wurden.

Literaturhinweise

H. Palm, »Das gesunde Haus«, Konstanz 1980
E. Grandjean, »Wohnphysiologie«, Zürich 1973
H. König, »Wege zum gesunden Bauen«, Freiburg 1985
S. Schnaase, »Der praktische Baubiologe«, Prien 1983
W. Pistulka, »Hinweise zum gesunden Schlafbereich«, Wien 1983
Institut für Baubiologie und Ökologie, »Gesundes Wohnen«, Schriftenreihe, Rosenheim
F. Kur, »Wohngifte«, Frankfurt 1986
N. Hartmann, »Ökologie im Haushalt«, Frankfurt 1986
R. v. Wedel, »Wohngiftfrei leben«, München 1986
H. v. Baravalle, »Geometrie als Sprache der Formen«, Stuttgart 1980
J. Möse/G. Fischer, »Zur Wirkung elektrostatischer Gleichfelder«, Wien 1970
W. Wagner, »Naturwissenschaftliche Grundlagen zur biologischen Wirkung des Bauens«, Vechelde 1981
H. König, »Unsichtbare Umwelt«, München 1986
G. Schmidt, »Biologie des Menschen«, München 1983
Öko-Institut Freiburg, »Chemie im Haushalt«, Reinbek 1984
Umweltbundesamt Berlin, »Was Sie schon immer über Umweltchemikalien wissen wollten«, Berlin 1985
B. Rosenkranz, »Der Umwelt-Tester«, Reinbek 1986
K. Häusler/H. Schmidkunz, »Tatort Chemie«, München 1986
H. Stanek, »Biologie des Wohnens«, Stuttgart 1980
F. Wilkening, »Wohnraumgestaltung«, Hamburg 1979

Dr. med. Harald Kinadeter

Licht und Farbe – Ihr Einfluß auf Gesundheit und Wohlbefinden

Einführung

Die Sonne tönt nach alter Weise,
in Brudersphären Wettgesang,
und ihre vorgeschriebne Reise,
vollendet sie mit Donnergang.
Ihr Anblick gibt den Engeln Stärke,
wenn keiner sie ergründen mag,
die unbegreiflich hohen Werke,
sind herrlich wie am ersten Tag.

Goethe

Licht war für den Menschen seit jeher eine Energie, die er mit dem Göttlichen in Verbindung brachte. In der Sonne sah er die Spenderin von Licht, Wärme und Leben und hat sie immer wieder als eigene Gottheit verehrt und das Dunkel mit dem Tod in Verbindung gebracht. Die biblische Überlieferung aus der Genesis, am Anfang der Schöpfung habe das Licht gestanden, wird auch von der modernen Kosmologie bestätigt. Gestützt auf die allgemeine Relativitätslehre behaupten die Astrophysiker, daß das Universum anfangs nur von sehr heißer elektromagnetischer Strahlung erfüllt gewesen sei – von Photonen – von Licht also. Die Menschen zieht es zum Licht, wie die Pflanzen, die zum Licht wachsen. Die Nordländer fahren im Urlaub nach Süden, und wenn die Sonne scheint, bessert sich ihre Laune, denn die Sonne macht heiter und unternehmungslustig. Die Werbepsychologen wissen das sehr gut, weshalb wir auch so viel blauen Himmel, blendendweiße Wäsche und blitzblanke Küchen in den Medien sehen. Licht wird unbewußt mit Freundlichkeit, Harmonie, Sauberkeit, Gesundheit und Vitalität gleichgesetzt, das Dunkel dagegen mit Angst, trüber Kälte, Melancholie, Depression und Krankheit. Wir sprechen von den Schattenseiten des Lebens, aber von einem strahlenden Lächeln, glänzender Laune und einem hellen Kopf.

Die Sprache nimmt damit viele Erkenntnisse der Wissenschaft vorweg. Für die normale Entwicklung und das Wachstum des organischen Lebens ist Licht notwendig. Bei Tieren und beim Menschen werden Hormonproduktion, Stoffwechselfunktionen und die allgemeine psychophysische Aktivität vom Ausmaß der Lichteinstrahlung geregelt. Die mit dem Sonnenzyklus wechselnde Tageslänge beeinflußt bei so verschiedenen Tieren wie Fischen und Vögeln das Fortpflanzungsverhalten und zyklische biologische Rhythmen, die auch im menschlichen Organismus zunehmend nachgewiesen und beachtet werden. Wenn Pflanzen zu wenig Licht bekommen, wachsen sie schlecht, verkümmern und sind krankheitsanfällig. Der große deutsche Arzt, Christoph Wilhelm Hufeland (1762–1836), schreibt in seiner *Makrobiotik,* daß der Mensch bleich, schlaff und apathisch werde und alle seine vitale Energie verliere, wenn er das Licht entbehren müsse, wie man an traurigen Beispielen von Gefangenen, die lange in dunklen Verließen gehalten wurden, sehen könne. Ich selbst habe solche Gefangenen mit eigenen Augen gesehen – im Keller des Physiologischen Instituts der Universität München: bleiche schwammige Alligatoren mit aufgetriebenen Bäuchen, die dort aufgewachsen waren. Von der Vitalität und Gefährlichkeit ihrer wilden Artgenossen war an ihnen nichts zu bemerken.

Die Wirkungen des Sonnenlichts auf den Menschen

Unter dem Einfluß des Polarwinters oder nach langen Polarexpeditionen klagten die Teilnehmer häufig über folgende Gesundheitsstörungen: gestörte Wasserausscheidung und Auftreten von Ödemen (Schwellungen), allgemeine Schwäche und Verhaltensstörungen, niederen Blutdruck und Blutzucker, Verminderung des Grundumsatzes, Nachlassen der Potenz und der Libido, Haarverlust, Schlaflosigkeit, Gefühle der Niedergeschlagenheit, Depression und allgemeine Gereiztheit[1].
Diese Symptome verschwanden alle nach ausreichender Sonnenexposition. Der Wissenschaftler Jendralski berichtet einen Fall von grauem Star an beiden Augen. Der gleiche Patient litt an einer Funktionsstörung der Hirnanhangdrüse (Hypophyse). Als nach erfolgreicher Entfernung der lichtundurchlässigen Linsen das Licht wieder in die Sehbahn eintreten konnte, besserte sich nicht nur die Sicht, sondern auch die Hypophysenfunktion des Patienten[1].
Diese wenigen Beispiele zeigen bereits, daß das Licht für den Menschen eine Bedeutung hat, die über das bloße Sehen hinausgeht. Der deutsche Physiologe Hollmann war der erste, der an der

Sehbahn des Menschen einen *optischen* von einem *energetischen* Anteil unterschied. Über den energetischen Anteil der Sehbahn wird der gesamte Organismus vitalisiert. Die Augen sind der Kanal für diese Energieübertragung, die über die Wirkung auf Hormonproduktion und Stoffwechselprozesse bis in die letzte Körperzelle spürbar wird.
Entwicklungsgeschichtlich ist das Sehen eine relativ junge Errungenschaft der Evolution. Die optische Verbindung des Auges zum »jungen« Großhirn funktioniert zum Geburtszeitpunkt und für die Wochen danach noch nicht, weil die Markscheide der Nerven nicht ausgereift ist, aber der energetische Anteil der Sehbahn mit der Achse Auge-Zwischenhirn-Hypophyse funktioniert vom ersten Lebenstag an.

Die energetische Sehbahn

Über die energetische Sehbahn wird durch die Energie des Lichtes im Körper von Mensch und Tier eine Reihe rhythmisch ablaufender Steuerungs- und Synthesevorgänge in Gang gesetzt, die insgesamt die Vitalität, Widerstandskraft und das Wachstum anregen und dabei auch den individuellen Organismus in kosmische Zusammenhänge mit einbeziehen. Für die meisten Hormone im Blut ist eine rhythmische Produktion und Abgabe aus der Drüse in den Blutstrom nachgewiesen worden, sowie eine Abhängigkeit der absoluten Produktionsmenge vom Lichteinfall durch die Augen. Das gilt zum Beispiel für das Wachstumshormon STH (= Somato-tropes Hormon), für die Schilddrüsenhormone und für das Hypophysenhormon ACTH, das die Freisetzung der Nebennierenrindenhormone reguliert, die eine so wichtige Rolle in der Antwort des Organismus auf Streß spielen. Wenn man sich nur einmal klarmacht, daß allein das STH Wirkungen auf den Eiweiß-, Fett- und Kohlenhydratstoffwechsel hat, daß es die Wasserausscheidung über die Niere mitreguliert, daß es Kalium, Natrium und Chlorid im Körper zurückhält, daß es die Blutneubildung stimuliert und bei Frauen auch die Milchproduktion anregt, erhält man eine Vorstellung von dem regenerativen und kurativen Potential , welches im Sonnenlicht liegt. Für die genannten Hormone und eine Reihe weiterer ist nachgewiesen, daß sie bei Blinden erniedrigt sind, und nach Entfernung der opaken Linse bei grauem Star ihr Blutspiegel wieder ansteigt. Niedrige Blutspiegel an STH, Tyroxin, ACTH sind jedoch mit verminderter Aufbauleistung des Stoffwechsels, erniedrigter

Energiebereitstellung und geringer Streßresistenz verbunden. Das bedeutet Müdigkeit, schnelle Ermüdbarkeit und Krankheitsanfälligkeit. Auch für den Leberstoffwechsel ist ein positiver Lichteinfluß via energetische Sehbahn nachgewiesen. In der Leber wird zum Beispiel der im Organismus anfallende gelbe Farbstoff Bilirubin so umgewandelt, daß er ausgeschieden werden kann. Die Höhe der Bilirubinkonzentration im Blut ist somit ein umgekehrtes Maß für die Umbaurate der Leber.

In der Tat wurde bei 150 Patienten, die an fortgeschrittenem grauen Star litten und fast blind waren, ein deutlich erhöhter Bilirubinspiegel gefunden, der nach operativer Entfernung der trüben Linse sich völlig normalisierte[1]. Die Leber hat eine Entgiftungsfunktion, die mit zunehmender Verunreinigung des Wassers und der Nahrungsmittel durch chemische Rückstände immer lebenswichtiger für uns wird. Der Einfluß des Sonnenlichtes auf diese Entgiftungsfunktion zeigt sich in brutaler Eindeutigkeit in einem jener gründlichen Experimente, welche die westliche Medizin so auszeichnen. Weiße Mäuse erhielten Gift, das ihre Leber abbauen konnte. Obwohl alle die gleiche Dosis erhielten, waren unter den im Licht gehaltenen Mäusen nur halb so viele gestorben wie unter den im Dunkel gehaltenen Mäusen.

Der Zusammenhang von Licht und Leben wird aus einer anderen Untersuchung in angenehmerer Weise deutlich: In Helsinki wurde an einer Gruppe von Frauen, die wegen geringgradiger Zellatypien im Vaginalabstrich über fünf Jahre in gynäkologischer Kontrolle waren, festgestellt, daß Empfängnis immer dann häufiger eintrat, wenn die Sonnenscheindauer zunahm, und daß in diesen Monaten auch die krebsverdächtigen Unregelmäßigkeiten im Zellabstrich zurückgingen. Für Männer ist bekannt, daß sich sowohl Testosteronproduktion (= männliches Hormon) als auch die Spermienreifung durch Lichteintritt über den energetischen Anteil der Sehbahn stimulieren lassen.

Zu einem gesunden Leben gehört also ausreichend Licht. Wir müssen es in unsere Wohnungen bringen und in unserem Leben und unseren Aktivitäten einsammeln.

Das geht leicht, wenn wir bemerken, wie abwärtsführende Spiralen beginnen. Zum Beispiel: Ich bin deprimiert, verkrieche mich ins dunkle Zimmer, ziehe mir die Bettdecke über die Ohren, die Zeit vergeht, niemand tröstet mich, draußen wird es langsam dunkel, ich stehe auf, gelangweilt und frustriert von einem vertanen Tag, setze mich vor den Fernseher, halte das ganze Programm durch, gehe ins Bett etc.

Oft ist es besser, einen Spaziergang in der Sonne zu machen und seine Augen im Licht zu baden.
Versuchen Sie folgende Übung zur Anregung Ihrer Körperfunktionen:

◇ Bedecken Sie ein Auge mit der Handfläche und blicken Sie mit dem andern ständig blinzelnd in die Sonne, wobei Sie den Kopf langsam von links nach rechts und dann wieder zurück bewegen. Führen Sie dann diese Übung mit dem anderen Auge durch.

Diese Übung entstammt dem Erfahrungsschatz des indischen Ayurveda und ist auch Bestandteil der meisten neueren Methoden zur Stärkung der Sehkraft ohne optische Hilfsmittel. Uns geht es mit dieser Übung jedoch vor allem um die Anregung der innersekretorischen Drüsen und der Stoffwechselfunktionen.
In Anbetracht der über das Auge vermittelten enormen Wirkungen des Sonnenlichts wird auch das gewohnheitsmäßige Tragen dunkler Sonnenbrillen im Einzelfall zu einer problematischen Mode. Gerade Menschen, die berufsbedingt tagsüber den Schlaf nachholen müssen oder auch während des Tages nur in künstlich beleuchteten Räumen arbeiten können, entwickeln manchmal eine leichte Lichtempfindlichkeit, und greifen zur Sonnenbrille, weil sie das helle Licht einfach nicht mehr gewöhnt sind. Doch gerade sie leiden vielleicht an einem energetisch wirksamen Lichtdefizit. Viele Gastwirte, Kellner, Schichtarbeiter, klagen über chronische Müdigkeit, und das kann u. a. auch eine Folge des fehlenden Vitalitätsfaktors Sonnenlicht sein.
Lichtempfindlichkeit ist auch ein Frühsymptom von Vitamin-B_2-Mangel. Wie auch beim Vitamin-A-Mangel fühlen sich davon betroffene Menschen bereits bei mäßiger Sonneneinstrahlung mit dunkler Brille wohler, weil sie das Licht blendet und die Augen davon tränen.
Nach Meinung vieler Fachleute ist der Vitamin-B_2-Mangel in den zivilisierten Ländern ziemlich weit verbreitet[2], so daß ein Hinweis an dieser Stelle durchaus berechtigt ist. An Vitamin-B_2-Mangel leidende Menschen sind zwar einerseits sehr empfindlich gegen helles Sonnenlicht, können aber andererseits nur bei optimaler Beleuchtung gut sehen. Wenn andere Menschen noch ohne künstliches Licht alles gut wahrnehmen, brauchen sie bereits volle Beleuchtung, um arbeiten, lesen oder schreiben zu können.
Naturgemäß bringt es in den geschilderten Fällen von Lichtempfindlichkeit nur vorübergehende Erleichterung, eine dunkel getönte Sonnenbrille zu tragen, die Ursache wird jedoch nicht beseitigt.

Der psychische Effekt einer dunklen Brille ist ebenfalls nicht zu unterschätzen. Genauso, wie uns die sprichwörtliche rosa Brille alles in schönstem Licht erscheinen läßt, schirmt uns eine dunkle Brille von anregenden und aufheiternden Licht- und Farbeffekten ab und fördert die Entwicklung verhaltener Stimmungen.

Das Licht in der Wohnung

Etwas pauschal, aber grundsätzlich richtig, läßt sich für unsere Breiten sagen, daß gesunde Wohnungen hell und lichtdurchflutet sind. Natürlich ist auch hierbei, wie überall, Medizin und Gift eine Frage der Dosis, doch grundsätzlich hebt Licht in der Wohnung unsere Laune und Lebenslust. Darum sollten die hellen Zimmer auch diejenigen sein, in denen man sich tagsüber am meisten aufhält, – sie müssen uns ja nicht wie in den Tropen vor der sengenden Sonne oder der gleißenden Helligkeit schützen.
Wenn es von der Architektur her möglich ist, bieten sich die hellen Zimmer für Eßzimmer, Wohnzimmer, Küche, Arbeitszimmer, Kinderzimmer etc. an, aber nicht unbedingt für Bad, Toilette oder das Schlafzimmer, es sei denn, man ist länger bettlägrig.
Ist die Wohnung überhaupt etwas dunkel, dann kann man die anregende und heiter stimmende Lichtwirkung durch eine leichte Einrichtung, durch aktivierende und helle Farben, durch Gags und Witz im Detail hereinholen. Humor ist ja auch nichts anderes als ein Lichtblick im Grau der schweren Gedanken und Stimmungen, und eine Schale saftiger Orangen als Blickfang wirkt auch wie ein kleines Südfenster und die Furtwängler-Einspielung von Beethovens 6. Symphonie wie eine Glaskuppel nach oben. Das heißt, wir können schon kompensieren, aber nicht alles.
Besonders Kinder brauchen viel Licht. Der UV-Anteil des Sonnenlichtes stimuliert in der Haut die Bildung von Vitamin D, das den Kalzium- und Phosphatstoffwechsel und damit die Skelettmineralisierung mitreguliert. Dieser Lichteffekt wird nicht über das Auge und die sogenannte energetische Sehbahn vermittelt, sondern über die Haut. Aus diesem Grund können die Eskimos, deren Haut im Freien dickvermummt ist, in der sonnenarmen Polarregion überhaupt nur existieren, ohne Skelettdeformitäten zu entwickeln, weil ihre Nahrung sehr reich an Vitamin D ist. Rachitis ist in den westlichen Zivilisationen heute kein Problem mehr, aber die Knochenentkalkung (Osteoporose) wird immer häufiger. Sie hat vielfältige Ursachen, aber eine davon ist auch der Vitamin-D-Mangel. Bei

Muslimfrauen hat man festgestellt, daß sie auffällig häufig Wirbelsäulen- und andere Skelettveränderungen entwickeln, und führt das auf Vitamin-D-Mangel zurück, der sich deswegen bei ihnen so leicht ausbilden kann, weil ihre Haut nie mehr von der Sonne beschienen wird[3]. Im Freien sind sie tief verschleiert und von Kopf bis Fuß verhüllt, und ihre Häuser sind dafür gebaut, die Sonne abzuhalten.
Eine vergleichbare Situation kann sich auch bei uns entwickeln. Gerade kränkliche Menschen, solche, die aus echten oder eingebildeten Gründen zu Hause bleiben oder wirklich ans Haus gefesselt sind, können infolge der fehlenden Sonnenbestrahlung in ein Vitamin-D-Defizit geraten, das die Knochenentkalkung, welche durch Inaktivität allein schon eingeleitet wird, noch schneller vorantreibt. Die Osteoporose verursacht beispielsweise das Zusammensintern der Wirbelkörper, und damit werden alle Bewegungen, an denen der Rücken beteiligt ist, zur Qual und solche Menschen bleiben verständlicherweise noch lieber im Haus.
Das gewöhnliche Fensterglas filtert jedoch das UV-Licht bis zu 100% aus. Das UV-Licht hat neben der Wirkung auf die Vitamin-D-Produktion in der Haut auch keimtötende Eigenschaften. Im UV-freien Raum gedeihen offensichtlich Krankheitserreger besser, und somit auch Erkältungen, bronchitische Beschwerden, Asthma und grippale Infekte. Wenigstens ein UV-Licht-durchlässiges Fenster sollte man in der Wohnung haben, – am Besten an der Südseite, wenn man nicht alle Fenster mit UV-durchlässigem Quarzglas oder Spezialglas (z. B. Sanalux) ausstatten möchte.
Die künstliche Beleuchtung sollte immer die letzte Möglichkeit bleiben.

Künstliches Licht

Obwohl die Zeiten der Edison'schen Kohlefadenlampe schon weit zurückliegen, markiert seine Erfindung doch den Übergang von der Ära der Kerzen und Öllampen in die Zeit weitgehender Unabhängigkeit menschlicher Unternehmungen von den natürlichen Lichtverhältnissen. Für den menschlichen Wissensdurst und seine ökonomische Produktivität war die Entwicklung fluoreszierender Leuchtstoffröhren ohne Zweifel ein unschätzbarer Gewinn, für seine Gesundheit bislang jedoch ein eher zweifelhafter Fortschritt. Wir haben im vorhergehenden Kapitel gesehen, wie wichtig eine intakte Lichtaufnahme durch das Auge für den menschlichen

Organismus ist. Störungen der Lichtaufnahme können nicht nur bei Augenkrankheiten auftreten, sondern auch, wenn die spektrale Zusammensetzung des Lichtes von der natürlichen stark abweicht, wie das bei fast allen herkömmlichen Leuchtstoffröhren der Fall ist.

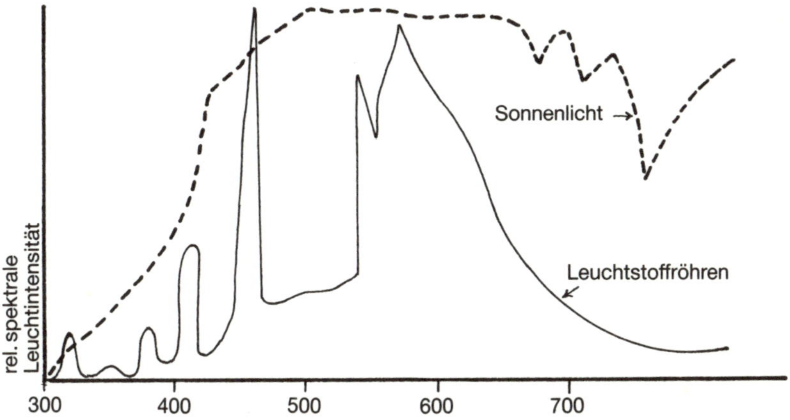

In dieser Abbildung sehen Sie die typischen Spektren der gängigen Farbtoncharakteristika »UNIVERSAL WEISS« und »WARMTON«, und als gestrichelte Linie darüber jeweils die Spektralverteilung des Sonnenlichts.

Es fällt sofort auf, daß die Leuchtstoffentladungslampen kein kontinuierliches Spektrum liefern, sondern eine diskontinuierliche Energieverteilung über den ganzen Wellenbereich mit mehreren Gipfeln. Die Verschmelzung zweier oder mehrerer Gipfel zu einem Gesamteindruck erfolgt nicht in der Netzhaut, sondern erst im Gehirn, und ist eine zusätzliche Gehirnleistung, die Anstrengung kostet. Hinzu kommt, daß die Lage des Nah- und Fernpunktes für das Auge unter sonst gleichen Bedingungen von der Lichtfarbe abhängt. Bei zwei oder mehr Maxima stark unterschiedlicher Wellenlänge entsteht dadurch ein zwielichtartiger Effekt, der den Einstellmechanismus des Auges für Nah/Fern irritiert und zu vegetativen Störungen wie Kopfschmerzen, Verspannungen usw. führen kann.

Doch das sind längst nicht alle Gründe, die zu dem deutlich erhöhten Streßpegel beitragen, der bei längerdauernder Kunstlichtbeleuchtung ausnahmslos und unvermeidlich auftritt, und nach einer kurzfristigen Leistungsspitze zu Leistungsabfall und Erschöpfungszeichen führt.

Es ist bekannt, daß im Freien an einem heißen Sommertag bis zu 100 000 lux gemessen werden können, wohingegen künstliche Beleuchtung über 3000 lux im Arbeits- oder Wohnbereich schon als extrem empfunden wird. Fritz Hollwich et al (1977) maßen bei jungen Studenten den Einfluß künstlicher Beleuchtung von 3500 lux auf die Streßhormone ACTH und Cortisol (Leuchtstoffröhre Typ *»UNIVERSAL WEISS«*) und stellten einen kontinuierlichen Anstieg bis in Streßbereiche fest, der in den folgenden zwei Wochen unter Tageslichtbedingungen wieder völlig zurückging[1]. Künstliches Licht stimuliert über den energetischen Anteil der Sehbahn das Auge genauso wie natürliches Licht, aber in einer ungesunden Weise, die eher mit Doping zu vergleichen ist als mit echter Verbesserung. Auf natürliches Licht hingegen reagiert unser Organismus infolge jahrtausendlanger Anpassung auch bei sehr viel höheren Lichtstärken mit harmonischer Aktivierung, ohne »gestreßt« zu sein. Sonnenlicht rhythmisiert und koordiniert sogar die verschiedenen Aktivitätszyklen einzelner Organe, wohingegen künstliches Licht die Biorhythmik unabhängig von kosmologischen Gesetzen beeinflußt und durch Desynchronisierung einen zusätzlichen Streßfaktor schafft.
Wahrscheinlich spielt auch die Monotonie der Kunstlichtbeleuchtung für den insgesamt eher gesundheitsschädlichen Einfluß eine Rolle. Das natürliche Licht ist ständigen Helligkeitsschwankungen infolge ziehender Wolken, von Witterungsumschwung, des Sonnenstands usw. unterworfen, während Kunstlicht von dem Moment des Einschaltens an eine gleichförmige Helligkeit ausstrahlt, die nur durch die für das Auge selbst kaum merkliche Flimmerfrequenz im Takt des Wechselstroms moduliert wird. Solche bewußt nicht wahrnehmbaren Stroboskopeffekte sind mächtige Streßfaktoren. Mit einem infraroten, also nicht sichtbaren Stroboskoplicht einer Frequenz von 15 Hertz »belichtete« Personen entwickelten z. B. zu 25% Übelkeit und mußten sich ergeben, bei 70% (!) traten Ohrensausen, Hörverlust oder unruhiges Augenflackern auf und bei 5% sogar epileptische Anfälle, und all das, ohne daß irgend jemand etwas Außergewöhnliches bemerkte oder wußte, warum[4].
Bei der Entwicklung des Kunstlichtes wurde zu lange nur auf die Lichtstärke geachtet, auf Quantität anstatt Qualität.
Gottseidank gibt es auf diesem Gebiet Entwicklungen, welche neue Standards setzen und hohen Ansprüchen an eine gesunde Beleuchtung gerecht werden. Schon Ende der 60iger Jahre wurde für die NASA und unter ihrer Mitwirkung eine Lichtquelle entwickelt, die dem natürlichen Sonnenlicht möglichst nahekommen sollte. Es

gelang, eine augengerechte Leuchtstoffröhre zu entwickeln, die die geforderten Eigenschaften aufwies: Eine Spektralaufteilung, die dem natürlichen Tageslicht – einschließlich UV-A- und B-Anteil – praktisch gleichkommt. Diese Röhren wurden zum Beispiel in den Polaris U-Booten eingesetzt, um der Besatzung das tägliche Quantum Sonnenenergie zu liefern.
Das sehr pingelige »Department of Health and Human Services« hat dieses Licht sogar als Heilmittel zur Behandlung saisonaler (Winter-)Depressionen zugelassen.

Die Vorteile solchen Kunstlichts sind im einzelnen:

◇ naturgetreue Farbwiedergabe (Himmelsblau erscheint z. B. unter einer »universalweiß«-Leuchtstoffröhre als königsblau, unter einer Glühlampe als schmutziges türkis und nur im Sonnenlicht oder unter Echtlicht-Röhren als himmelsblau);
◇ durch die Anregung der Fluoreszenz über die UV-A- und B-Anteile des Echtlichtspektrums werden die Farben nicht nur in ihrer richtigen Tönung, sondern auch in der Leuchtkraft und Brillanz richtig erfaßt, und für alle Gegenstände, Bilder, Textilien usw. ergibt sich hohe Kontrastschärfe und verbessertes plastisches Sehen, was im Effekt eine Steigerung der Sehschärfe und ermüdungsfreies Sehen bewirkt;
◇ auch wenn Echtlicht als Zusatzbeleuchtung zum Außenlicht verwendet wird, ergibt sich wegen des praktisch gleichen Spektrums kein stressender und sichtmindernder Zwielichteffekt.
◇ Tageslichtröhren mit UV-B-Anteil regen die Vitamin-D-Synthese in der Haut an. Die Anfälligkeit vor allem älterer Menschen für Knochenbrüche im Bereich des Hüftgelenks und Wirbelsäulenveränderungen infolge von Knochendemineralisierung wurde auf verminderte Kalziumresorption infolge Vitamin-D-Mangels zurückgeführt;
◇ der volle UV-Anteil des Lichtspektrums führte in vergleichenden Untersuchungen gegenüber herkömmlichen Leuchtstoffröhren zu nicht nur vorübergehender Steigerung von Konzentrationsfähgkeit, Lernfähigkeit, Reaktionszeit und Sehleistung in Schulklassen auf über 25% der Ausgangsleistung, die Leistung sank bei Leuchtstoffröhren ohne UV-Anteil dagegen unter die Ausgangsleistung ab. Wegen solcher überzeugender Ergebnisse empfiehlt die Weltgesundheitsorganisation der UNO auch in Schulen und am Arbeitsplatz den Einsatz von Tageslichtröhren mit UV-Licht. Das ZDF-Gesundheitsmagazin PRAXIS hat sich dieser Empfehlung angeschlossen.

Einige Richtlinien und Vorschläge für eine »gesunde« Beleuchtung

Ganz wesentlich ist es, das 50 hz-Wechselstromflimmern auszuschalten, oder, wenn das nicht vollständig möglich ist, wenigstens an besonders wichtigen Stellen, z. B. am Arbeitsplatz oder in der Küche, wo man viel Zeit bei Kunstlichtbeleuchtung verbringt, für flimmerfreies Licht zu sorgen. Von verschiedenen Firmen werden heute elektronische Gleichrichter-Vorschaltgeräte angeboten, die das Flimmern abstellen und als willkommenen Nebeneffekt auch noch zu einer Stromersparnis von 25–30% führen.
Ein weiterer wichtiger Punkt ist, die künstliche Beleuchtung tagsüber, falls es möglich ist, nur als Zusatzbeleuchtung zum natürlichen Tageslicht zu nutzen, um Monotonie zu vermeiden. Für diesen Zweck gibt es von verschiedenen Firmen angebotene Helligkeitsregler mit automatischer Tageslichtanpassung (siehe »Bezugsquellen«).
Aufgrund überzeugender Gesundheitsvorteile sollten in der Wohnung und am Arbeitsplatz nur oder überwiegend sogenannte Echtlichtröhren zum Einsatz kommen, die ein sonnenlicht-analoges Spektrum, einschließlich der vollen UV-Bandbreite aufweisen. Auf keinen Fall sollte man für den privaten Arbeitsplatz hier irgendwelche Kompromisse schließen. Grundsätzlich ist für die Leuchtenanordnung zu empfehlen, innerhalb eines Blickwinkels von 50° wegen Direktblendung keine längs- oder querverlaufenden Leuchten anzubringen und keine nackten Röhren, also nur abgeschirmte Leuchten.
Um indirekte Blendung oder Spiegelung zu vermeiden, hat es sich bewährt, Leuchten links oder rechts, jedoch nicht direkt über der Arbeitsfläche anzubringen.
Als Grundregel gilt: Am besten ist am *Arbeitsplatz* für Rechtshänder der Lichteinfall von links. Außerdem sollte die Schreibplatzbeleuchtung die gleiche Lichtrichtung wie das Tageslicht haben. Die Arbeitsbeleuchtung ist oft eine Zusatzbeleuchtung zum Tageslicht oder zur Allgemeinbeleuchtung im Raum. Die Allgemeinbeleuchtung sollte neben der Schreibtischbeleuchtung immer angeschaltet sein, weil damit starke Kontraste zwischen dem Arbeitsplatz und dem übrigen Raum, welche die Augen ermüden, ausgeschaltet werden.

◇ Aus dem gleichen Grund bedeutet es für das Auge eine große Belastung, im Dunkeln *fernzusehen,* da die Helligkeitskontraste zu groß sind. Das kann zu Kopfschmerzen und rascher Ermüdung führen. Am besten ist es, die Wandfläche hinter dem Gerät weich zu beleuchten. Die sogenannten »Fernsehlampen« neben oder direkt auf dem Gerät sind völlig sinnlos und nützen überhaupt nichts, weil dabei der Raum völlig dunkel bleibt und die für das Auge so ermüdenden Helligkeitskontraste nicht gedämpft werden.

◇ Wichtig ist es auch, darauf zu achten, daß das Licht beleuchtet, jedoch nicht blendet. Für eine Beleuchtung am *Sitzplatz* bietet sich damit z.B. eine höhenverstellbare Pendelleuchte an oder eine Stehlampe mit dem zusätzlichen Vorteil der Beweglichkeit. Wird eine Tischleuchte auf einen Beistelltisch gestellt, so sollte sie einen höheren Fuß, einen transparenten Schirm und eine Höhe von etwa 60–80 cm haben. In Augenhöhe ist die Lampe dann blendungsfrei.

◇ Beim *Eßtisch* hat es sich bewährt, zusätzlich zur Allgemeinbeleuchtung eine Leuchte anzubringen, deren Lichtschein auf die Tischfläche begrenzt ist. Dabei sollte der Lichtschein zur Seite hin durch undurchsichtiges oder wenig transparentes Material abgeschirmt sein, und die Leuchtfarbe der Lampen durch den Schirm möglichst wenig verändert werden, weil die appetitlichsten Speisen ganz ekelhaft wirken können, wenn die Farben nicht stimmen. Stellen Sie sich einmal vor, wie anregend es auf Ihren Appetit wirken würde, wenn Ihr Tischnachbar durch die Beleuchtung eine grünblasse Gesichtsfarbe annehmen würde und das schöne zarte, rosige Roastbeef unter der gleichen Beleuchtung ein undefinierbares, schmutziges Grau. Der rubinrot funkelnde Rioja oder der samtig karmesinrot schimmernde Burgunder würde alles funkelnde Feuer verlieren und wie schmutziges Putzwasser aussehen. Genug, – es ist besser, solche Vorstellungen nicht zu weit zu treiben.

Wählen Sie lieber einen Lampenschirm, der die Lichtfarbe nicht verfälscht. Der Abstand zwischen Tischplatte und Unterkante sollte etwa 60–70 cm betragen, damit die Sicht zwischen den am Tisch Sitzenden nicht verdeckt wird und die Augen nicht geblendet werden.

◇ *Licht am Spiegel* sollte grundsätzlich auf den Betrachter und nicht auf den Spiegel fallen. Die Beleuchtung sollte links und rechts vom Spiegel in Augenhöhe angebracht sein. Eine Lichtquelle über dem Spiegel würde das Gesicht von oben beleuchten und häßliche Schatten unter Auge, Nase und Kinn werfen.

◇ Es versteht sich von selbst, daß im *Hygienebereich* die Leuchtfarbe genauso wichtig wie im Eßbereich ist. Falls farbechte

Beleuchtung nicht erhältlich oder aus anderen Gründen nicht installierbar ist, so sollte einer rötlichen Tönung der Vorzug vor einer Blaucharakteristik gegeben werden, da Rottöne der Haut viel natürlicher und angenehmer wirken als Grün- und Blautöne.

Bei Leuchtstofflampen unterscheidet man nach DIN 5053 die Lichtfarben nach drei Gruppen:

◇ tw = tageslichtweiß nw = neutralweiß ww = warmweiß

Daneben gibt es noch vier Kategorien der Farbwiedergabe-Eigenschaften. Die beste Farbwiedergabe bedeutet Stufe 1:

◇ Für den Hygiene- oder den Wohnbereich sollte man also zum Beispiel ausdrücklich verlangen: Leuchtstofflampen der Lichtfarbe ww (= warmweiß), Farbwiedergabe Stufe 1. Die Lichtfarben der Gruppe ww haben im Gegensatz zu tw und nw einen höheren Rotanteil in ihrem Farbspektrum. Am besten jedoch sind, wie bereits erwähnt, sowohl bezüglich der Farbwiedergabe als auch wegen ihrer gesundheitsfreundlichen sonstigen Eigenschaften die sogenannten Bio- oder True-Lite-Leuchtstoffröhren.

Einige Beispiele für optimale Beleuchtung:

Licht im Eßbereich

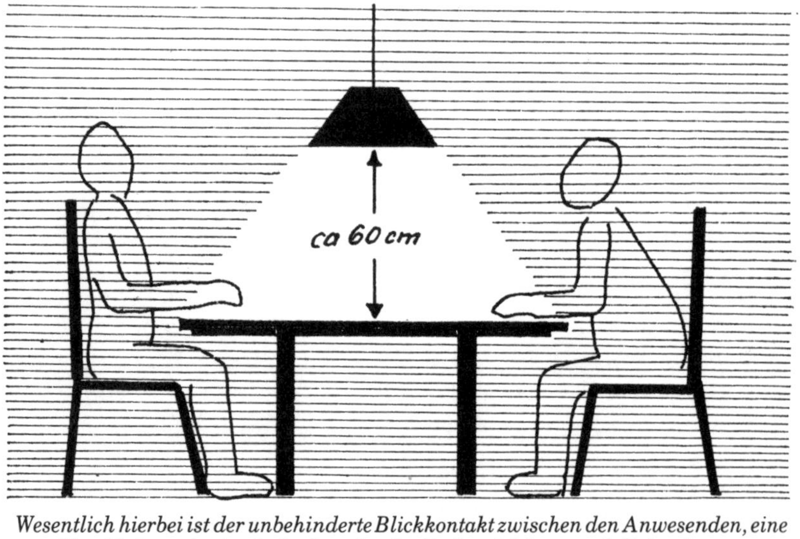

Wesentlich hierbei ist der unbehinderte Blickkontakt zwischen den Anwesenden, eine blendfreie sowie eine farbechte oder den Rotbereich betonende Beleuchtung.

Licht beim Lesen

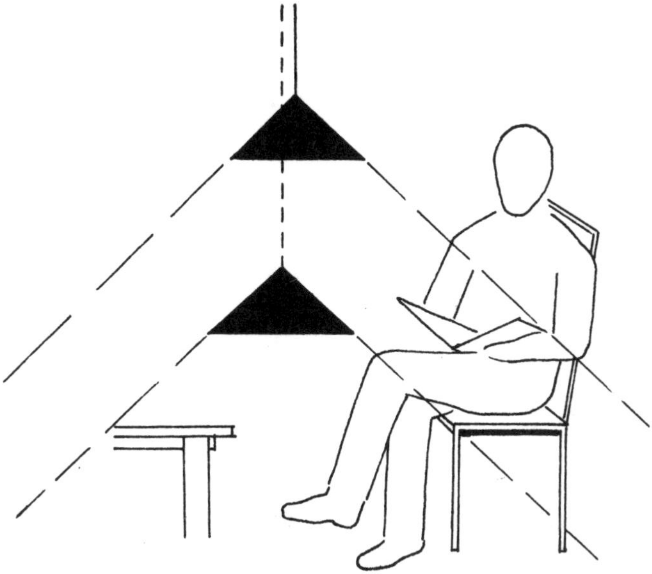

Ideal ist eine Zugpendelleuchte, bei der sich der Lichtkegel an wechselnde Erfordernisse anpassen läßt.

Licht am Arbeitsplatz

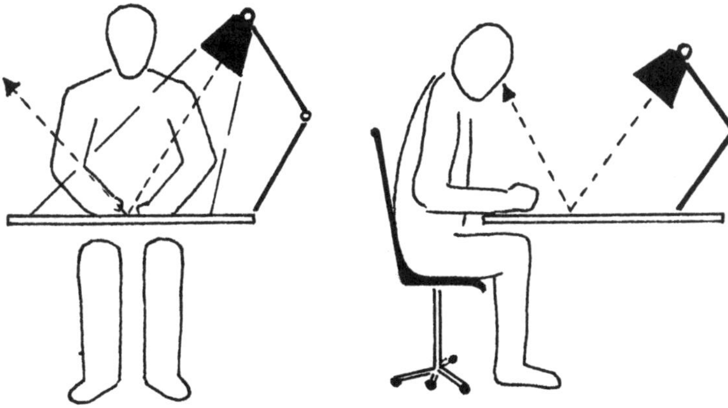

Lichteinfall: gleiche Richtung wie das Tageslicht, für Rechtshänder Lichteinfall von links und umgekehrt. Blendung muß vermieden werden. Kein Licht von vorn, möglichst keine spiegelnden Flächen. Ausreichende Helligkeit!

Bei der Beleuchtung ist auch darauf zu achten, nicht durch Punktleuchten (Glühlampen, Halogen, Natrium und Quecksilber-Hochdruckdampflampen) eine zu harte Schattenbildung oder Monotonie durch zu gleichmäßige Ausleuchtung zu erzeugen. Für eine weiche Schattenbildung, die zur natürlichen Lichtatmosphäre gehört, ist der kurzwellige Lichtanteil vom Blau- bis zum UV-Licht, wie ihn die Tageslichtröhren beinhalten, wesentliche Voraussetzung. Diese weiche Schattenbildung wird durch bandartige Anordnung der Leuchten verhindert.
Die aus gesundheitlichen Gründen uneingeschränkt zu empfehlenden Tageslichtröhren verbreiten eine heitere, helle Lichtwirkung. Eine stimmungsvolle Atmosphäre verbinden wir jedoch auch oft mit Licht, welches im Rot- bis Gelbrot-Bereich Maxima aufweist, wie das von einem Kaminfeuer oder von schwelender Glut erzeugte Licht, wie der rötliche Schein der untergehenden Sonne oder das gelblichere Kerzenlicht. Solches Licht ist wegen Zwielichteffekten als Zusatzbeleuchtung zum Tageslicht völlig ungeeignet, hat aber seine Berechtigung in Bereichen, wo es weniger auf Sehleistung und Prägnanz, sondern auf Stimmung und Atmosphäre ankommt.
Es gilt hier, einen persönlichen Kompromiß zu finden zwischen den verschiedenen Funktionen und Bedürfnissen, denen im Alltag die Beleuchtung dienen muß.

Zum Vergleich:

strahlender Sommertag bis zu	100 000 lux
strahlender Sommertag unter einem Baum	30 000 lux
Operationsfeld bei kleinen Eingriffen	30 000 lux
Schulzimmer	400–600 lux
Kunstlicht am Arbeitsplatz	ca. 500–1000 lux

Farben und Töne – eine kleine Harmonielehre

Licht und Farbe gehören untrennbar zusammen. Ohne Licht gäbe es keine Farbe, und ohne Farbe wäre das Licht für die Menschen unerträglich. Die Farben sind im Licht enthalten, sie sind wie die Kinder des Lichts: einige Eigenschaften teilen sie mit ihm, andere gehören ihnen ganz allein. Wie das Licht, gehören sie nicht nur der Erde an.
Der Regenbogen zeigt uns die sieben Farben Rot, Orange, Gelb, Grün, Blau, Indigo und Violett in ihrer natürlichen Beziehung zueinander. Er verbindet Himmel und Erde, so wie man sagt, daß

die Psyche den Körper mit dem Geist verbindet. Die Farben haben ja auch eine große Macht, die Psyche anzusprechen, so wie sie auch die Musik besitzt.
Farben sind für die Wissenschaft elektromagnetische Wellen, die vom langwelligen roten Anteil des Spektrums zum violetten Bereich hin immer kurzwelliger und energiereicher werden. Als Wellen sind sie Schwingungen oder Vibrationen und darin den Tönen vergleichbar. Manche Menschen sehen Töne sogar als Farben (Synästhesie)[1]. Man könnte sagen, Farben sind Töne, die man nicht hören kann, und Töne sind Farben, die man nicht sehen kann. Das ist mehr als nur ein Wortspiel. Bereits Newton hatte den sieben Farben des Lichtspektrums nach harmonikalen Gesetzmäßigkeiten die sieben Grundtöne der diatonischen Tonleiter zugeordnet.
Die Gesetzmäßigkeit dieser Zuordnung wiesen in neuerer Zeit verschiedene Mathematiker, darunter Radicke, Unger und K. Koelsch nach. Mit den Übergangsfarben für die Halbtöne (z. B. blaugrün zwischen grün und blau) entsteht eine komplette zwölftonige Tonleiter der Farben. Damit können die musikalischen Kompositions- und Harmoniegesetze auf die Farben angewandt werden. Die Ergebnisse dieser Methode stimmen sowohl mit unserer Erfahrung als auch den intuitiv gewonnenen Erkenntnissen großer Künstler oder Ärzte überein.
Wenn Franz Schubert vom »grünen Fis« sprach, so hat er damit jenes saftige Gelbgrün gemeint, das nach dieser Entsprechung genau mit dem Fis zusammenfällt.
Ein weiteres Beispiel: Als Dominanten einer Tonart werden in der Musik die Töne bezeichnet, welche eine Tonart beherrschen. Dies sind die Töne, welche im Quint-Verhältnis zueinander stehen, also zur Tonika c die Oberdominante g und die Unterdominante (oder Quarte) f. In der Farbtonleiter mit dem Grundton c = (Purpur) Rot ergibt das die Farben Rot, Orange, Gelb, die zupackenden, hervorspringenden, heißen Farben, die wir auch als dominant empfinden. Wenn man nach den Gesetzen der Harmonielehre wie bei Tönen Farbklänge zusammenstellt, so wirken auch hier Dur-Farbzusammenstellungen härter, kräftiger, energischer und aktiver. In der Musik haben die Durklänge auch männlichen Charakter. Moll dagegen wirkt sowohl in der Musik als auch in Farbzusammenstellungen weicher und eher ausgleichend und beruhigend als aktivierend. Damit hat man ein zuverlässiges Mittel an der Hand, Farbklänge auf eine genau berechnete Wirkung hin zu mischen, nachdem ja die psychologischen Effekte musikalischer Intervalle hinreichend bekannt sind.

Beispiele:
Die Regenbogen-Farbskala beginnt mit Purpurrot und endet mit Blauviolett.

1. (purpur) bläulichrot	=	c	Tonika
2. gelblichrot	=	cis	kleine Sekunde
3. rotorange	=	d	Sekunde
4. gelborange	=	dis	kleine Terz
5. gelb	=	e	Terz
6. grüngelb	=	f	Quart
7. gelblichgrün	=	fis	übermäßige Quart
8. bläulichgrün	=	g	Quint
9. grünblau	=	gis	kleine Sext
10. blau	=	a	Sext
11. blauviolett	=	b	kleine Septime
12. rotviolett	=	h	Septime

Bereits im 17. Jahrhundert ordnete Newton den Noten der diatonischen Skala folgende Farben zu: rot für C, orange für D, gelb für E, grün für F, blau für G, indigo für A, violett für H.
Ein helles Rotviolett würde nach dieser Notierung einer höheren Oktave angehören, also z. B. h^4 oder h^6, je nach Aufhellungsgrad.
Die reinen Farben – ohne Zumischung von Schwarz oder Weiß – befinden sich in der mittleren 4. Oktave, die dunklen fast schwarzen Töne auf der ersten und die sehr lichten Tönungen in der 8. Oktave.
Wie in der Musik bezeichnet man das Intervall c-e als (große) Terz oder Dur-Terz, das Intervall c-dis als kleine oder Moll-Terz, c-f als Quart, c-g als Quint, c-a als Sext, c-h als Septime und c-c' als Oktave.
Nun gelten zum Beispiel Quint-, Quart-, Terz- und Sextintervalle als harmonisch, Sekund- und Septimintervalle als disharmonisch, und zwar bei Farben und Tönen gleichermaßen.
Harmonische Zusammenstellungen sind demnach:
purpurrot-bläulichgrün (Quint)
rotorange-blau (Quart)
purpurrot-gelborange (kleine Terz)

disharmonische Farbklänge wären:
grüngelb-bläulichgrün (Sekunde)
oder die Septime purpur-rotviolett.

Mollcharakteristik:	*Dur-Charakteristik:*
kleine Terz	große Terz
kleine Sext	große Sext

Dur-Akkord: Tonika, Dur-Terz und Quinte

Moll-Akkord: Tonika, kleine Terz und Quinte

Zum Beispiel:

D-Dur = d, fis a = rotorange, = rotorange, gelblich-grün, blau;	d-moll = d, f, a = rotorange, grüngelb, blau;
C-Dur = c, e, g = purpur (oder als Oktav rosa) gelb, bläulich-grün;	c-moll = c, dis, g; = purpur, gelborange, bläulichgrün;
A-Dur = a, cis, e = blau, gelblichrot, gelb	a-moll = a, c, e = blau, bläulichrot (purpur), gelb

Auf diese Art und Weise kann sich jeder selbst mit den hier angebotenen Grundkenntnissen harmonische Farbzusammenstellungen schaffen.
In harmonischen Verbindungen steigern sich die Farben gegenseitig und bringen sich voll zur Geltung, disharmonische Intervalle dagegen erzeugen Unruhe und Irritation. So hat zum Beispiel die große, und noch mehr die kleine Sekunde musikalisch empfunden, einen schrillen klirrenden Effekt, der auch einer Farbzusammenstellung wie Purpur mit Zinnober (gelblichrot) zukommt. Solche Dissonanzen können reizvoll sein, wenn sie zurückhaltend eingesetzt werden und insgesamt den Harmonieeindruck sogar steigern. Durchgehende dissonante Farbeffekte allerdings bringen die Seele zum Jaulen. In der Natur findet man keine dissonanten Farbzusammenstellungen.
Ein weiterer interessanter Intervall ist der sogenannte Tritonus, ein Intervall von drei Ganztonschritten zwischen zwei Tönen, zum Beispiel f-h, der sogenannte Primär-Tritonus, der in der mittelalterlichen Kirchenmusik als einziger Tritonus eingesetzt wurde. Er entspricht dem Ur-Farbpaar Grün-Rot.
Der Tritonus in der Musik entspricht den Komplementärfarben: d-gis, des-g, es-a entspricht den Farbpaaren orange-türkis, zinnober-blaugrün, gelborange-blau; zwischen diesen Farben besteht eine starke Spannung, und ähnlich wie bei dissonanten Zusammenstellungen sollte man in Wohn- oder Arbeitsräumen großflächige Tritonus meiden.

Großflächige Einfarbigkeit kann bei aktivierenden erregenden Farben (rot, orange, gelb) eine zu große Stimulierung erzeugen und umgekehrt bei Verwendung nicht dominanter Farben eine zu unbelebte Atmosphäre schaffen.
Bei all diesen Empfehlungen handelt es sich um pauschale Richtlinien. Jeder muß sich sein Heim nach eigenem Geschmack einrichten. Die Harmonieregeln sind dafür gedacht, grobe Fehler vermeiden zu helfen, da wir nicht immer davon ausgehen können, daß unser Geschmack unverdorben ist und uns nicht schadet.
Eine völlig durchgestylte Wohnung kann durchaus auch recht langweilig wirken. Gags sind super. Aber zur Geltung kommen sie nur, wenn sie nicht die Regel sind. Gag an Gag wirkt ermüdend. Das Auge und die Seele brauchen gelegentlich Pausen.

Die medizinische Bedeutung der Farben

Kurzer historischer Überblick

Ursprünglich lag die Heilkunst in den Händen der Priester und Schamanen, denen eine Verbindung zu göttlichen Kräften zugetraut wurde. Sie brachten natürliche Ereignisse mit kosmischen Kräften in Zusammenhang und dachten und handelten mehr in symbolischen Zusammenhängen, als wir uns heute vorstellen können. In ihren medizinischen und religiösen Systemen hatten die Farben einen festen Platz. 2000 vor Christus nannten die Ägypter die Zeit »das ewig Grüne« und bauten Tempel wie den Nebukadnezars in Barsippa, dessen sieben runde Stockwerke den sieben bekannten Planeten zugeordnet waren und die ihnen entsprechenden Farben aufwiesen: schwarz für Saturn, rot für Mars, gelb für die Sonne etc. Eines der ältesten Bücher der Menschheit, der Ebers Papyrus (1500 v. Chr.) enthält detaillierte medizinische und chirurgische Anweisungen. Viele Rezepte verlangten bestimmte Farben der Amulette und Arzneien, die die Heilung vollbringen sollten[5].
Unsere Vorfahren hatten sicher nicht die rationale Einstellung, die uns so auszeichnet. Erste Ansätze, die Farben nach einer mehr rational als metaphysisch begründbaren Systematik zu ordnen, finden sich bei den Griechen. Doch hatte jeder seine eigenen Überzeugungen. Aristoteles hielt alle Farben für eine Mischung von schwarz und weiß, eine Idee, die sich Jahrhunderte hielt. Der arabische Arzt Avicenna (980–1037), der in der aristotelischen Tradition stand, aber sie weit hinter sich ließ, benutzt die Farben in

vorher kaum gekanntem Maß für Diagnose und Heilung. Er bezog die Gelbfärbung der Haut auf Lebererkrankungen und blasse Haut mehr auf Milzleiden. Leuten mit schwarzem Haar gestand er heißes Temperament zu, bei den Rothaarigen fand er ein Übermaß »nicht verbrannter Hitze« und darum eine Neigung zu Wutausbrüchen, blonde Haare signalisierten kaltes und sehr feuchtes (sentimentales?) Temperament, graues Haar schließlich bedeutete kalte und trockene Konstitution. In jedem Fall sah Avicenna Trockenheit mit physischer Schwäche und Degeneration verbunden. Wie die Pflanzen, so verloren die Menschen ihre Farbe, wenn sie vertrockneten. Nach Avicenna beruhigte blaues Licht auch den Blutkreislauf, und rotes Licht stimulierte ihn.

1527 verbrannte der damalige Stadtarzt von Basel, Theophrastus Bombastus von Hohenheim (1493–1541), der Geschichte als Paracelsus bekannt und wahrscheinlich der größte aller Ärzte, die Schriften der alten Autoritäten Galen und Avicenna. Nach ihm war Krankheit ein Zeichen von Disharmonie. Farbe und Licht waren lebensnotwendig: »Was zur weißen Farbe hinneigt, hat die Natur des Lebens und die Eigenschaften und die Kraft des Lichts, welches Leben erzeugt, was aber zum Schwarzen neigt oder Schwärze hervorruft, hat eine gemeinsame Natur mit dem Tod, den Eigenschaften des Dunklen und der todbringenden Kräfte.«

Mit der Renaissance, dem Zeitalter der Aufklärung, dem Vordringen des wissenschaftlichen Denkens, der Entwicklung der modernen Chirurgie und den Erfolgen der Chemie in der Medizin, geriet die Farbtherapie in Vergessenheit. Ende des 19. Jahrhunderts zeigten sich in Amerika die ersten Anzeichen eines Erwachens aus dem Dornröschenschlaf. 1877 publizierte S. Pancoast seine Schrift »Blue and Red Light«. Er ließ Sonnenlicht durch Scheiben gefärbten Glases den Patienten bescheinen. »Um das Nervensystem zu beschleunigen, in allen Fällen von Erschlaffung, muß Rot angewandt werden, und um es zu entspannen, in allen Fällen extrem gesteigerter Spannung, braucht man Blau«. Nach seinen eigenen, nicht bescheidenen Worten bewirkte er viele wundersame Heilungen[1]. Sein Landsmann Edwin D. Babbitt wurde mit seinem in viele Sprachen übersetzten Buch »The Principles of Light and Color« weltberühmt. Wie Avicenna und auch Paracelsus sah er einen Zusammenhang zwischen der Farbe und der Wirkung eines Medikaments. Er entwickelte auch eine »Chromolinse«, mit der er farbiges Licht bündelte und Flüssigkeiten damit bestrahlte, um sie anzuregen und die Farbeigenschaft auf sie zu übertragen. Er unterschied drei Farbprinzipien mit unterschiedlichen Effekten.

Rot war für ihn das Hitzezentrum, die Spektralfarbe des Wasserstoffs und stimulierte das aktive warme Prinzip im Körper, z. B. das arterielle Blut, und wirkte auch harmonisierend und ausgleichend auf das kalte blaue Prinzip, das Elektrizitätszentrum, die Spektralfarbe des Sauerstoffs. Blaue und violette Farben wirkten beruhigend und besänftigend auf alle entzündeten Gewebe und übererregten Zustände. Gelb schließlich war das Leuchtzentrum und wurde zusammen mit Orange zur Nervenstimulierung verwendet.
Auch Edwin D. Babbitt wurde zu seiner Zeit als Wunderheiler gefeiert. Er hatte sich einen prahlerischen Stil angewöhnt und wurde von der Schulmedizin nicht ernst genommen.
Seine Schüler arbeiteten seine Theorien weiter aus. Erwähnenswert sind insbesondere J. D. Hessey[6] und C. G. Sander[7]. Hessey arbeitete mit Lichtbädern und verlangte die mentale und imaginative Mitarbeit des Patienten, eine Methode, deren enorme Wirksamkeit in vielen neueren Ansätzen zur Wiederherstellung der Gesundheit des ganzen Menschen eindrucksvoll bestätigt wird[8].
Sportler der absoluten Weltspitze arbeiten heute fast ausnahmslos auch mit der Kraft der Imagination. Sie erzielen die gewünschten Resultate und überwinden die auf ihrem Weg zum Erfolg liegenden Hindernisse in ihrer Vorstellung, bevor sie diese auch praktisch verwirklichen können. Hessey hielt das rote Ende des Spektrums für aufreizend, das blaue Ende für kühlend. Nach Hessey kontrahiert Blau die Arterien und erhöht den Blutdruck, Grün hingegen ist beruhigend und blutdrucksenkend, Orange wirkt allgemein anregend und belebt die Gefühle, Gelb die Gedanken. Es wirkt von allen Farben am stärksten auf die Schilddrüse, während Rot die männlichen Keimdrüsen aktiviert, Violett hingegen mehr die weiblichen stimulieren soll.
C. G. Sander hält Grün oder Blau für die richtigen Farben bei cholerischen oder nervösen Menschen, während für Melancholie Rot, Orange oder Gelb empfohlen wird. Ausgezehrte schwache und anämische Patienten brauchen Rot.
Die alten Farbheiler wandten *Indigo* in Fällen von Übelkeit, Erbrechen und Zahnschmerzen an, *Magentarot* gegen männliche Impotenz und weibliche Frigidität, *Violett* gegen Schlaflosigkeit, *Gelb* bei Gedächtnisschwäche. Violette Kissen gegen Schlaflosigkeit sind auch Bestandteil der medizinischen Kenntnisse der fahrenden Zigeuner.
Es ist kein Wunder, daß die konservative Medizin sich mit den vagen Diagnosen und oft mystischen Spekulationen der Farbheiler nie befreunden konnte. Blutarmut mit rotem Licht zu behandeln,

jagt einem Schulmediziner das kalte Grausen ein. Er wird nach einem Eisenmangel oder Mangel an Folsäure oder Vitamin B_{12} suchen, nach einer verborgenen Blutungsquelle oder nach Antikörpern gegen die roten Blutkörperchen, und nur über seine Leiche einer ausschließlichen Farblichtbehandlung zustimmen.

Wegen einer in Einzelfällen begründeten Ablehnung wurde jedoch die Farbtherapie insgesamt ausgegrenzt. Eine naturwissenschaftlich begründete Haltung müßte akzeptieren, daß jede Art von elektromagnetischer Energie den menschlichen Organismus beeinflußt, also auch die Farben. Eigentlich ist es ja absurd, den nicht sichtbaren elektromagnetischen Strahlen wie dem Infrarotlicht, dem Ultraviolettlicht oder den Röntgenstrahlen therapeutische Wirksamkeit zuzugestehen und sie auch therapeutisch anzuwenden, aber das sichtbare Licht und die Farben davon auszunehmen. Genaugenommen ist es sogar eine kindliche Haltung, dem, was man nicht sieht, mehr Macht zuzuschreiben als dem, was man kennt. Um dem abzuhelfen, sollen jetzt einige ausgewählte Beispiele experimentell gesicherter Ergebnisse der Farbanwendung zitiert werden.

Fritz Hollwich und Tilgner stellten in Experimenten mit Pekingenten fest, daß das Hodengewicht der Tiere bei Bestrahlung mit verschiedenfarbigem Licht in Abhängigkeit von der Wellenlänge, also Farbe, variierte. Im Vergleich mit kurzwelligen Strahlen war bei Rotlicht das Hodengewicht 16-fach, bei Orange-Licht 6-fach erhöht[1].

Patienten mit Angstzuständen und depressiven Verstimmungen erhielten das gleiche Medikament (Oxazepam) in den Farben Rot, Grün und Gelb. Es zeigte sich, daß die *Angstzustände* am besten auf die *grünen* Tabletten ansprachen, während die *Depressionen* durch *gelbe* Tabletten am günstigsten beeinflußt wurden[8].

Ehrenwald und Metzger zeigten als erste, daß Versuchspersonen, deren Augen verbunden waren, mit ihren ausgestreckten Armen zur Lichtquelle hin abwichen, wenn das Licht rot war, und davon weg, wenn es blau war[1]. Wenn das Licht nicht auf den Hals gerichtet war, sondern auf die Augen, bewirkte Rot, daß die ausgestreckten Arme auseinanderwichen, und Grün, daß sie sich annäherten[1].

Die Keimung von Moos- und Farnsporen wird durch Rotlicht beschleunigt, durch Blaulicht gehemmt[9].

Solche Beispiele ließen sich noch viele anführen, doch genügt es hier, zu zeigen, daß die Farben spezifische Kräfte sind, die an Pflanzen, Tieren und Menschen reproduzierbare Veränderungen bewirken können. Im psychischen Bereich werden die Farben ebenfalls spezifisch wirksam: dem *sanguinischen Charakter* ist die

Farbe *Gelb* zugeordnet, die froh und heiter stimmt, dem *Melancholiker Blau,* passend zu seiner ernsten, ruhigen und sanften Stimmung, dem *cholerischen Charakter* die Farbe *Rot,* die aufreizend und lebendig wirkt und dem *phlegmatischen Charakter Grün,* die Farbe der Erholung, der Ruhe und der Gemächlichkeit.

Therapie mit Farben

Farben haben eine Gesamtwirkung, bei der sich psychische Effekte und Wirkungen auf den Körper nur künstlich trennen lassen. Hinzu kommt der symbolische Gehalt der Farben, der durch innere Entsprechung und jahrhundertelange Prägung fest mit ihrer Wirkung verbunden ist.
Es gibt drei Primärfarben: Blau, Gelb, Rot. Man kann diese Farben symbolisch etwa so charakterisieren:
Blau: Bewußtsein, Wille
Gelb: Weisheit, Verstand
Rot: Leben, Vitalität, Bewegung.
Psychologisch hat *Blau* die Qualitäten Kühle, Weite, Ruhe; *Gelb* Heiterkeit, Leichtigkeit, Helligkeit und *Rot* Hitze, Erregung und Tätigkeit.

Nach ihrem elektromagnetischen Energiegehalt kann man die Farben wie folgt anordnen:

kühl	violett	Ruhe	Geist	kurzwellig
↑	indigo	↑	↑	↑
	blau			
	grün			
	gelb			
↓	orange	↓	↓	↓
warm	rot	Bewegung	Erde	langwellig

Die Unterscheidung in kühle und warme Farben, in passive und aktive, ist vielfach bestätigt. Eine kühle Farbe wie Blau zieht sogar die Zeit zusammen: unter blauer Beleuchtung vergeht die Zeit subjektiv schneller als unter roter Beleuchtung[1].
Für die Farbtherapie des Körpers scheint mir die Zuordnung der Farbwirkungen zu den drei Keimblättern, aus denen sich der menschliche Körper bildet, die begründetste zu sein. In diese Systematik passen Erfahrungen der Volksmedizin genauso wie farbtherapeutische Empfehlungen der verschiedensten Schulen.

Rot – Mesoderm	Blau – Ektoderm	Gelb – Entoderm
Herz und Gefäße, Epithel von Niere und Harnleiter Nebennierenrinde, Gebärmutter, Eileiter und innerste Vaginalanteile, Muskulatur und Bindegewebe, Skelett (Knochen) Epithel der serösen Häute Lederhaut	Epithelien der Haut, Haare, Finger- und Zehennägel, alle Nervenzellen, Gehirn und Rückenmark, Hypophysenvorder-lappen, Nebennierenmark, Glaskörper und Netzhaut des Auges, Epithel der Sinnesorgane, Auge, Nase, Mund, Ohr, Zahnschmelz, Teile der vorderen Mundhöhle, äußere Teile der Harnröhre, Scheideneingang	Epithel des Magen-Darmkanals, Schilddrüse und Nebenschilddrüse, Leber und Bauchspeicheldrüse Epithel von Luftröhre, Bronchien, Lungenbläschen, Harnblase, Prostata

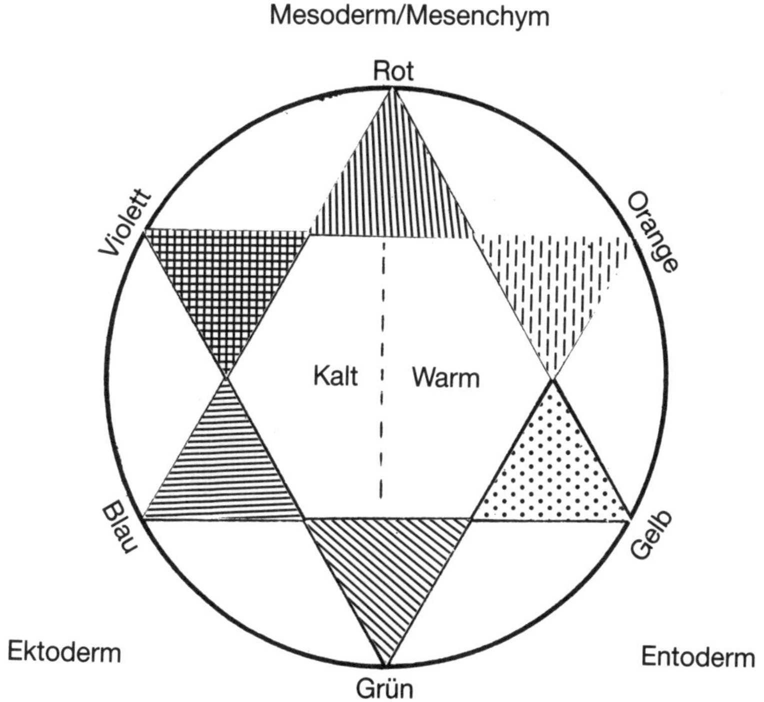

Trägt man die Primärfarben Rot, Gelb und Blau an den Ecken eines gleichseitigen Dreiecks auf, das in einen Kreis eingeschrieben ist, so ergibt sich mit den Mischfarben Violett, Orange und Grün ein zweites Dreieck, das die Komplementärfarben der Grundfarben enthält.

Farbe	Symbolwert	Charakter	Therapeutische Anwendung
Rot:	Feuer und Blut, in der Heraldik Mut und Kampfgeist, in der kath. Liturgie Nächstenliebe und großzügiges Opfer Form: Quadrat Planet: Mars	Bewegung, erhitzende Eigenschaften, Tätigkeit, Vitalität, Leidenschaft, Zorn, Kampf, Körperhaftigkeit, Leben, Intensität, heiß, trocken, solid, substantiell Temperament: cholerisch Organentwicklung: Mesoderm	wachstumsfördernd, durchblutungsfördernd, angeblich rote Blutkörperchen bildend, bei allen Bewegungsstockungen, bei allen nicht hochfieberhaften Erkältungskrankheiten, bei der Wundheilung, bei Hautkrankheiten, nässenden Ekzemen, angeblich bei Scharlach, Anregung des Stoffwechsels, der Keimdrüsen, zur allgemeinen Kräftigung
Orange:	Stärke und Ausdauer Form: Rechteck Planet: Jupiter	Energie, warm, positiv, anregend, Mitte zwischen Rot (Persönlichkeit) und Gelb (Weisheit), fröhlich, dem natürlichen Licht am nächsten, Aktivität, Geselligkeit, Eigenwert, Lebensgenuß, Großzügigkeit, Lebensfreude, üppig, stolz, überquellend, gesunde Lebensbejahung chem. Reaktion: sauer Temperament: eher sanguinisch	fördert die Verdauung und die Assimilierung der Nahrung, wirkt aufbauend, kräftigend, jedoch mild, antidepressiv, antilethargisch, aufhellend, stoffwechselanregend, Lungengewebe kräftigend, Nierenfunktion anregend, sympathikoton, abführend
Gelb:	Verstand Weisheit (Buddha und Konfuzius werden mit Gelb identifiziert) als Goldgelb in der Heraldik für Ehre und Loyalität Form: Dreieck Planet: Sonne	Leichtigkeit, Heiterkeit, Leuchtkraft, Kontakt, Austausch, Farbe des Gehirns und der Nerven, des Denkens und Sprechens, reinigt und öffnet, beschleunigt, reinigt Aktivität, Arbeit, Temperament: sanguinisch Organentwicklung: Endoderm	aufmunternd, nervenstärkend, sekretionsfördernd, schleimhautaktivierend, verdauungsfördernd, peristaltikanregend, ausgleichende Wirkung bei Störungen des Nervensystems, wirkt stärkend auf das Drüsensystem, beeinflußt besonders das Leberparenchym gegen Müdigkeit
Grün:	die Natur, Hoffnung, Wachstum Form: Hexagon	Harmonie, Sympathie, Kreativität, Ausgleich, Mitte, Horizontale, Regeneration, neutral, wohltuend, erregt nicht, entzündet nicht, stört nicht, Gleichgewicht, versöhnend Temperament: phlegmatisch chemische Reaktion: neutral	beruhigend, revitalisierend auf Nervensystem, Herz und Kreislaufsystem, gelbgrün wirkt tonisierend, blaugrün mehr sedierend, nach Ghadiali desinfizierend, Muskel- und Gewebebildung anregend; bei Entzündungen, Fieber, ausgleichend

Farbe	Symbolwert	Charakter	Therapeutische Anwendung
Blau:	Aufrichtigkeit, Wille, Bewußtsein Form: Kreis	Ruhe, Kälte, Bewegungsarmut, Dunkelheit, Ferne, Rückzug, Askese, Frömmigkeit, Treue, religiöse Inspiration, Ernst, Glaube, nüchtern, gewissenhaft; in sich ruhend, »ein Blaustrumpf«, Vertiefung, helles Blau wirkt fröhlicher, klarer Temperament: melancholisch chemische Reaktion: alkalisch Organentwicklung: Ektoderm	kühlend, wirkt wachstumshemmend, beruhigend, schlaffördernd, schmerzdämpfend, entspannend, bei allen Entzündungen, entzündlichen Schwellungen, fieberhaften Zuständen, sedierend, verlangsamend auf Pulsfrequenz, blutdrucksenkend, organisch und seelisch dämpfend, zusammenziehend, antibakteriell, durchblutungshemmend, bei nervösen Herzbeschwerden, bei Arthritiden, Eiterungen, Abszessen, bei Urticaria
Violett:	Sensibilität, Kunst, Geheimnis, Mysterium	Erhabenheit, Macht, Distanz, Transformation, Mischung von Rot (Materie) und Blau (Geist), Leid, schöpferisches Denken, Synthese des Praktischen mit dem Geistigen, Sinn für das Schöne, Spiritualität, Extravaganz, Sehnsucht, Träumen, Melancholie, Müdigkeit, Andacht, Feierlichkeit	das »Morphium der Farben«, dämpfend, entspannend, schlafanstoßend, hypnotisch, nach Ghadiali »milzbildend, Lymphe anregend, stärkend«, bei Schlaflosigkeit und Irritation des Zentralnervensystems, bei Krampfneigung

Wer will, kann die Wirkung der Farben auf seinen Gesundheitszustand selbst ausprobieren. Sie brauchen dazu Plättchen aus farbigem Glas oder Plastik (hier kommt es wirklich nur auf die Farbe an), die Sie am besten vor ein Fenster hängt, durch welches das Sonnenlicht scheint. Als Behandlungsdauer werden im allgemeinen 10–20 Minuten, auch mehrmals täglich, empfohlen. Man kann diese Farbtafeln auch vor eine künstliche Lichtquelle montieren.

Verschiedene Farbtherapeuten behaupten auch, daß durch die Bestrahlung von Flüssigkeiten mit farbigem Licht die Eigenschaften der Farben auf die Flüssigkeiten übertragen würden und empfehlen deshalb, die Farbbestrahlungen mit Trinkkuren zu unterstützen. Dazu kann man entweder mit durchsichtigem Farbpapier umwickelte, flüssigkeitsgefüllte Gläser in die Sonne stellen, oder ein normales Wasserglas in ca. 20 cm Abstand vor einen Farbstrahler bringen. Nach 2–3 Stunden in der Sonne respektive 20 Minuten Farbbestrahlung, kann das Wasser getrunken werden.

Das gleiche Prinzip läßt sich durch Farbbäder noch weiter ausnutzen. Dazu läßt man eine Badewanne wie zu einem gewöhnlichen Bad voll Wasser laufen, bestrahlt das Wasser ca. 20 Minuten mit der gewünschten Farbe und steigt dann ins Bad, ohne nochmals Wasser zulaufen zu lassen. Badezeit: ca. 10 Minuten. Anschließend ist eine Ruhepause zu empfehlen. Die beste Wirkung erzielt man mit einem solchen Bad, wenn man direkt anschließend schlafen geht.
Auf keinen Fall sollten Begeisterung und Interesse für die Heilkräfte der Farben dazu führen, daß Sie in Zukunft Ihren Arzt einen guten Mann sein lassen. Farbe zur eigenen Gesundheitsverantwortung zu bekennen, heißt, selbst das zu tun, was möglich ist und dort Hilfe zu suchen, wo Professionalität geboten ist.
Daß die Farben Wirkungen haben, ist unbestritten.
Auch wenn wir der Farblichttherapie skeptisch gegenüberstehen, die psychologischen Effekte können wir doch keineswegs leugnen. So ausgepichte Branchen wie Werbe- und Verkaufspsychologie leben davon, zu wissen, welche Farbkombinationen für welches Produkt den größten Absatz versprechen und welche Emotionen und Vorstellungen mit welchen Farben herbeizulocken sind. Und das sind nun gewiß keine wirklichkeitsfremden Branchen.
Im weitesten Sinn heißt Farbtherapie, die Kräfte der Farben in allen Bereichen unseres Mikroklimas einzusetzen, um uns zu stärken, aufzubauen, zu regenerieren oder zu entspannen. Je mehr wir uns mit Farben beschäftigen, desto feiner wird unser Gespür und Unterscheidungsvermögen.

Farben in der Wohnung – einige Tips

Machen Sie von der psychologischen Wirkung der Farben Gebrauch. Ein *gelb* gestrichenes Arbeitszimmer wird Sie aktiv und bei guter Laune halten. Wem ein sattes Gelb zu leuchtend ist, der kann lichtere Tönungen benutzen, jedoch kein Schwefelgelb. Gerade bei Gelb müssen Sie sehr darauf achten, daß durch Mischen oder Verunreinigen keine unsauberen Tönungen entstehen. Schmutziges Gelb ist widerlich. Goethe ging so weit, daß er Gelb sogar an unedlen Stoffen unangebracht fand und eigentlich nur edle glänzende Stoffe in Gelb schön fand. Mit Gelb bringen Sie Licht in sonst dunkle Räume. Gelb ist eine gute Farbe für Badezimmer, auch für Abstellkammern oder sonstige triste Winkel.
Ganz allgemein wird die Einstellung des Menschen zur Arbeit durch lichte Farben und durch Licht selbst günstig beeinflußt.

Mit Gelb kann man Sicherheit, Geschwindigkeit, Bestimmtheit und Behaglichkeit bei der Arbeit fördern.
Eine Mischung von Gelb, Blau und Rot, der drei Primärfarben also, ergibt *Magentarot,* dem man früher deswegen eine ganz besondere Bedeutung zumaß. Es ist die Farbe des Organisationstalents, es hat in sich das Feurige des Rot, das Nüchterne des Blau und die heitere Aktivität von Gelb.
Orange ist geeignet für das, was man hervorheben möchte. Sattes Orange als großflächige Wandfarbe ist vielleicht etwas zu prall, aber in hohen Oktaven gibt es großen Flächen etwas Lichtvolles. Abtönungen von Orange zum *Pfirsich* ergeben die appetitlichste aller Schattierungen. Nichts ist etwa für einen Eßraum so gut geeignet, wie ein warmes Pfirsich, aber wählen Sie dazu kein weißblaues Neonlicht, welches das saftigste Roastbeef in ein fahles unappetitliches Stück Fleisch verwandelt, sondern eine Lampe mit rötlich-gelbem Spektrum oder Tageslichtröhren. Pfirsich ist auch im Wohnzimmer eine angenehme Farbe, dem es eine lebendig warme, genußvolle Atmosphäre verleiht. Grundsätzlich sollte die Anstrichfarbe um so wärmer und heller sein, je kälter und dunkler der Raum ist.
Ein *blaues* Zimmer wirkt kühler als ein rotes. Intensives Rot macht ein Zimmer kleiner, helles Blau erweitert es.
Zuviel *Rot* ist jedoch nicht ratsam, es macht unruhig und gereizt. Hellere Tönungen von Rot oder Purpur, *Rosa* zum Beispiel, stimmen dagegen freundlich, wie überhaupt alle warmen Farben bei bestimmten Helligkeitsgraden etwas Leichtes, Erheiterndes ausstrahlen und die Lebensfreude steigern.
Decken werden vorzugsweise in hellen Tönen gehalten, sonst nehmen sie dem Raum Höhe und Offenheit. Dunkle Decken wirken eher bedrückend und haben nur bei sehr hohen Räumen den positiven Effekt, dem Raum mehr Geschlossenheit zu geben.
Geschlossenheit erreicht man oft dadurch, daß man eine Farbe durchgehend favorisiert. Bei Möbeln, Ledersesseln und Sofas, Böden, Teppichen usw. ist das oft die Farbe *Braun,* die den einheitlichen Akzent setzt. Braun vermittelt Geborgenheit und »Gemütlichkeit«, es ist die Farbe der Erde. Viel Braun braucht aber auch viel Licht. Erdfarben und Lichtfarben sollten einigermaßen ausgeglichen sein. Braun wirkt am besten vor weißen Wänden in hellen Zimmern. Ein dunkler Raum, mit schweren braunen Möbeln ausgestattet, wirkt oft lastend und muffig.
Auch völlig unbunte, schwarz-weiß-graue Farbgebung ist unlebendig, während bunte Farben die Daseinsfreude steigern. Man muß

auf Rhythmus, Abwechslung und Harmonie achten. Und auf die persönlichen Bedürfnisse. Wenn Sie ein leicht erregbarer, gestreßter Mensch des bereits besprochenen A-Typs sind, brauchen Sie vielleicht ein Arbeitszimmer, das in hellen *Grüntönen* oder mittleren *Blautönen* gehalten ist und Ihr Erregungsniveau senkt, anstatt daß Sie sich mit grellem Orange noch weiter »antörnen«.
Generell haben die Tönungen aus dem *blau-grün-violetten* Bereich ja mehr dämpfende, beruhigende und ausgleichende Wirkungen.
Für beruhigende Farbzusammenstellungen empfehlen sich große und kleine Terzen im *violett-blau-grünen* Bereich, und für aktivierende Kombinationen solche im *grün-gelb-roten* Bereich, einschließlich der höheren Oktavlagen, also der aufgehellten Töne. Von solchen aktivierenden Kombinationen profitieren vor allem Menschen phlegmatisch-lethargischer Temperamentslage oder die, welche zur Gruppe der sogenannten »Abschirmer« gehören, und Menschen vom vagoton reagierenden Streßtyp.
Die sanfte Stimulierung durch harmonische Farbkombinationen steigert den Aktivierungsgrad, ohne eine Streß- oder Alarmreaktion auszulösen.
Wenn Sie Ihre Augen entlasten wollen, ist *Grün* die ideale Farbe. Saftiges Grün ist eine Wohltat für die Augen, eignet sich in Sättigung jedoch mehr für horizontale Boden- oder Tischbeläge als für Wände. Falls Sie sich für große Wände in Grün entschließen, wählen Sie bitte eine hellere Tönung. Das natürlichste Grün bringen Pflanzen in die Wohnung.
Türkis hat einen ausgesprochen erfrischenden Charakter, es ist nicht umsonst die Farbe der Swimmingpoolanstriche und anregender Duschbäder. Türkis soll die Fliegen vertreiben, während Rosa sie anzieht. Eine rosa Küche ist also nicht unbedingt ein guter Einfall.
Gold übt nahezu immer einen guten Einfluß aus. Einige Tupfer Gold in der Wohnung, als Bilderrahmen oder Kerzenständer, sind sehr wichtig.
Viel hängt davon ab, wie bewußt wir Farben wahrnehmen. Die Wirkung ist zwar immer da, doch können wir sie verstärken, indem wir unsere Aufmerksamkeit bewußt auf die Farben lenken. Die Farben unserer Kleidung, der Unterwäsche, Handtaschen, Bilder und Möbel in der Wohnung, alles wirkt auf uns ein. Licht und Farbe brauchen wir zum Leben, und für unsere Gesundheit brauchen wir Harmonie. Jeder kennt wohl den Zustand innerer Spannung, wenn ein oft wiederholter disharmonischer Akkord, ohne Auflösung in einen harmonischen, gehört wird. Der Effekt ist ähnlich wie bei

diesen Filmen ohne richtigen Schluß: Unruhe, Frustration, Irritation. Ein Regisseur mag damit einen Denkprozeß in Gang setzen wollen, doch ein Innenarchitekt muß mit harmonischen Effekten arbeiten. Töne und Filme gehen vorbei, zu Hause dagegen sind wir ständig unserem Umfeld ausgesetzt. Disharmonische Farbzusammenstellungen erzeugen auch in uns Mißklang, während Harmonie Ruhe und Befriedigung auslöst. Harmonie stellt ein lebendiges Gleichgewicht zwischen Spannung und Auflösung dar und ist untrennbar mit Gesundheit und Leben verbunden.

Harmonie bedeutet Zusammenklingen oder Zusammenfügen einzelner Elemente zu einem neuen Ganzen. Diesen Aspekt von Ganzheit strahlt jedes gelungene Kunstwerk aus, und in ihm liegt ein wesentlicher Teil der Kraft und der Wirkung von Symbolen und Mandalas. Ein in Farbe und Form korrekt komponiertes Mandala oder ein zeitlos gültiges Symbol wie die Spirale oder das Yin/Yang-Symbol stärkt beim direkten Betrachten oder beim Hervorrufen des Bildes in der Imagination die Kräfte in uns, die es selbst verkörpert, zum Beispiel Harmonie oder Entwicklung. Auch eine inspirierte Kalligraphie kann, wie die soeben angeführten Beispiele, wie eine Empfangs- und Verstärkerstation für bestimmte Energien wirken, die nur durch entsprechende korrekte Formen einen Kanal finden, – so wie Strom in einem Computer nur zirkulieren kann, wenn die Hardware stimmt. So gesehen wirken Formen und Farben wie Energiegeneratoren. Ein Bild kann man als Maschine betrachten, deren Treibstoff Formen und Farben sind und die Energie erzeugt. Je nach Fähigkeiten und Absichten des Konstrukteurs (oder Malers) trägt es zur Umweltverschmutzung bei oder gibt saubere Energie ab.

Nun können wir uns nicht getrennt von unserer Umwelt sehen, ohne eine falsche Situation zu schaffen, wie bereits im Kapitel über »Prinzipien von Gesundheit« betont wurde. Das Innere und das Äußere gehören zusammen und bedingen einander. Das Stichwort heißt *Wechselwirkung*. Man kann es nicht oft genug betonen. Um gesund zu werden und zu bleiben, müssen wir uns mit Gesundheit umgeben, damit uns die Gesundheit anstecken kann. Gesundheit ist mindestens so ansteckend wie Krankheit und viel stärker.

Wenn Sie dieses Buch dazu bringen könnte, einen kühlen objektiven Blick auf die Farben Ihrer Wände zu Hause zu werfen, die Wirkung der Bilder an den Wänden auf Ihren Elan zu beobachten, oder Ihre Garderobe einmal kritisch daraufhin zu mustern, ob Sie einseitig bestimmte Farben bevorzugen oder meiden, dann hätten wir schon viel erreicht. Wenden Sie das Wissen an, das Sie sich bisher angeeignet haben. Leben Sie bewußter mit den Farben. Lernen Sie ihren Charakter kennen. Dann sind Sie auch nicht mehr auf starre Regeln angewiesen. Sie werden selbst entdecken, daß beispielsweise *Rot* als Hauptfarbe in Ihrer Kleidung oder Umgebung Ihnen nicht bekommt, wenn Sie emotionell sehr aufgewühlt oder extrem übermüdet sind, oder daß *graue* Kleidung und Umgebung depressive Zustände verstärkt und keine Kraft gibt, gegen negative Gedanken bezüglich des Gesundheitszustandes oder allgemeinen Lebenssituation anzukämpfen. Wenn Sie sehr erschöpft und körperlich, seelisch oder geistig ausgelaugt sind, werden Sie bald instinktiv in diesem Zustand *blaue* Kleidung und Umgebung vermeiden, weil Sie damit das Gefühl der Kraftlosigkeit verstärken könnten.

Statt dessen würden Sie vielleicht ein sattes *Frühlingsgrün* oder *zinnoberrote, orange* und *gelbe* Töne mit einbeziehen.

Sie werden entdecken, daß die Konzentration auf eine Farbe Ihnen jederzeit und überall die Möglichkeit gibt, sich mit Farbkräften aufzuladen. Sie können sich vom Rot einer Ampel genauso anregen lassen wie von den blauen Augen Ihrer Sekretärin. Wenn Sie auf diese Weise den Farben einen Platz in Ihrem Leben einräumen, werden Sie so damit vertraut, daß Sie allein durch die Vorstellung einer bestimmten Farbe Wirkungen hervorrufen können. Sie müssen das alles natürlich nicht glauben, sondern es wäre viel besser, wenn Sie die Behauptungen prüfen würden.

Messen Sie einmal den Unterschied Ihrer Pulsfrequenz, wenn Sie sich intensiv auf ein leuchtendes *Zinnoberrot* und dann, wenn Sie sich auf kühles *Blau* konzentrieren. Das Ergebnis wird Sie überraschen.

Wenden Sie also das Wissen an, welches hier angeboten ist. Alles ist da: die Information, Ihre gute Absicht (sonst hätten Sie dieses Buch wohl nicht gekauft) und die Möglichkeit der Realisierung. Angehäuftes Wissen ohne Anwendung ist wie Korn in einem Speicher, der nie geleert wird. Mit der Zeit verfault es.

Doch machen Sie auch nicht den Fehler, die Möglichkeiten, die in den einzelnen hier angesprochenen Bereichen liegen, plötzlich zu überschätzen. Die Methode, die wir Ihnen ans Herz legen wollen, arbeitet nicht mit einem Kreissektor von wenigen Winkelminuten, sondern mit den ganzen 360°. Und sie arbeitet damit, daß Sie zunehmend selbst fähig werden, Ihre eigene Gesundheit zu erschaffen und ein Mikroklima zu erzeugen, in dem Sie selbst, Ihre Familie und Ihre Freunde sich wohl fühlen und gedeihen können. Den vollen Kreis für Ihr Leben können Sie nur selbst gestalten.

Die hier besprochenen Bereiche sind nur Ausschnitte, die Ihnen als

Markierungsmarken dienen können, um die richtige Linie in allen Bereichen zu finden. In dem Maße, wie Sie die Absicht, sich gegen die Negativität zu schützen in die Tat umsetzen, können Sie Erfahrungen machen, die Sie einen inneren Zusammenhang in so verschiedenen Themenbereichen, wie sie hier angesprochen wurden, erkennen lassen. Sie werden erkennen, daß Gesundheit, wie sie hier verstanden wird, nicht durch einzelne Maßnahmen und durch das Befolgen starrer Vorschriften zu erreichen ist, sondern von unserer Grundeinstellung zum Leben abhängt, die sich in jedem Bereich unseres Mikroklimas ausdrückt.

Sie können sich mit den fröhlichsten Farben umgeben und das gesündeste Essen zusammenstellen, es wird alles nichts nützen, wenn alle anderen Bereiche nicht auch von der gleichen Absicht durchdrungen sind. Viele kleine Einzelmaßnahmen, viele kleine Änderungen und Einflüsse bewirken oft mehr als wenige drastische Maßnahmen. Biologische Systeme wie der menschliche Organismus sind für subtile Reize empfänglicher als für Schocks, die nur zu Abwehrreaktionen und Gegenregulationen führen.

Darum sind die Farben auch so geeignete und wichtige Verbündete in einem gesunden Leben.

Sie sind immer für uns da, sie wirken stetig und zuverlässig.

Es liegt nur an uns, ihre Dienste anzunehmen.

Anmerkungen

1 Hollwich, Fritz: »The Influende of Ocular Light Perception on Metabolism in Man and in Animal«, New York, 1979
2 Davis, Adele: »Jeder kann gesund sein«, Bonn-Röttgen, 1974
3 Davidson, Sir Stanley et al.: »Human Nutrition and Dietetics«, 6th ed. New York: Churchill Livingstone, 1975, S. 324
4 Vester, Frederic: »Phänomen Streß«, Stuttgart, 1976, S. 178–180
5 Faber, Birren: »Color Psychology and Color Therapy«, New York, Toronto, London, 1950
6 nach 1, S. 60
7 Sander, C. G.: »Colour in Health and Disease«, C. W. Daniel Co., London, 1926
8 Schapira, K., Mc Clelland, H. A., Griffiths, N. R., Newell, D. J.: »Study on the effects of tablet colour in the treatment of anxiety states«, Brit. Med. J. 1970, May, Vol. 2, 2 (5707), 446–449

Literaturhinweise

Heinz Schiegl: »Color-Therapie«, Freiburg im Breisgau, 1979
Eberhard, Lilly Elisabeth: »Heilkräfte der Farben«, München, 1954
Langsdorff, Georg Dr.: »Die Licht- und Farbengesetze und deren therapeutische Anwendung«, Niedernhausen/Ts., 1977
Lisa Malin: »Die Schönen Kräfte«, Frankfurt am Main, 1986
Eaves, A. Osborne: »Heilkraft der Farben«, (Original: The Colour Cure, Philipp Welby, London, 1901)
Daya Sarai Chocron: »Heilen mit Edelsteinen«, München, 1984
Mellie Uyldert: »Verborgene Kräfte der Edelsteine«, München, 1983

Thomas Poppe

Lebensmittel Luft

Wir leben am Grunde eines etwa 3000 Kilometer tiefen, weltumspannenden Luftmeeres, das mit hohem Druck auf uns lastet. In der Nähe der Erdoberfläche hat die Luft folgende Zusammensetzung:

77,1% Stickstoff
20,8% Sauerstoff
1,1% Wasserdampf
0,9% Argon
0,1% Sonstiges (Edelgase, Wasserstoff, Kohlendioxid)

Die Verhältnisse im von der Luft geprägten Klima bestimmen das ganze Leben auf der Erde. Alle Lebewesen keimen, wachsen und sterben in bestimmten Rhythmen, sind in ihrer Existenz vom Klima abhängig. Tiere schaffen sich instinktgemäß ihr arteigenes Kleinklima, das die manchmal extremen Schwankungen des Großklimas ausgleicht. Unsere Vorfahren taten es ihnen nach und verwendeten für ihre Bauten kaum andere Stoffe als sie: Holz, Bambus, Schilf, Stroh, Lehm, Steine, Kalk, Rinde, Hirse und Blätter. Auch heute noch bilden diese Materialien die Grundstoffe für den Bau einfacher, »primitiver« Behausungen zum Schutz gegen die Unbilden der Natur.

Wendet man jedoch die Maßstäbe der modernen Architektur an, zeigt sich, daß »primitiv« gewiß nicht das rechte Wort ist, um die Baumaterialien und die daraus entstehenden Gebäude zu beschreiben. Sie entsprechen den höchsten technischen und mikroklimatischen Ansprüchen.

In unserer synthetischen und übertechnisierten Umwelt ist das in Jahrmillionen gebildete Gleichgewicht zwischen Klima und belebter und bebauter Umwelt empfindlich gestört. Unsere Gesundheit, Wohlbefinden, Leistungsfähigkeit und Zufriedenheit sind weitgehend von diesem Klima abhängig. Üblicherweise versteht man darunter nur die Temperatur und den Luftfeuchtegrad. Zur Beurteilung der Luftqualität sind diese Faktoren jedoch nicht ausreichend. Das Haus- und Wohnklima ist geprägt von der gesamten Atmosphäre eines Raumes. Es beinhaltet daher die realen Aspekte, wie sie in nachstehender Darstellung wiedergegeben sind, soweit sie nicht in anderen Kapiteln abgehandelt werden:

Klima-Faktoren in Häusern

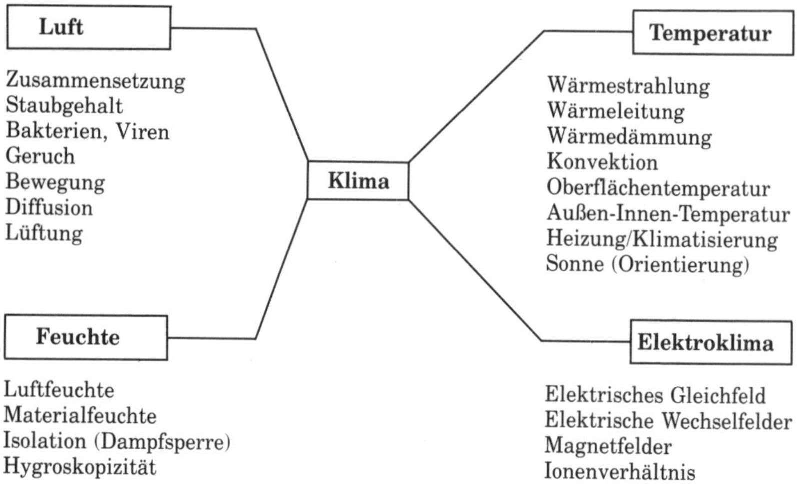

Zwischen diesen Faktoren bestehen vielfältige Wechselbeziehungen. Zu ihrer Untersuchung hat sich ein eigener Wissenschaftszweig gebildet: die Bio-Klimatologie.
Die vollkommenste Lösung wäre es, wenn der Bau und die dabei verwendeten Baustoffe selbst die Regulierung von Befeuchtung, Heizung, Kühlung und Belüftung übernehmen würden (s. Kap. Baustoffe S. 189). Im Rahmen dieses Buches befassen wir uns jedoch weniger mit den Überlegungen, die ein potentieller Bauherr in dieser Richtung anstellen könnte, sondern mit dem Status Quo, in dem die meisten von uns leben müssen, mit den Gegebenheiten heutiger Bautechnik, deren Nutznießer, beziehungsweise »Opfer« wir sind.
Beschränken wir uns deshalb auf das für jedermann »Machbare« und betrachten wir einmal der Reihe nach die Aspekte, von denen die Luftqualität in Innenräumen abhängt und die wir ohne tiefgreifende bauliche Veränderungen beeinflussen können.

Die Lufttemperatur

Unser Organismus steht in ständigem Austausch mit den ihn umgebenden Klimabedingungen und versucht dabei stets, »thermische Behaglichkeit« zu erlangen. Die Intensität des Wärmeaustausches ist dabei abhängig von der Art der Kleidung (unserer »zweiten Haut«), von der Oberflächentemperatur der uns umschließenden Flächen (»dritte Haut«), von der Raumlufttemperatur, Luftfeuchte, Luftbewegung und der Wärmeleitfähigkeit des Kontaktmaterials (Luft, Wasser, Stoffe, Sitz- und Liegeflächen etc.).

Vier physikalische Prozesse liegen diesem wechselweisen Austausch zugrunde:

Wärmestrahlung:
Dabei sendet ein wärmerer Körper elektromagnetische Wellen großer Wellenlänge (langwellige Wärmestrahlung) aus, die vom kälteren Körper absorbiert wird. Die Stärke dieses Stroms ist abhängig von der Temperaturdifferenz zwischen den beiden Körpern, etwa der Haut und der sie umgebenden Luft. Diese Wärmestrahlung ist die Ursache für das Kältegefühl in der Nähe einer kalten Wand trotz hoher Lufttemperatur. Etwa 40 bis 60% des Gesamtwärmeaustauschs entfällt auf diese Art der Wärmeübertragung.

Konvektion (Mitführung):
Hier fungiert die Luft als Wärmeträger. Die Körperwärme wird von der vorbeistreichenden Luft aufgenommen. Das Maß des Wärmeverlustes hängt von der Geschwindigkeit der Luft ab, daher auch der Auskühlungseffekt durch Windbewegung.

Verdunstung:
Wärme wird durch die Abgabe von Feuchtigkeit und Schweiß an die Außenluft abgegeben. Über die Schweißdrüsen kann unser Körper so seinen Wärmehaushalt regulieren. Ist jedoch die Luft schon mit Wasserdampf gesättigt, wie etwa in den Tropen, wird die Wärmeabgabe behindert, es kann zum Wärmestau und zum Hitzschlag kommen. Wind wiederum fördert die Verdunstungswärmeabgabe durch zusätzliche Konvektion.

Wärmeleitung:
Hier wird die Wärme durch den direkten Kontakt zu einem kühleren Stoff abgegeben. Der Abgabegrad hängt von der Wärmeleitfähigkeit des Kontaktmaterials ab. Denken Sie etwa an die rasche Auskühlung, wenn Sie auf einem kalten Stein sitzen. Holzbänke dagegen wirken durch die Isolationswirkung des Holzes (hoher Luftgehalt) eher warm.

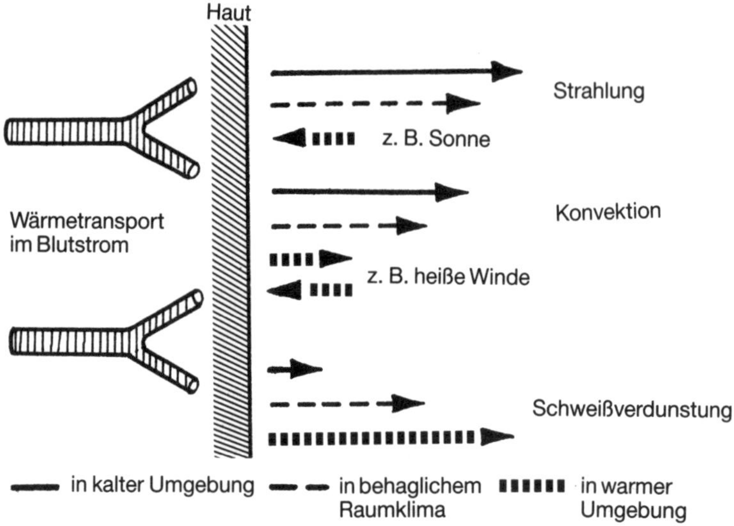

Schematische Darstellung des Wärmeaustauschs zwischen menschlichem Körper und Umgebung. Die Länge der Pfeile entspricht etwa der Wärmemenge, die auf jedem der drei Wege und bei den angegebenen Klimabedingungen ausgetauscht wird (nach Grandjean).

Menschliches Leben ist nur möglich, wenn wir unsere Körpertemperatur bei konstant 37 Grad halten. Bei dieser Temperatur sind die Eiweißmoleküle, aus denen unser Körper zum großen Teil besteht, am aktivsten. Temperaturen über 42 Grad zersetzen sie, unter 37 Grad verringert sich ihre Aktivität, bis schließlich Gefrier- und damit Kristallisationsprozesse einsetzen.

In den Kapiteln über »Prinzipien der Gesundheit« und »Haut« haben wir schon angedeutet, wie wichtig kurzzeitige Temperaturextreme für Gesundheit und Leistungsfähigkeit sind, deshalb soll hier nur von den optimalen Temperaturen in Wohn- und Arbeitsräumen die Rede sein, die eher gleichförmig sein und angenehme Behaglichkeit bewirken sollten.

Ein ausgewogenes thermisches Behaglichkeitsgefühl herrscht, wenn Wärmebildung und Wärmeverlust so aufeinander abgestimmt sind, daß weder die »chemische-physikalische« Wärmeregulation durch die Steigerung der Stoffwechseltätigkeit noch durch die Schweißsekretion übermäßig beansprucht werden. Geringfügige Änderungen der Durchblutung an Zehen, Fingern, Ohren und Nase, den am meisten exponierten Teilen des Körpers, behindern die Regulation der Körpertemperatur nicht.

Von besonderer Bedeutung für das Raumklima ist die Temperatur der Wandoberflächen. Als Faustregel kann gelten, daß die Wandtemperatur so hoch sein sollte wie die der Luft (maximal 3 °C niedriger), schon 16 bis 18 Grad im Raum wirken dann behaglich.

Durch eine entsprechende Wärmedämmung der Wandoberflächen (Kork, Holz) ließen sich große Mengen Energie einsparen, wenn man bedenkt, daß die üblichen Wandtemperaturen heute bei 10 bis 14 Grad liegen und hierbei die Behaglichkeitsgrenze erst bei einer Raumtemperatur von 22 bis 24 Grad erreicht wird.

◇ Jeder verringerte Wärmegrad bedeutet eine Energieeinsparung von sechs Prozent!

Zudem hat eine verringerte Raumtemperatur eine erhöhte Feuchtigkeitsaufnahmekapazität, die Atmung wird tiefer, die Luft enthält weniger Staub und Bakterien, die Konvektion verringert sich durch gleiche Raum- und Oberflächentemperaturen. Überhöhte Raumwärme bei zu kühlen Oberflächen führt zu den bekannten Symptomen Müdigkeit, Kopfschmerzen, Reizbarkeit, Kreislaufstörungen, Unruhe, Schlafstörungen – die Allergieneigung nimmt durch erhöhte Staub- und Mikrobenbelastung der Luft zu.

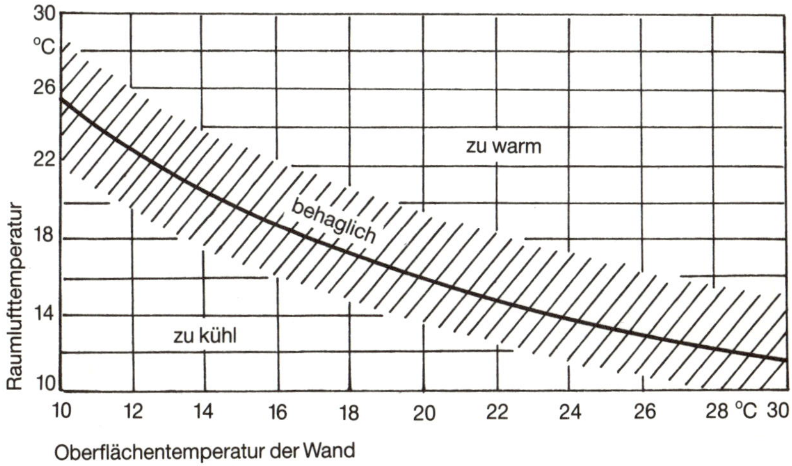

»Behaglichkeitskurve«, die den Zusammenhang zwischen Raum- und Oberflächentemperatur aufzeigt.

Warme Fußböden sind sehr wichtig, besonders aber, wenn Kleinkinder im Haus leben. Meist liegen die Temperaturen im Fußbodenbereich 3 bis 5 Grad unter der mittleren Raumhöhe – und 6 bis 9 Grad unter der Deckentemperatur. Der Wärmeverlust durch niedrige Kontakttemperatur und Konvektion führt zu Erkältungskrankheiten, Rheuma, Kreislaufbeschwerden und Erkrankungen der inneren Organe. Hierzu eine kleine Tabelle, aus der Sie diesen Wärmeverlust ablesen können:

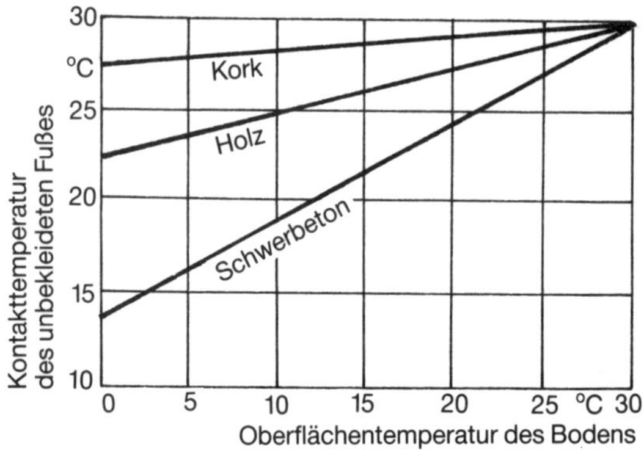

An dieser Tabelle, die drei Bodenbeläge vergleicht, können Sie ablesen, wie stark die jeweilige Berührungstemperatur unbekleideter Füße mit der Verringerung der Bodentemperatur absinkt. Holz und Kork sind nicht sehr wärmeleitfähig, isolieren gut, und sind deshalb als Ausbaustoff eher zu empfehlen als Steinfußböden, zumindest im Wohnbereich.

Eine häufige Ursache für verstärkte Wärmeverluste durch Abstrahlung ist die Nähe von Sitz- und Liegeflächen zu den Fenstern im Wohnraum. Dies liegt nicht so sehr an der Fugenlüftung (besonders bei Altbaufenstern), sondern an der sehr niedrigen Oberflächentemperatur im Winter (manchmal nahe am Gefrierpunkt). Ordnen Sie deshalb entsprechende Möbelstücke, besonders den Kopfteil Ihres Bettes, nicht zu nahe am Fenster an (Informationen über Wärmedämmaßnahmen an Fenstern und Fußböden siehe Bezugsquellen).
Es ist nicht möglich, die Frage nach der optimalen Raumtemperatur einheitlich zu beantworten. Je nach Bekleidung, Alter, Geschlecht, Art der körperlichen Tätigkeit, Heizungsart, Jahreszeit und besonders der körperlichen Verfassung, wird sie unterschiedlich empfun-

den. Bei einer Befragung von Büroangestellten lagen die Angaben für ein »angenehm warmes Raumklima« bei 20–26 °C. Ein gewisser »Verweichlichungseffekt« scheint in den letzten beiden Jahrzehnten eingetreten zu sein, denn die durchschnittlich als angenehm empfundene Raumtemperatur ist in diesem Jahrhundert angestiegen.
Fünf Grad durchschnittliche Temperaturerhöhung bedeuten einen Energiemehrbedarf von 30%! Hinzu kommt noch die gesteigerte Anfälligkeit für Erkältungskrankheiten bei hohen Raumlufttemperaturen.

Heiztechnik

Die Entwicklung der Heiztechnik hat inzwischen einige Fortschritte gemacht. Der Trend geht eindeutig zu flachen Plattenheizkörpern mit Thermostaten und niedrigen Wassertemperaturen (bis 60 °C), mit hohem Strahlungswärmeanteil.
Zu den herkömmlichen Heizsystemen sind vor allem die Einzelofenheizungen (Gas, Holz, Kohle, Öl) und die »Radiatorheizkörper« von Zentralheizungen zu rechnen. *Radiatoren* sind Heizkörper, die aus einzelnen Gliedern (»Rippen«) auf das gewünschte Maß zusammengefügt werden. Sie besitzen eine hohe Wärmeabgabe (durch Dampfwärme oder bis 90 °C erhitztes Wasser), die zu einem hohen Anteil durch Konvektion erfolgt. Unten saugen sie abgekühlte Luft an, erwärmen sie im Vorbeiströmen und geben sie oben an die Raumluft ab. Die Nachteile dieser Heizkörper sind die Verwirbelung der Luft, die zu einer ständigen Staub- und Mikroorganismen-Bewegung in der Luft führt, und die rasche Austrocknung der Raumluft. *Einzelöfen* haben den zusätzlichen Nachteil, daß einige ihrer Bestandteile sich so sehr aufheizen, daß es an unzugänglichen Stellen zu einem Verschwelen des sich dort sammelnden Staubs kommt – mit entsprechender Schadgasbildung.
Moderne Heizsysteme tragen der Tatsache Rechnung, daß ein hoher Strahlungsanteil bei der Wärmeabgabe ein angenehmeres Raumklima bei niedriger Raumlufttemperaturen erzeugt. Sie benötigen daher große Flächen zur Wärmeabgabe, niedrigere Wassertemperaturen und geringeren Energieaufwand. Zur Strahlungsheizung zählen Flach- und Plattenheizkörper, Kachelöfen und Fußbodenheizungen. Bei dieser Heizart kommt es zu dem schon angesprochenen, günstigen Effekt der stärkeren Erwärmung der Umgebungsflächen eines Raumes.

Zu empfehlen sind folgende Raumlufttemperaturen:

	Herkömmliche Heizung	Strahlungs-heizung
Wohnzimmer, Büro	21°–24 °C	17°–19 °C
Schlafzimmer, Küche	16°–17 °C	14°–15 °C
in Räumen bei schwerer körperlicher Arbeit	14°–16 °C	13°–14 °C
Bad	23°–24 °C	19°–20 °C
Treppenhaus	10°–15 °C	10°–11 °C

Zusammenfassend nun einige Tips zur Temperierung von Innenräumen:

◇ Lassen Sie sich von baubiologischen Instituten Broschüren senden, die sich mit unaufwendigen Methoden der Wärmedämmung befassen. Die Differenz zwischen Wand-, Boden- und Deckentemperatur und Raumlufttemperatur bildet den neuralgischen Punkt bei der idealen Temperierung, wie wir gezeigt haben. Besonders bei »schlechten« Heizsystemen (Ofen, Konvektionsradiatoren = Rippenheizkörpern) führt die Absenkung der Raumtemperatur nicht nur zu einer gravierenden Kostenersparnis, auch die Strömungsbewegung der Luft nimmt ab und somit der Staub- und Mikrobenanteil in der Atemluft.

◇ Haben Sie die Möglichkeit, Ihre Heizungsart zu beeinflussen, möchten wir Ihnen besonders großflächige Strahlungsheizungen wie Kachelöfen, Wandheizungen und Plattenheizkörper empfehlen. Auch hier verringert sich die Luftbewegung.

◇ Ist Ihnen eine angemessene Fußbodenisolation, etwa durch einen neuen Teppichboden zu aufwendig, verwenden Sie warme Hausschuhe (aus Lammfell oder mit Felleinlage). »Warme Füße, kühler Kopf« ist ein altes Hausrezept, das nichts von seiner Gültigkeit verloren hat.

◇ Lange Zeit waren große Fensterflächen modern. Beträgt der Fensteranteil (außer bei wärmeisolierenden Thermoscheiben) 50% der Außenwand, steigt der Wärmeverlust durch die Fenster auf 80% des Gesamtwärmeverlustes (an Doppelfenstern gemessen!). Wenn Sie vor einem Fenster arbeiten, sollten Sie zumindest in den Abendstunden Vorhänge oder Rolläden zuziehen, um den Wärmeverlust im Winter zu verringern. Im Sommer liefern Lamellenstores den wirksamsten Schutz vor dem Treibhauseffekt, bei noch ausreichender Tageslichtbeleuchtung. Meiden Sie jedoch getönte Fensterscheiben. Untersuchungen haben ergeben, daß ein verändertes Lichtspektrum Störungen im vegetativen und hormonalen Haushalt hervorruft (siehe Kap. Licht/Farbe). – »Take another sweater« – »Zieh' noch einen Pullover an«: Ein Sprichwort unserer Nachbarn auf den britischen Inseln. Der beste Rat, den wir Ihnen geben können. Gerade bei ungünstigen Heizarten hält sich eine Verschlechterung des wohnphysiologischen Klimas bei einer Absenkung der Raumtemperatur in Grenzen.

Luftfeuchtigkeit

Als behaglich empfinden wir einen Raum, der etwa 18 bis 21 Grad warm ist und gleichzeitig eine »relative Luftfeuchte« von 40 bis 60% aufweist.
Die *relative Luftfeuchtigkeit* ist der prozentuale Anteil der maximal löslichen Wasserdampfmenge in der Luft.
Die *maximale Luftfeuchtigkeit* ist abhängig von der Lufttemperatur. Sie ist diejenige Wasserdampfmenge, die bei einer bestimmten Temperatur in einem Kilogramm Luft gelöst werden kann. Sie wird in Gramm pro kg angegeben und auch als »Sättigungsfeuchte« bezeichnet. Fällt mehr Feuchtigkeit an, als die Luft aufnehmen kann, so kondensiert die überschüssige Feuchtigkeit als Nebel oder Dampf.
In der Atmosphäre unserer Breiten beträgt die Luftfeuchtigkeit in der Regel zwischen 50 und 75%. Die untere Behaglichkeitsgrenze liegt bei etwa 35% relativer Feuchte. In modernen, beheizten Wohnungen wird dieser Wert sehr oft unterschritten und liegt bei etwa 20 bis 30%, ein gepflegtes »Wüstenklima«! Diese warmtrokkene Luft trocknet die Schleimhäute der oberen Luftwege aus, verklebt die Flimmerhärchen der Bronchien, die nun Staub und Mikroorganismen nicht mehr ausfiltern können, und macht empfindlich gegenüber Infektionskeimen. Sie ist darüber hinaus stärker als feuchte Luft angereichert mit Viren, Bakterien, Staub, möglicherweise auch mit Ausgasungen von Baustoffen und Oberflächen-Behandlungsmitteln sowie mit Schwelgasen von Heizkörpern und Öfen. Sie verändert das Ionengleichgewicht der Luft ungünstig, ihr Gehalt an ionisiertem Sauerstoff sinkt, elektrostatische Aufladungen von Wänden und Möbeln nehmen zu.
Da die maximale Luftfeuchte mit abnehmenden Temperaturen sinkt, zeigt sich besonders im Winter, wie gut Ihr Raumklima beschaffen ist. Im Sommer werden die natürlichen Werte der relativen Luftfeuchte meist als angenehm empfunden: sie liegen bei 40 bis 60%. Im Winter sorgt die geringe Wasseraufnahmefähigkeit

der Luft (2,6 Gramm Wasser/m^3 Luft bei 0°C bedeuten 80% relative Feuchte!) für eine als zu trocken empfundene Raumluft, selbst bei ausreichender Lüftung (2,6 g/m^3 bei 20 °C bedeuten nur noch 21% relative Feuchte!).

Bei der Verwendung von hygroskopischen (wasserspeichernden) Baustoffen wie Holz, Kalkputz, Lehm, Leimfarben, Wollteppichen, Kokosfasermatten und Holzwolle-Leichtbauplatten läßt sich ein gewisser Feuchteregulations-Effekt erzielen, jedoch nur in geringem Umfang. Kunststoffe, Beton, Zementputz, Ölfarben und Dispersionsanstriche wirken wenig absorbierend und damit kaum feuchteregulierend. Bei Strahlungsheizungen (Kachelöfen etc.) ist aufgrund der geringeren Luftbewegung die Luftfeuchte höher als bei Konvektions- oder Strömungsheizungen. Und schließlich herrscht in Holz- oder Ziegelhäusern aufgrund guter Diffusions- und Hygroskopie-Eigenschaften eine geringfügig höhere Luftfeuchte vor.

Bevor Sie nun über Möglichkeiten zur Erhöhung der Luftfeuchtigkeit nachdenken, sollten Sie sich ein Hygrometer besorgen, ein relativ billiges Gerät zur Messung der relativen Luftfeuchte und in jedem Kaufhaus erhältlich. Wenn Sie mit Hilfe dieses Geräts feststellen, daß Sie im Winter unter zu niedriger Luftfeuchtigkeit leiden (wenn es Ihnen nicht schon Ihr »kratzender« Hals gesagt hat), sollten Sie nicht gleich einen elektrischen Raumluftbefeuchter anschaffen. Eine einfache und auch ästhetische Lösung sind in etwa 10% der Fälle Zimmerpflanzen. Bestimmte Pflanzen verdunsten enorm viel Wasser und filtern gleichzeitig die Zimmerluft. Besonders geeignet ist das Zyperngras, das richtig im Wasser »stehen« muß. Weiter sind zu nennen: Zimmerlinde, Hibiskus, Farne, Efeu, russischer Wein und einige Ficus-Arten, von denen sich besonders die Birkenfeige auch für Nordzimmer eignet. Vor Pflanzen im Schlafzimmer brauchen Sie keine Angst zu haben: die Gefahr, durch den vermehrten Kohlendioxidausstoß der Pflanzen nachts zu erstikken, besteht nicht, selbst wenn Sie in einem wahren Wald von Zimmerpflanzen schlafen.

Eine weitere, sehr ästhetische Möglichkeit der Luftbefeuchtung ist ein Zimmerspringbrunnen. Anleitungen, Bausätze und fertige Modelle erhalten Sie in allen größeren Gartencentern (s. Bezugsquellen).

Erst wenn auch ein Blumenfenster oder Zimmerspringbrunnen die Luftfeuchtigkeit nicht entscheidend beeinflußt, ist der Kauf eines speziellen Gerätes zur künstlichen Luftbefeuchtung in Erwägung zu ziehen. Der Wasserbedarf der Raumluft (bei 20 °C, 21% Luftfeuchte, 50 m^3 Rauminhalt und stündlichem Luftaustausch) liegt etwa bei fünf Litern pro Tag. Folgende Gerätetypen werden zur Zeit angeboten:

Zerstäuber
Wasser wird in Form feinster Tröpfchen in den Raum geblasen, der Sprühnebel geht in Dampf über. Aromatische Stoffe können dem Wasser beigemischt und mitversprüht werden. (Achten Sie jedoch auf mögliche allergieauslösende Wirkung! Siehe auch Seite 107). Zu ihrem Betrieb ist entkalktes und entmineralisiertes Wasser nötig. Darin liegt der Nachteil beim Einsatz im Haushalt: Wird nur entkalktes Wasser verwendet, kann sich auf Möbeln ein Mineralstaubniederschlag bilden. Nötig ist auch eine häufige Reinigung, da sonst Schmutzstoffe und Mikroorganismen in die Luft gelangen können.
Zerstäuber kommen überwiegend in Industrieräumen zur Anwendung.

Verdampfer
Wasser wird in diesen Geräten auf Siedetemperatur gebracht, durch geringfügige Überhitzung erfolgt die Verdampfung an der Oberfläche der Dampfblasen im Inneren der Flüssigkeit. Der austretende Dampf ist hygienisch einwandfrei und steril. Der Einbau eines Hygrostaten, der die Luftfeuchte reguliert, ist notwendig, weil bei diesem Prinzip eine Übersättigung der Luft und damit Feuchteniederschlag an Oberflächen eintreten kann. Der Energiebedarf ist bei diesen Geräten recht hoch, die Mehrkosten werden aber durch die Wartungsfreundlichkeit (Reinigung von Filtern und Verdunstungsmatten entfällt) wieder wettgemacht. Die Industrie verkauft von diesem Gerätetyp im Haushaltsbereich am meisten.

Verdunster
Verdunster bestehen im wesentlichen aus einem Wassertank mit 5–10 Litern Fassungsvermögen, einem Motor, der sowohl eine Pumpe als auch einen Ventilator antreibt. Die Pumpe fördert Wasser aus dem Behälter über eine Vliesmatte, durch die Raumluft gesaugt wird. Verdunster können aufgrund physikalischer Gegebenheiten nie zu einer Wasserdampfsättigung (= 100% relative Feuchte mit Kondensationsfeuchtebildung) führen. Etwa 55% Luftfeuchtigkeit können erreicht werden, ein günstiger Wert. Wenn die Raumluft nicht vorher einen mechanischen oder elektrostatischen Filter durchlaufen muß, ist es nötig, die Vliesmatten öfter zu

reinigen oder auszuwechseln. Der Stromverbrauch ist niedrig. Empfehlenswert sind Geräte, die bei 25% relativer Luftfeuchte eine Leistung von 1 l/Stunde aufbringen.

Ultraschall-Zerstäuber
Seit kurzem wird auf dem Markt dieser neue Luftbefeuchter-Typ angeboten. Hochfrequenz-Schwingungen verwandeln Wasser – ohne Aufheizen – in einen mikrofeinen, bakterienfreien Nebel, der sich sofort in der Luft auslöst. Anders als beim üblichen Zerstäuberprinzip, bildet sich kein Niederschlag auf den Möbeln, weil das Wasser vorher entkalkt wird. Ein rechtzeitiges Wechseln der Entkalkerpatrone ist unbedingt erforderlich. Die Stromaufnahme ist sehr gering (etwa 50 Watt). Alle Geräte dieses Typs sind mit Hygrostaten ausgerüstet. Sie eignen sich hauptsächlich für kleinere Räume.

Weitere Informationen, Tips und Anmerkungen zur Luftbefeuchtung

◇ Luftbefeuchter kosten zwischen 200 und 2500 DM, je nach Gerätetyp und Raumgröße.
◇ Genügend feuchte Raumluft (40–60%) wird subjektiv als wärmer empfunden, Sie sparen also Heizkosten, wenn Sie Maßnahmen zur Raumluftbefeuchtung treffen!
◇ Wasserbehälter, die an Heizkörper angehängt werden, sind keine wirksame Befeuchtungsmethode. Sie verdunsten höchstens 20 bis 100 ml pro Stunde. Als Behelfsmaßnahme jedoch geeignet.
◇ Abblätternde Furniere, sich lösende Leimstellen, Risse in Holz sind auf zu trockene Raumluft zurückzuführen (unter 40% relative Feuchte)! Musikinstrumente sind besonders gefährdet.
◇ Trockene Raumluft ist die häufigste Ursache für leichte Erkältungskrankheiten. Dr. med. Ritzel, der Leiter des Basler Schularztamtes, ließ in fünf Kindergärten elektrische Luftbefeuchter installieren, die während zweier Wintermonate die Raumluft auf konstant 50% Luftfeuchte hielten. Gleichzeitig wurden fünf weitere Kindergärten ohne Luftbefeuchter beobachtet. Die Kindergärtnerinnen erhielten jeweils den Auftrag, über alle Abwesenheitstage infolge Erkältungskrankheiten Buch zu führen. Das Ergebnis: Die Zahl der Abwesenheitstage in den nichtbefeuchteten Kindergärten erreichte nach Ablauf der Kontrollperiode beinahe das Doppelte der Abwesenheitstage in den befeuchteten Kindergärten.

◇ Als weitere Behelfsmaßnahme (besonders im Krankheitsfall, bei Bronchitis, Pseudo-Krupp etc.) bietet sich das Auflegen feuchter Tücher auf die Heizung an.
◇ Und zum Schluß die Information: Nur drei Prozent aller Haushalte, Schulen und Gewerbebetriebe in Deutschland wenden Luftbefeuchtungsmaßnahmen an.

Luftqualität und Belüftung

Zwei Faktoren haben die Problematik der Luftqualität und -verunreinigung in Innenräumen ins Bewußtsein der Allgemeinheit gehoben und die damit verbundene Diskussion angefacht:
Die von der »Ölkrise« ausgelöste Energiesparpolitik, die zu verstärkten Bemühungen bei der Abdichtung von Fenstern und Fassaden geführt hat, und damit zu einer Verringerung der »Zwangsbelüftung«, etwa durch undichte Fensterfugen.
Die »Formaldehyd-Diskussion« als Folge dieser »Dichtungsmanie«: In abgedichteten Räumen reichern sich Ausgasungen von Bau- und Wohnmaterialien in der Luft an und beeinflussen Gesundheit und Wohlbefinden. Besonders Formaldehyd als Bestandteil des Bindemittels bei der Spanplattenherstellung kann zu Beeinträchtigungen der Gesundheit führen. Seit 1986 ist es zudem als krebserregend eingestuft. In hohen Mengen ist es im Tabakrauch enthalten.
Die Weltgesundheitsorganisation definiert »Luftverunreinigung«: »Luftverunreinigung liegt vor, wenn sich ein luftverunreinigender Stoff oder mehrere luftverunreinigende Stoffe in solcher Menge oder so lange in der Außenluft befinden, daß sie für Menschen, Tiere, Pflanzen und Eigentum schädlich sind, zur Schädigung beitragen oder das Wohlbefinden oder die Besitzausübung unangemessen stören können.«
Dazu eine DPA-Meldung in der Süddeutschen Zeitung vom 19. 11. 1987:

»Die Wirkung von Luftschadstoffen auf die Gesundheit ist nach den Feststellungen des Bundesumweltministeriums noch nicht genügend erforscht. Weite Bereiche müßten noch als »weiße Flecken« bezeichnet werden, teilte das Ministerium zu einem Bericht über Auswirkungen der Luftverunreinigungen auf die menschliche Gesundheit mit. Als Beispiele werden die Wirkung von Luftschadstoffen auf die steigende Zahl der Allergie-Erkrankungen, auf Risikogruppen wie Kinder, Schwangere, kranke und alte Menschen sowie Art und Ausmaß der Kombinationswirkungen unterschiedlicher Schadstoffe genannt.«

Diese »weißen Flecken« sind auch der Grund dafür, daß es für Qualitätsanforderungen an die Raumluft im Wohnbereich noch keine gesetzlichen Normen gibt. Auch die Frage, wie man solche Normen kontrollieren soll, ist noch nicht gelöst. Richtlinien lassen sich derzeit nur aus den »Maximalen Immissionskonzentrationen« (MIK-Werte) ableiten, die für verschiedene Schadstoffe einen gesundheitlichen Toleranzbereich festlegen. »Immission« ist die »Zuführung von festen, flüssigen oder gasförmigen luftverunreinigenden Stoffen, die ständig oder vorübergehend in Bodennähe verweilen« (Richtlinie des Vereins Deutscher Ingenieure). Solange jedoch die gesundheitlichen Risiken einer Vielzahl von Raumluftschadstoffen nur unzureichend oder gar nicht erforscht sind, ist eine gesetzliche Festlegung von Grenzwerten mit erheblichen Fehlern und Risiken behaftet, wir können sie nicht zur Grundlage von Ratschlägen zur Reinhaltung der Innenluft machen.

Welcher Art und Herkunft sind die Luftschadstoffe in unserem Mikroklima?

Aus der Außenluft:
Kohlenwasserstoffe, Kohlenmonoxid, Schwefeldioxid, Stickoxide, Schwebestaub, Schwermetalle (Blei, Cadmium etc.) sowie Viren und Pilze (besonders Schimmelpilze).
Aus der Innenluft:
Stickoxide, Kohlenmonoxid, Kohlendioxid, flüchtige Substanzen und organische Verbindungen (aus Lösungsmitteln, Farben, Baustoffen und Wohnmaterialien), Schwebestaub (Hausstaub), Viren, Bakterien, Schimmelpilze, Milben, Radon.

◇ *Schwefeldioxid* (SO_2) entsteht hauptsächlich bei der Verbrennung von Öl und Kohle. Es gehört zu den Mitursachen des »sauren Regens« als gut wasserlösliches Reizgas. Besonders in Verbindung mit staubbelasteter Luft (»Smog«) entfaltet es seine schädliche Wirkung auf die Atemwege (Reizungen und Entzündungen der Schleimhaut).

◇ *Kohlenmonoxid* (CO) entsteht bei jeder unvollständigen Verbrennung, vor allem durch den Kfz-Verkehr, Hausbrand und Rauchen. Es ist geruch- und geschmacklos und beginnt bereits bei einer Luftkonzentration von 0,1% gefährlich zu werden. CO geht mit dem roten Blutfarbstoff Hämoglobin eine wesentlich festere Bindung als Sauerstoff ein und macht ihn damit für den Sauerstofftransport im Blut unbrauchbar. Bei Nichtrauchern beträgt der Anteil solchermaßen gebundenen Hämoglobins 0,5–3%, bei Rauchern 10–14%(!). 75–80% führen zum inneren Erstikkungstod.

◇ *Kohlenwasserstoffe* (CH) entstehen bei unvollständigen Verbrennungsprozessen von Kohle, Öl, Holz und anderen organischen Materialien. Der Kfz-Verkehr ist ihre Hauptquelle! Eine ganze Reihe von ihnen, etwa das Benzopyren im Ruß von Dieselkraftwagen, sind als Krebsauslöser bekannt.

◇ *Stickoxide* (NO, NO_2, nitrose Gase) entstehen bei Verbrennungsprozessen, die über 1000 °C erreichen. Der elementare Luftstickstoff oder im Brennmaterial vorhandene Stickstoffverbindungen reagieren dann mit Sauerstoff. NO_2 ist ebenfalls ein Reizgas, mitverantwortlich für den »sauren Regen« und für die Smogbildung. Eingeatmet erschwert es die Lungendurchblutung und belastet so Herz und Kreislauf.

◇ *Kohlendioxid* (CO_2) wird vom Menschen beim Ausatmen abgegeben (ca. 300 ml/min). Bei schlechter Lüftung kann sich der CO_2-Anteil in Innenräumen auf über 0,07% (Norm: 0,03%) erhöhen, was zu Ermüdung, Leistungsminderung und Kopfschmerzen führt. Die CO_2-Abgabe durch Pflanzen nachts spielt dabei keine merkbare Rolle. Entsprechend der CO_2-Zunahme sinkt der Sauerstoffanteil der Luft in abgedichteten Räumen und trägt zur Schadwirkung bei.

◇ *Schwebestaub, Hausstaub:* Ein schräg einfallender Sonnenstrahl in der Wohnung zeigt ihn deutlich, eine Unmenge kleinster Schwebeteilchen, die meisten mit bloßem Auge nicht sichtbar. Hausfrauen führen einen Sisyphus-Kampf gegen dieses Gemisch aus Textilfasern, Haaren, Federn, Holz, tierischen und menschlichen Hautschuppen, Pollen, Schimmelpilzen und deren Sporen, Bakterien und Milben. Einen hohen Prozentsatz bilden dabei Fäden durch den Verschleiß von Textilien und Möbelstoffen. Etwa die Hälfte *aller* Allergiker reagiert empfindlich auf die Ausscheidungen der Hausstaubmilbe, die sich in den letzten Jahrzehnten besonders stark vermehrt hat, weil unsere Putzgewohnheiten sie ihrer natürlichen Feinde, der Raubmilbe und der Silberfischchen, entledigt hat. Eine gewisse Staubmenge in der Luft hat aber auch ihr Gutes: Mikroorganismen und Krankheitserreger lagern sich an und sinken mit dem Staub zu Boden, von wo sie aufgesaugt werden können.

◇ *Flüchtige Substanzen* und organische Verbindungen stammen aus Reinigungs- und Oberflächenbehandlungsmitteln, aus Bindemitteln von Bau- und Wohnmaterialien (Spanplatten, Möbel),

aus Klebstoffen (Teppichböden) sowie aus Lack-, Farb- und Holzschutzanstrichen. Hierzu zählen neben vielen anderen Formaldehyd, Pentachlorphenol und Monocarbonsäure. Die Ausgasungen erfolgen manchmal kontinuierlich über einen Zeitraum von Jahren und können schwere Krankheitsbilder auslösen.
Echte Abhilfe kann hier nur beim Hersteller erfolgen, der Inhaltsstoffe genau kennzeichnen und Gefahren deutlich machen sollte, wie auch beim Gesetzgeber, der bei der Grenzwertfestlegung nicht zu großzügig verfahren sollte.

◇ *Schwermetalle* (besonders Cadmium und Blei) stammen hauptsächlich aus der Außenluft. Sie können Nieren, Lunge und das Zentralnervensystem schädigen und die Blutbildung stören. Hauptquelle für Bleistäube ist immer noch der Straßenverkehr (über Benzinzusätze). Cadmium wird im Gegensatz zu Blei nicht über den Hausstaub, sondern über den Zigarettenrauch aufgenommen (abgesehen von cadmiumhaltiger Nahrung, die ja jedermann betrifft).

◇ *Radon,* ein radioaktives Edelgas, kommt überall in der Natur vor und wird von allen Baustoffen in unterschiedlicher Menge abgegeben. Seine Konzentration nimmt mit sinkender Raumbelüftung und dem Abdichten der Fenster zu. Radonatome entfalten ihre Wirkung vor allem in den Atmungsorganen. Über seine Schädlichkeit gehen die Meinungen noch weit auseinander: Ein erhöhtes Lungenkrebsrisiko wurde beobachtet, wo stark uranhaltige Baustoffe Verwendung fanden, etwa in Wales, in Schottland, im Bayerischen Wald und in einigen Gegenden des Saarlandes.

Wir atmen täglich etwa 8000 bis 12000 Liter Luft ein, von der ein Großteil in die hochspezialisierten Alveolarräume der Lunge gelangt. Es ist daher verständlich, daß jede Verunreinigung der Luft irgendwelche Auswirkungen haben wird. In dem empfindlichen Bronchialnetz und dem reich durchbluteten Lungengewebe wird jede fremde Substanz, sei sie nun fest, flüssig oder gasförmig, eine Reaktion hervorrufen. Das sollte uns inspirieren, unser möglichstes zu tun, um die Risiken in engen Grenzen zu halten. Im Kapitel »Wohnraum« (siehe Seite 185 ff.) haben wir schon angedeutet, worauf bei der Wahl von Baustoffen und Möbeln in diesem Zusammenhang zu achten ist. Da wir auf die Schadstoffe, die mit der Außenluft in unsere Wohnräume gelangen, keinen unmittelbaren Einfluß haben, konzentrieren wir uns hier auf die Abhilfemaßnahmen im Innenbereich.

Richtiges Lüften

Zu den wichtigsten und wirksamsten Maßnahmen zur Reinigung der verbrauchten und verunreinigten Innenluft zählt das richtige Lüften!
Um den Frischluftbedarf in Innenräumen zu definieren, müssen wir zwei Begriffe erklären:
Die *Luftleistung:* Die Frischluftmenge in m^3, die einem Raum stündlich zugeführt werden muß.
Die *Luftwechselzahl:* Das Vielfache des Volumens des Raumes, dessen Luft stündlich gewechselt werden muß. Errechnet wird sie aus der Raumgröße, der Personenzahl und der Art der Raumnutzung.
Das Minimum der Luftwechselzahl liegt bei 0,4 bis 0,8 des Rauminhaltes pro Stunde und Person! Bei der heutigen Bauweise (Betonung auf Wärmedämmung, fugen- und dampfdicht!) beträgt der Luftwechsel oft nur ein Zehntel des notwendigen Bedarfs. Messungen in Schulen ergaben, daß schon nach 10 bis 15 Minuten hohe Kohlensäurekonzentrationen (durch die CO_2-Ausatmung) eintraten, die mitverantwortlich für Ermüdung, Konzentrationsmangel und Kopfschmerzen sind.

Folgende Luftwechselwerte werden heute empfohlen:

Wohnraum 2–3
Schlafzimmer 2–3
Küche (20 m^2) 3–4
Bad (15 m^2) 6
WC 5
Krankenraum 8–10

Bei Luftverunreinigung durch Rauchen erhöht sich selbstverständlich der Frischluftbedarf.
Die natürliche Lüftung durch Undichtigkeiten an Fenstern und Türen und durch die Poren der Umschließungsflächen erreicht bei Altbauten Werte von 1–2 pro Stunde, bei Neubauten nur 0,3–0,7 pro Stunde!
Besonders rasch tritt ein Mangel an Sauerstoff in stark besetzten Räumen ein, wo geraucht und gekocht wird sowie bei Feuerstellen (Gasverbraucher, offene Kamine etc.).
Wir möchten auch noch auf die Notwendigkeit des richtigen Lüftens aus bauphysikalischer Sicht hinweisen. Viele Altbaubewohner mußten nach Einbau neuer, fugendichter Fenster die Erfahrung machen, daß sich plötzlich Feuchteflecken und Schimmelbildung

einstellten. Die Ursache lag in der verschlechterten Austrocknung der Räume, die zur Kondensierung der Feuchtigkeit auf den Wänden, besonders im Winter, führte und in der Beibehaltung von Lüftungsgewohnheiten, die für undichte Altbaufenster durchaus ausreichten.
Wir müssen uns zum Lüften zwingen!
Was bedeutet nun »richtiges Lüften«? Wie vermeidet man unnötige Wärmeverluste?
Die »Stoßlüftung« hat sich als bester Kompromiß zwischen Wärmeverlust und Lufterneuerung erwiesen. Wenn Sie Ihr Fenster ständig gekippt halten (oder bei der Spaltöffnung), gehen Ihnen im Winter 30% an Wärmeenergie verloren. Lediglich 5% beträgt dieser Wert bei der »Stoßlüftung«: Öffnen Sie die Fenster weit, einmal in der Stunde oder eben so oft als möglich!

◇ Die Lüftung ist unverzichtbar, um Schadstoffe zu reduzieren, zu hohe Feuchtigkeit abzuführen und dadurch die Bausubstanz zu erhalten sowie den Sauerstoffgehalt zu erhöhen!

Weitere Tips und Anmerkungen zur Beseitigung von Luftschadstoffen und zur Luftqualität in Innenräumen:

◇ Selbstverständlich sollte man sich in Großstädten während der Hauptverkehrszeiten mit dem Lüften etwas zurückhalten, weil die Innenluft eher noch »dicker« werden könnte.
◇ Wenn Sie häufig Allergieerscheinungen bei sich beobachten, gelten in vielen Bereichen der Bautechnik und der Wohnphysiologie andere Empfehlungen als im Normalfall. Hierzu gibt es inzwischen ausführliche Literatur.
◇ Auf dem Markt werden in letzter Zeit auch elektrische Luftreinigungsgeräte angeboten. Die Hersteller behaupten, nicht nur Staub, Rauch und Gerüche ausfiltern zu können, sondern auch Bakterien und Pilzsporen, also allergieauslösende Organismen. Bei Tests schnitten die Geräte aber nicht zufriedenstellend ab. Luftreinigung leisten bisher nur Klimaanlagen.
◇ Luftionisatoren reduzieren den Staubgehalt der Luft.
◇ Vermeiden Sie nachträgliche Fugenabdichtungen an Altbaufenstern, wenn Lärmschutz und Zugluftverhinderung nicht im Vordergrund stehen!
◇ In folgender Reihenfolge sollten Sie sich um die Verbesserung der Raumluftqualität kümmern: Schlafzimmer und Kinderzimmer, Wohnzimmer, Küche und Bad, Nebenräume.
◇ Im Schlafzimmer: Fenster nachts offen (zur Not die Tür)! Der eventuell erhöhte Lärmpegel ist, wenn er nicht unerträgliche Werte erreicht, meist das geringere Übel.

Ein Wort zu Klimaanlagen

Wenn Ihre Luftqualität am Arbeitsplatz von einer Klimaanlage »diktiert« wird, können Sie meist recht wenig tun, um die Situation zu verändern oder zu verbessern, außer den eventuell zu hoch eingestellten Temperaturwert oder die falsche Luftfeuchte (idealer Wert: 40–60%) zu monieren. Sollten Sie in irgendeiner Form unter den Auswirkungen von Klimaanlagen zu leiden haben, stehen Sie zumindest nicht allein da: Etwa 5% der Bevölkerung in der Bundesrepublik arbeitet in klimatisierten Räumen – und leidet darunter! Bei einer Repräsentativerhebung wurden allgemeine Beschwerden am Arbeitsplatz erfragt und mit denen von Personen in nichtklimatisierten Gebäuden verglichen. Die 23 Parameter umfaßten »Neigung zu Erkältung« über »Reizbarkeit« bis »Kopfschmerzhäufigkeit«. Keiner der Parameter fiel zugunsten der klimatisierten Personen aus! Auf die Frage, wie lange es gedauert habe, bis man sich an die Klimaanlage gewöhnte, antworteten fast 50% mit »gar nicht«. Der Industriezweig Klimatechnik hat hier noch viel Arbeit zu leisten.

Elektroklima

Was ist der Mensch? – Auf diese Frage kann man durchaus plausible, wissenschaftlich begründete Antworten erhalten. Nur wird sie jedesmal anders ausfallen, je nachdem, ob sie etwa ein Biologe, ein Chirurg, ein Philosoph, ein Psychologe oder gar ein Kriminalbeamter beantworten soll.
Würde man sie einem poetisch begabten Physiker stellen, würde er antworten: »Der Mensch – das ist ein Wirbel tanzender Atome im ewigen Strom kosmischer Strahlungen und Wellen.« Vom Standpunkt des Physikers sind wir ein »Paket« elektrisch-physikalischer Vorgänge, die gleichzeitig billionenfach und auf engstem Raum ablaufen, dabei ständig in Wechselwirkung untereinander und mit der »Außenwelt« stehen. Unser Buch befaßt sich, um im Physiker-Jargon zu bleiben, mit genau dieser »Wechselwirksamkeit« zwischen Innen und Außen, soweit sie uns bisher bewußtgemacht wurden.
Welche Komponenten bilden eigentlich das Elektroklima, und welche Faktoren können zu »Elektrostreß«, zu einer gesundheitlichen Beeinträchtigung durch die Verhältnisse der Luftelektrik in Innenräumen führen?

Elektromagnetische Felder

In den letzten Jahrzehnten hat die Verwendung elektrischer Geräte und Einrichtungen im Haushalt einen gewaltigen Boom erfahren, besonders in den industrialisierten Ländern. Viele Dinge erleichtern uns das Leben, von der taghellen Beleuchtung unserer Wohnung über Telefon, Radio, Fernsehen bis zur Waschmaschine, elektrischer Zahnbürste und zum Rasierapparat. Der Stolz auf diese »Errungenschaften« wie auch die Tatsache, daß unsere Wirtschaft und damit unzählige Arbeitsplätze von ihnen abhängen, verhindern manchmal, daß wir uns in angemessener Weise mit den schädlichen Wirkungen befassen, die von ihnen ausgehen können. Zum Beispiel: Um jedes stromdurchflossene Kabel oder Gerät bildet sich ein elektromagnetisches Feld unterschiedlicher Stärke, in Abhängigkeit von der Entfernung und der Erdung des Gerätes oder des Leiters. Die Magnetkräfte des Feldes wirken nur auf bestimmte Materialien (Eisen, Nickel, Kobalt). Die Stärke elektrischer Felder wird in Volt pro Meter (V/m) gemessen, die magnetischer Felder in Tesla (T).
Jedes in der Wand verlegte Stromkabel, jede spannungsführende Steckdose, jedes in Betrieb befindliche elektrische Gerät bildet ein solches Feld um sich herum. Felder dieser Art kommen auch in der Natur vor, sind jedoch um vieles schwächer als die künstlich erzeugbaren. Diese Felder bilden sich bei Steckdosen unabhängig davon, ob gerade Strom entnommen wird oder nicht.

Hier nun einige Feldstärken-Vergleichswerte:

Spannungsführender Draht (handelsüblich, kunststoffisoliert)			
Abstand (cm):	40	80	100
Feldstärke (V/m):	100	50	25
Hochspannungsanlage (20 Kilovolt-Anlage)			
Abstand (cm):	600	1200	2500
Feldstärke (V/m):	100	50	20
Rechenmaschine mit Plastikgehäuse			
Abstand (cm):	100	200	300
Feldstärke (V/m):	130	50	30
Schreibmaschine mit Metallgehäuse			
Abstand (cm):	30	100	
Feldstärke (V/m):	50	10	

Der Unterschied der beiden letzten Vergleichswerte beruht auf der Abschirmwirkung des geerdeten Metallgehäuses.

Die wenigen bisher angestellten und veröffentlichten Untersuchungen über die biologische Wirksamkeit solcher Störfelder rechtfertigen in unseren Augen die ausgesprochenen *Warnungen* vor einem allzu sorglosen Umgang mit den »Segnungen« der umfassenden Elektrifizierung unserer Umwelt:

◇ Professor Varga vom Hygiene-Institut der Universität Heidelberg untersuchte die Wirkung elektrischer Felder (Abstand 6 cm/ Spannungsstärke 4 V–50 V) auf das Ausbrüten von Hühnerküken. Von den im elektrischen Feld befindlichen Eiern wurden nur 72% ausgebrütet (gegenüber 100% der unbestrahlten Eier). Ein Drittel dieser Küken wies sichtbare Deformationen der Extremitäten auf, die Hälfte von ihnen starb nach 5–10 Tagen, die restlichen überlebenden Küken erreichten nicht das Gewicht der unbehandelten Tiere.

◇ Varga stellte weiter fest, daß das informationstragende DNS-Molekül des Zellkerns eine recht energieempfindliche Konfiguration besitzt und daß elektrische Felder zu falschen Molekülverknüpfungen führen können.

◇ Professor Brauss aus Heidelberg stellte Versuche am Menschen an und kommt zu dem Ergebnis: »Es hat sich gezeigt, daß in Wohnräumen installierte, elektrische Leitungen von 220 Volt Streufelder ausstrahlen, unter deren Einwirkung sich der Partialdruck des gelösten Sauerstoffs im Blut um durchschnittlich 6% erhöht. Der Hämatokritwert des Blutes erhöhte sich durchschnittlich um 5%.«
Dieser Wert bezeichnet den Volumenanteil der roten Blutkörperchen (Erythrozyten) am Gesamtblutvolumen. Von ihm hängen unter anderem die Sauerstoffversorgung (die Erythrozyten transportieren Sauerstoff) und die Fließgeschwindigkeit des Blutes ab. Das Ergebnis läßt darauf schließen, daß Störfelder eine Art Beschleunigung des Lebensmotors bewirken, also Streß bedeuten.

◇ Dr. Ross Adey von der Universität Kalifornien schreibt: »Selbst sehr schwache elektromagnetische Strömungen verändern die elektrochemischen Pfade, durch die lebende Zellen miteinander in Verbindung stehen. Die Erzeugung von Insulin in der Bauchspeicheldrüse scheint durch schwache elektromagnetische Impulse beeinflußt zu werden... man kann biologische Wirkungen selbst als Folge von elektrischem Strom beobachten, der nur ein Millionstel so stark ist wie der, der früher als Sicherheitsschwelle angesehen wurde.«

◇ Statistische Erhebungen bei Menschen, die unmittelbar unter oder in der Nähe von Hochspannungsleitungen leben, zeigen eine höhere Zahl von Leukämiefällen, Wachstumshemmungen, Veränderungen des Blutbildes und Verhaltensstörungen.

Diese und andere Untersuchungen deuten an, daß sich die Verringerung von möglichen Störfeldquellen als durchaus lohnend erweisen könnte, im Sinne einer Reduzierung der möglichen Streßfaktoren im Mikroklima.

Praktische Empfehlungen für Abhilfemaßnahmen

◇ Von besonderer Bedeutung im Hinblick auf ein gesundes Elektroklima sind alle Räumlichkeiten, in denen wir uns häufig aufhalten (Schlafzimmer, Arbeitsplatz, Küche etc.).
◇ Im allgemeinen sollte der Abstand von nicht abgeschirmten Leitungen zum Körper mehr als 1 m und der Abstand von nicht abgeschirmten Elektrogeräten (mit nicht geerdeten Kunststoffgehäusen) mehr als 2 m betragen.

Weitere Mindestabstände:
◇ Schwarz-Weiß-Fernseher 3 m, Farbfernseher 4–5 m
◇ Leuchtstoffröhre 2–3 m

◇ Beim Neukauf von Elektrogeräten sollten Sie solche bevorzugen, die ein geerdetes Metallgehäuse haben!
◇ Besonders möchten wir empfehlen, nicht in der Nähe von Steckdosen zu schlafen und elektrische Weckuhren, Radiowecker und ähnliches in Kunststoffgehäusen nicht in Kopfnähe zu plazieren! Fernsehgeräte im Schlafzimmer sollten nachts ausgesteckt werden. Für die Netzabschaltung sind inzwischen Netzfreischalter erhältlich.
◇ Eine starke Feldwirkung geht von elektrischen Heizkissen und -decken aus. Wärmflaschen sind harmlos und wirksam.
◇ Durch die besondere Verarbeitungsart von Federkernstahl für Bettmatratzen magnetisiert sich das Metall und verzerrt das natürliche Erdmagnetfeld, dem wir uns über die Jahrtausende angepaßt haben. Die Abbildungen zeigen graphisch die Veränderung des Feldes gegenüber neutralen Schlafplatzverhältnissen. Wenn wir davon ausgehen, daß das Erdmagnetfeld für alle biologischen Systeme einen wichtigen Ordnungsfaktor darstellt und daß es inzwischen Erkenntnise über die schädliche Langzeitwirkung unnatürlicher Magnetfeld-Verhältnisse gibt (wir ver-

bringen ein Drittel unseres Lebens im Bett), so halten wir die Forderung für berechtigt, daß dieses Magnetfeld in Haus und Wohnung in möglichst natürlicher Form vorliegen sollte. Einige Wissenschaftler, unter ihnen Professor Varga von der Universität Heidelberg, haben auf den Zusammenhang zwischen Krankheitsentstehung und gestörten elektromagnetischen Umweltfaktoren hingewiesen. Wir möchten vorbeugend empfehlen, beim Neukauf eines Bettes oder einer Matratze darauf zu achten, daß möglichst wenig Metallteile bei der Verarbeitung Verwendung finden.

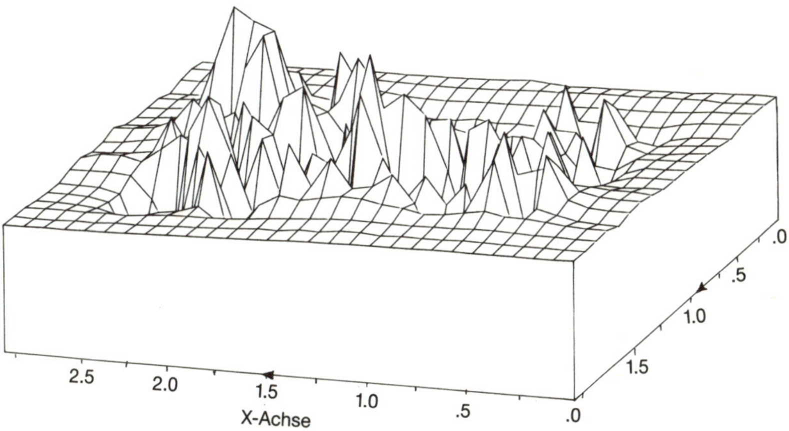

Verzerrungen der Intensität des natürlichen Erdmagnetfeldes, hervorgerufen durch eine Federkernmatratze

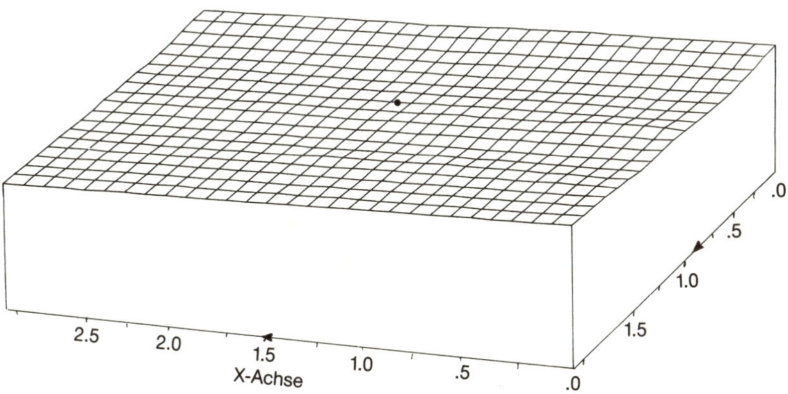

Anzustrebendes Optimum in der Liegefläche; natürliche Verhältnisse des Erdmagnetfeldes.

Luftionisation

Ein weiterer gestaltender Faktor unseres Elektroklimas ist der Ionisationszustand der Luft. Ionen sind elektrisch positiv oder negativ geladene Moleküle der Luftbestandteile. Aufgrund elektrostatischer Anziehungskräfte können sich gleichpolige Ionen aneinanderlagern und sogenannte Clusters (»Haufen«) bilden. Einzelionen und Clusters werden auch Kleinionen genannt.

Sie können sich an Luftschwebeteilchen verschiedener Größe und Herkunft anlagern und bilden dann Großionen, die relativ wenig beweglich und langlebig sind. Ihre Zahl pro Kubikzentimeter liefert einen Index für den Grad der Luftverschmutzung und liegt in Städten mit hoher Verkehrsdichte bei einigen Hunderttausend bis Millionen Teilchen/cm^3. Je stärker die Luftverschmutzung ist, desto stärker nimmt die Zahl der Kleinionen ab und erreicht in unseren Städten Werte von ca. 30 negativen und 30 positiven pro Kubikmeter. Auf Berggipfeln, in der Nähe von Wasserfällen und in Wäldern beträgt dieser Wert 2000 bis 4000/m^3 bei einem deutlichen Überwiegen der negativen Kleinionen. Wenn im folgenden von »Ionen« die Rede ist, sind immer Kleinionen gemeint.

Welche biologische Bedeutung kommt der Abnahme der Luftionen in unseren Städten und Wohnungen zu?

Da ihre Relevanz für die Gesundheit bisher noch nicht Gegenstand genauer und umfassender Langzeituntersuchungen war, ist man bei einer Beurteilung auf wenige und weit verstreute Forschungsergebnisse angewiesen.

Einig sind sich die mit diesem Thema befaßten Wissenschaftler darin, daß das beim Atmen sauberer Wald- und Bergluft, der Luft in der Nähe von Wasserfällen oder nach einem »reinigenden« Gewitter empfundene, subjektive Wohlbefinden nicht nur auf die relative Sauberkeit dieser Luft zurückzuführen ist, sondern auch auf das natürliche Ionengleichgewicht in ihr.

Zur Erforschung der Effekte des gestörten Ionengleichgewichts im Mikroklima, wählten die meisten Wissenschaftler einen »positiven« Ansatz: Mit Hilfe von Ionengeneratoren sorgten sie für die natürlichen Verhältnissen entsprechende Ionendichte in den Versuchsräumen und untersuchten die physiologischen Auswirkungen auf Testpersonen und Versuchstiere.

Hier nun einige Ergebnisse aus jüngster Zeit:

◇ Negativ-Ionisierung der Raumluft sorgt für eine Extraaufladung von Staub- und Schwebeteilchen und Mikroben. Durch elektrostatische Anziehungskräfte sinken sie zu Boden und können aufgesaugt werden. Luftverunreinigungen lassen sich so beträchtlich reduzieren.

- ◇ Bestimmte Wetterlagen (Föhn) und starke Wetterwechsel können ein starkes Übergewicht positiver Ionen erzeugen. Sie werden für viele Krankheits- und Wetterfühligkeitssymptome verantwortlich gemacht. Ionengeneratoren, die ausschließlich negative Ionen erzeugen, schufen in über 70% der Fälle fast vollständige Besserung.
- ◇ Menschliche und tierische Zellkulturen zeigten unter positivem Ionenübergewicht in der Luft eine Hemmung der Vermehrungsrate. Negative Ionen dagegen förderten entweder das Wachstum oder ließen es gegenüber der Norm unbeeinflußt.
- ◇ Ein künstlich erzeugtes, den natürlichen Verhältnissen angepaßtes Ionengleichgewicht beeinflußt den Ausstoß bestimmter Hormone wie etwa Serotonin. Serotonin ist ein lebenswichtiges, vielseitiges Neurohormon und ist mitbeteiligt an der Weiterleitung von Nervenimpulsen. Erhöhte Serotoninspiegel im Blut führen zu Schlaflosigkeit, Reizbarkeit, Konzentrationsschwäche, Allergien und Asthma und werden als Auslöser von Migräneanfällen diskutiert. Eine positive Ionisierung erhöht den Serotoninwert im Blut, eine negative senkt ihn (bis zu 30%). Etwa 70% der Versuchspersonen reagierten in dieser Weise.
- ◇ Eine israelische Studie zeigte, daß eine negative Ionisierung der Luft bei 62% einer Gruppe von 123 Heuschnupfen-Patienten zu einer teilweisen bis vollständigen Besserung führte. Positive Ionen zeigten keine Wirkung.
- ◇ Gute therapeutische Erfolge wurden mit negativer Luftionisierung bei Kindern mit spastischer Bronchitis erzielt.
- ◇ Experimente an der Universität Kalifornien haben gezeigt, daß der Kontakt mit hohen Negativionen-Konzentrationen die Aktivität der Flimmerhärchen in den Bronchien erhöht und damit für einen rascheren Abtransport der Schmutzpartikel nach außen sorgt (um ca. 300 Schläge/min).
- ◇ Eine renommierte Schweizer Bank installierte in etwa der Hälfte ihrer Büros Ionengeneratoren, worauf die Zahl der Krankmeldungen in diesen Bereichen schon nach einigen Monaten stark absank.

Fast alle Forschungsergebnisse deuten darauf hin, daß sich mit Hilfe einer negativen Ionisierung der Luft ein günstiger Effekt zur »Sanierung« unserer Raumluft erzielen läßt. Der Markt hat inzwischen entsprechend reagiert und bietet verschiedene Geräte an, die zum Preis von 300 bis etwa 600 DM eine solche negative Ionisation

bewirken und damit luftelektrische Verhältnisse schaffen, die wir sonst nur noch im Wald oder im Hochgebirge antreffen.
Wenn Sie sich mit dem Gedanken an die Anschaffung eines solchen Gerätes (s. Bezugsquellen) tragen, sollten Sie auf folgendes achten:

◇ Von entscheidender Bedeutung für eine brauchbare Ionisation von Innenräumen ist die Leistungsfähigkeit des Gerätes, die Zahl der produzierten Ionen pro Sekunde. Gemessen am Austrittspunkt, sollte dieser Wert mindestens 8 Billionen betragen. Übrigens: Ungünstige Auswirkungen von Überdosierungen negativer Luftionen sind bisher nicht bekannt geworden. Geräte, die diesen Wert erreichen, ionisieren einen Raum von etwa 50 m^3 Rauminhalt. Größere Räume bedürfen leistungsfähigerer Geräte, eine andere Lösung wäre es, mehrere Geräte zu installieren.

◇ Geräte älteren Typs erzeugen zusätzlich geringe Mengen hochgiftigen Ozons. Dieser Wert darf 0,4 Teile pro Hundert Millionen nicht übersteigen. Die meisten der Geräte neuerer Produktion erfüllen diese Bedingung, beziehungsweise erzeugen kein Ozon. Befragen Sie den Hersteller, wenn er zur Ozonproduktion keine Angaben macht.

◇ Das Gerätegehäuse sollte aus elektrisch leitendem Material bestehen (Metall etc.), da sich sonst ein elektrostatisches Feld am Apparat bildet, das den Ionenaustoß reduziert oder gar unterbindet.

Der Stromverbrauch von Ionengeneratoren bewegt sich bei etwa 3 bis 85 Watt. Übrigens ist die Herstellung eines natürlichen Ionengleichgewichts seit längerer Zeit auch für Handel und Industrie interessant geworden. So hat man festgestellt, daß die Anwendung von Ionisatoren in Lagerräumen für leichtverderbliche Agrarprodukte deren Haltbarkeitsdauer um 15–20% verlängert, was auf die bakterien- und pilztötende Wirkung der negativen Ionen zurückgeführt wird.
Inzwischen sind auch Kleingeräte für Kraftfahrzeug-Innenräume erhältlich, da statische Aufladungen und Staub- und Schwebeteilchen ein gestörtes Ionenklima (starke Verringerung der Ionenzahl, Übergewicht der positiven Ionen) im Auto erzeugen.
Zum Schluß noch ein Tip, wie Sie – in begrenztem Umfang allerdings – nicht nur für eine physiologische, negative Ionisierung Ihrer Wohnung oder Ihres Arbeitsplatzes, sondern auch für eine günstigere Luftfeuchte und obendrein für einen Augen- und Ohrenschmaus sorgen können:

◇ Bauen Sie sich einen kleinen Wohnungsspringbrunnen. Das Wasser zirkuliert im geschlossenen Kreislauf über eine kleine

Umwälzpumpe. Der Phantasie, was Ausgestaltung und Bepflanzung betrifft, sind keine Grenzen gesetzt. Anleitungen hierfür, aber auch fertige Springbrunnen, sind in jedem größeren Gartencenter erhältlich (siehe Bezugsquellen).

Erdstrahlen – die unbekannte Größe

Seit Jahrtausenden gibt es Zeugnisse davon, daß sich Menschen mit den geheimnisvollen »Erdstrahlen« befassen, mit ihren schädlichen und nutzbringenden Wirkungen und mit der Möglichkeit, verborgene Wasseradern und Metalle zu entdecken. Und schon im Jahre 1550 taucht auf einem alten Holzschnitt erstmals eines der bevorzugten Meßinstrumente jenes »Wissenschaftszweiges«, der Radiästhesie, auf: die Wünschelrute.
Abgesehen von all jenen Menschen, die noch nie von Erdstrahlen, Wünschelruten und dergleichen gehört haben oder ihnen gleichgültig gegenüberstehen, spalten sich Befürworter und Gegner der Radiästhesie in zwei einander mit Hingabe bekämpfende Lager, wobei ihr Kampfeslärm Vernunft und besonnenes, objektives Forschen übertönt.
Die einen, die Verfechter der Erdstrahlenthese, werfen ihren Gegnern Arroganz, Blindheit gegenüber »klaren« Erfahrungsbeweisen, Sturheit, Mangel an Flexibilität und Verantwortungslosigkeit vor. Und die andere Seite, meist Angehörige der »exakten«, etablierten Wissenschaften, aber auch Politiker, richten ihre Angriffe auf die »Unwissenschaftlichkeit« des Vorgehens der Wünschelrutengänger, auf die Polemik ihrer Exponenten, auf das Fehlen exakter Statistiken, Versuchsreihen und »beweisbarer« Erkenntnisse.
Wir werden uns in diesen Streit nicht einmischen.
Tatsache ist, daß

- ◇ schon im alten China 2000 v. Chr. vor einer Städtegründung oder einem Hausbau die Örtlichkeiten präzise ausgewählt wurden nach den »Energielinien, die den Boden durchziehen«.
- ◇ in skandinavischen Sagen bei den alten Germanen häufig der Gebrauch der Wünschelrute erwähnt wird, als gültige Methode, Wasser und Metalle aufzuspüren.
- ◇ Rutengänger *tatsächlich* Wasseradern und Metalle aufspürten. Krankheiten und Beschwerden aller Art besserten sich *tatsächlich,* nachdem sie sogenannte »Störzonen« in Innenräumen aufspürten und die Bewohner ihr Bett oder ihren Arbeitsplatz verschoben.

◇ erstmals die deutsche Bundesregierung 1986 einen Forschungsauftrag vergeben hat, um das Phänomen »Erdstrahlen« wissenschaftlich zu untersuchen und ihn mit DM 400 000,– ausgestattet hat.

Weder sehen wir es als unsere Aufgabe an, einem verschwommenen Aberglauben noch einem blinden Glauben an die Allmacht der exakten Wissenschaften das Wort zu reden.

Die Tatsache, daß vor noch nicht allzu langer Zeit keine Meßinstrumente existierten, die die Kugelform der Erde nachwiesen, hinderte weder unseren Planeten daran, eine Kugel zu sein, noch hinderte es die Wissenschaftler jener Zeit (und mit ihnen alle Bewohner der Erde) daran, ständig zu »beweisen«, daß sie eine Scheibe ist. Damals wurde man auch noch geteert und gefedert, wenn man behauptete, daß Seide von Würmern kommt und nicht von Engeln...

Wir möchten noch eine Empfehlung aussprechen:

◇ Sollten Sie unter chronischen Krankheitssymptomen oder Befindlichkeitsstörungen leiden, deren Ursachen mit üblichen diagnostischen Mitteln bisher nicht aufgedeckt werden konnten, beziehungsweise bei denen bisher alle konventionellen Behandlungsmethoden fruchtlos blieben, dann sollten Sie einen Versuch unternehmen: Lassen Sie von einem erfahrenen Rutengänger Ihre Wohnung auf »Störzonen« untersuchen, und folgen Sie seinem Rat, wenn er den Vorschlag macht, etwa Ihrem Schlaf- oder Ihrem Arbeitsplatz eine andere Position zuzuweisen. Lassen Sie sich vorher die Kosten nennen, um in dieser Hinsicht keine Überraschungen zu erleben. Wenn sich Ihre Beschwerden daraufhin bessern oder gar ganz verschwinden, dann ist das genau jenes Ergebnis, das erzielt werden sollte. Eine weitergehende Diskussion über das Wie und Warum dieser Methode sollten Sie sich sparen. Sie haben die Erfahrung gemacht, daß sie funktioniert. Das allein zählt.

In unseren Augen ist echte Wissenschaft ein Vorstoß in unbekannte Bereiche der dem Menschen möglichen Erkenntniskraft wie auch der Versuch, die bei diesen Vorstößen gewonnenen Erkenntnise zu verwerten, was auch immer gerade unter »verwerten« verstanden wird. Diese Ausflüge ins Unbekannte geschehen nie unvorbereitet, immer nehmen wir »Werkzeuge« mit auf dem Weg über die Grenzen des Wissens hinaus, und mit ihrer Hilfe vollzieht sich »Erkenntnis«: Werkzeuge wie mathematische Theorien, Elektronenmikroskope, Meßgeräte, Teleskope, Computer, die Geisteskräfte des Forschers und viele mehr. Es ist eine unglaubliche, nichtsdestoweniger weit verbreitete Arroganz, zu glauben, die Qualität der heute vorhande-

nen Werkzeuge würde ausreichen, alles zu erklären, was mit diesen Werkzeugen untersucht, geprüft, getestet und analysiert wird.
Jeder Atomphysiker im Forschungsbereich weiß heute, daß der beobachtende Mensch untrennbar mit dem von ihm Beobachteten verbunden ist, ja, daß die Art und Weise des Beobachtens das *Ergebnis* seiner Beobachtung determiniert. Werner Heisenberg stellte fest, daß der Wissenschaftler in gewisser Weise »sieht, was er sehen *will«*, weil die Qualität der Wahrnehmung untrennbar verknüpft ist mit der Qualität des Wahrgenommenen. Das eine bedingt das andere.
Nur schade, daß die Erkenntnisse der Atomphysiker bisher noch so wenig Eingang in andere Wissenschaftsbereiche gefunden haben, geschweige denn zum Allgemeinwissen. Vorurteile zu pflegen, ist immer noch bequemer, als sich auf das Abenteuer der »Unberechenbarkeit der Realität« einzulassen.

Wolfgang Möhring

Düfte ätherischer Öle

Düfte und Gerüche begleiten uns während des ganzen Tages – sei es der Duft von frisch gemähtem Gras, der Gestank der Auto- und Industrieabgase oder im Wohnraum der Geruch von Holz, Kaffee, Rauch, Küchendünsten, Parfüm oder frischen Blumen.
Düfte regen uns an, sie entspannen oder belästigen uns. Die Werbewirtschaft macht sich schon längst die Wirkung von Geruchsreizen zunutze. Denken Sie etwa an duftendes Verpackungsmaterial oder auch an die optisch vermittelte Erinnerung an Geruch wie bei gemahlenem Kaffee. Gerüche und Düfte wirken so mitgestaltend an unserem Mikroklima.
Gerüche, die über die Außenluft in die Wohnung gelangen, sind nur schwer zu vermeiden, da ja gelüftet werden muß. Und nur selten hat man heutzutage Anlaß, willkommen zu heißen, was da von außen hereinströmt.
In diesem Kapitel möchten wir auf eine nun schon jahrhundertelang vernachlässigte Methode der Innenluft-»Veredelung« hinweisen: Die Anwendung ätherischer Öle. Diese Öle verschönern nicht nur das Raumklima, sie haben deutliche, meß- und nachweisbare Wirkungen, angewandt vor allem in der Aromatherapie. Bei dieser Therapie wird der duftende, aromatische und flüchtige Bestandteil von Kräutern und Pflanzen verwendet, das ätherische Öl. Und dies nicht nur, weil sie in Form von Einreibungen über die Haut oder, als Tropfen verabreicht, über die Schleimhaut des Magen-Darm-Traktes wirksam werden, sondern auch weil ihr Duft über den Geruchssinn wirkt.
Fast schon in Vergessenheit geraten sind jene drei Bereiche, in denen ätherische Öle häufig angewandt wurden: Bei der Desinfektion und der Vorbeugung von Krankheiten, bei religiösen Handlungen und Ritualen und um das Wohlbefinden zu heben.
Schon im Jahre 500 v. Chr. empfahl der chinesische Philosoph Konfuzius bei Epidemien die Ausräucherung von Wohnräumen mit bestimmten Kräutern. Als im Mittelalter die Pest und andere Seuchen wüteten, verbrannte man Holzstöße, oft mit Wacholder, und verdampfte aromatischen Kräuteressig. Das Beräuchern eines

Patienten ist eine der ältesten überlieferten Formen der Heilbehandlung mit pflanzlichen Stoffen. Es wurde oft angewandt, um »böse Geister« auszutreiben. Wohlhabende Ritter ließen sich im Mittelalter ihre Schlafgemächer und Burghallen mit Rosenblättern ausstreuen, ein Brauch, den sie von ihren Kreuzzügen ins Heilige Land mitgebracht hatten.

Räucherwerk wurde in allen Kulturen bei religiösen Handlungen verwendet. Der Rauch der verbrannten Pflanzen, Kräuter und Harze enthielt aromatische Bestandteile. Myrrhe, Weihrauch und andere Kräuter werden auch in der Bibel mehrfach erwähnt: »Und der Herr sprach zu Mose: Nimm dir Spezerei: Balsam, Stakte, Galbanum und reinen Weihrauch, von einem soviel wie vom anderen, und mache Räucherwerk daraus ...« (2. Buch Mose 30, 34–35). Es handelt sich hier um Kräuter, die in Kleinasien und im Nordiran beheimatet waren und zum Teil noch sind. Balsamkraut z. B. ist ein Verwandter des Rainfarn und hier unter dem Namen Marienkraut bekannt. Die Kirche macht sich auch heute noch die der Verinnerlichung und Meditation zuträgliche Wirkung dieser Stoffe zunutze.

Ein weiterer großer Anwendungsbereich aromatischer Essenzen ist die Kosmetik. Parfüm wird benutzt, um gut und anziehend zu riechen, und früher häufiger als heute, um schlechte Gerüche zu überdecken. Das Wort Parfüm selbst leitet sich ab aus dem Lateinischen: per fumum. Wörtlich also: durch den Rauch. Ein Hinweis auf die ursprüngliche Verwendung von aromatischen Kräutern und Pflanzen durch Verbrennen.

Wir denken, daß die Aussage des französischen Philosophen Montaigne (1533–1592) zeitlose Gültigkeit besitzt:

»Die Ärzte könnten die Düfte mit größerem Nutzen und Vorteil einsetzen, als dies tatsächlich der Fall ist. Ich habe selbst oft wahrgenommen, daß Wohlgerüche je nach ihrer Art und Intensität meinen Geist verändern, bewegen und einen seltsamen Einfluß auf mich ausüben. Ich stimme daher der allgemeinen Ansicht zu, daß die Verwendung von Räucherwerk und Wohlgeruch in den Kirchen, die bei allen Völkern und Religionen seit jeher so weit verbreitet ist, in Zusammenhang mit ihrer erquickenden und tröstlichen Wirkung zu sehen ist, mit ihrer Eigenschaft, die Sinne zu schärfen, zu erheben und zu reinigen.«

Montaigne konnte nicht ahnen, daß die Heilkraft der Gerüche in den folgenden Jahrhunderten fast völlig in Vergessenheit geraten würde. Ein Grund dafür findet sich vielleicht darin, daß unser Geruchssinn, der ja ursprünglich als Warnorgan vor Gefahren diente, heute weitgehend seiner Aufgabe enthoben ist: Erstens werden wir ständig mit einer Vielfalt unangenehmer Gerüche konfrontiert, wir können nicht mehr differenzieren, zum anderen haben wir im Lauf der Zeit gelernt, uns bei der Wahrnehmung der Realität hauptsächlich des Auges zu bedienen, auf Kosten der »Schärfe«-Entwicklung aller anderen Sinne. Von den 62 Worten der deutschen Sprache, die es im Mittelalter für Geruchswahrnehmungen gab, sind heute nur noch 15 übriggeblieben. Durch ihre hauptsächliche Verwendung in der Kosmetik und im religiösen Brauchtum trat der medizinisch-praktische Nutzen allmählich in den Hintergrund.

Ganz allmählich jedoch scheint sich das Bild zu wandeln. So schreibt Dr. Valnet, der derzeit prominenteste Vertreter der Aromatherapie, daß sich im Fichtennadelwald von Fontainebleau, einem Waldstück in der Nähe von Paris, fünf Mikrobenkeime in einem Kubikmeter Luft befinden, in einer Pariser Wohnung etwa 20 000/cbm und auf einem Teppichboden neun Millionen Krankheitserreger pro m^2 (unter Mikroben versteht man Kleinstlebewesen, wie Bakterien, Viren und Pilze, also potentielle Krankheitsauslöser). Die zitierte Untersuchung beweist die enorme antiseptische Kraft des ätherischen Öls der Fichtennadeln.

In die gleiche Richtung weist auch eine 1963 durchgeführte Untersuchung von Professor Griffon, Mitglied der französischen pharmazeutischen Akademie und der obersten Hygienekammer Frankreichs, bei der die bakteriologische Reinheit der Luft untersucht wurde. Mit Hilfe eines Zerstäubers wurde eine Mischung verschiedener aromatischer Essenzen in die Luft versprüht, wobei man vorher und nachher die Vitalität der Krankheitskeime untersuchte. Schon 30 Minuten später ließen sich nur noch vier der ursprünglichen 210 verschiedenen Bakterien nachweisen, wobei sämtliche Schimmelpilz- und Staphylokokkenkulturen vernichtet waren. Ein Beweis von vielen, daß ätherische Öle ein vorzügliches Mittel zur Desinfektion der Luft darstellen.

Einige der stark antiseptisch wirkenden Bestandteile ätherischer Öle werden mittlerweile auch synthetisch hergestellt. Man denke an das Thymol des Thymians, das Menthol der Pfefferminze oder das Eukalyptol des Eukalyptus. Dazu ist zu sagen, daß die vollständige, natürliche Essenz wirksamer ist als ihr isolierter Hauptbestandteil. Laut Dr. Valnet wiesen Untersuchungen des Pharmazeuten Cuthbert Hall schon 1904 nach, daß die antiseptischen Eigenschaften der Eukalyptusessenz kräftiger ausgeprägt sind als die ihres Hauptwirkstoffes, des Eukalyptols. Die Nebenwirkstoffe scheinen eine fördernde und regulierende Funktion gegenüber dem Hauptwirk-

stoff zu besitzen. Erwähnenswert ist außerdem, daß ätherische Öle die Abwehrkraft steigern (s. Kap. Haut).
Subjektiv empfindet jeder von uns die Bedeutung der richtigen »Atmosphäre« in verschiedenen Lebenssituationen und daß Düfte und Gerüche dabei eine wichtige Rolle spielen können. Unser Geruchssinn ist zwar nicht so leistungsfähig wie der eines Hundes, er kann aber immerhin Moschus noch in einer Konzentration von 0,000 000 003 Gramm pro Kubikmeter Luft wahrnehmen und zudem viele tausend verschiedene Gerüche unterscheiden.
Geruchsreize gelangen über die Riechhärchen der Riechschleimhaut, einem etwa 5 cm^2 großen Feld an der oberen Nasenmuschel, in

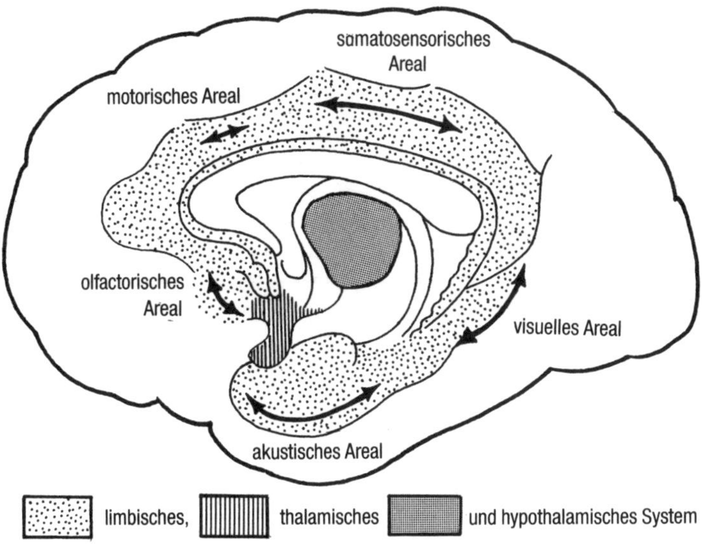

Lage verschiedener Wahrnehmungszentren im Gehirn

das Riechhirn, das im limbischen System liegt. Dieses System, ein entwicklungsgeschichtlich alter Teil unseres Gehirns, ist die Zentrale für die vegetativ-nervösen und hormonellen Regulationsmechanismen. Es hat Einfluß auf das Sexualverhalten und, was uns hier besonders interessiert, ist verantwortlich für die emotionale Einfärbung unserer Handlungen: Freude, Angst, Lust, Zorn... Von allen Sinnen ist der Geruchssinn mit den vegetativen Zentren unseres Körpers am direktesten verbunden. Gerüche werden deshalb schneller als andere Wahrnehmungen mit Lust- oder Unlustgefühlen »versehen«. Sie ziehen an und stoßen ab – augenblicklich.

Häufig bilden sie unbewußt die Grundlage für das Urteil, das wir über einen anderen Menschen fällen: Wir können ihn »riechen« oder auch nicht.
Riechinformationen lösen also direkte Reaktionen in Bereichen aus, die Psyche, Nervenkostüm und körperliche Reaktionen beeinflussen. Der Geruch frischen Bratens läßt uns »das Wasser im Munde zusammenlaufen« – Speichel- und Magensaftsekretion werden angeregt. Parfüms können eine Frau oder einen Mann anziehender wirken lassen. Gebrauchte Autos werden mit dem Geruch von neuen, Kunstledertaschen mit »Ledergeruch« eingesprüht. Zunehmend erkennt man in den letzten Jahren auch die Bedeutung von sogenannten Pheromonen oder Ektohormonen (Außenhormonen), hormonähnlichen Stoffen, die von Pflanzen und Tieren, aller Wahrscheinlichkeit nach auch vom Menschen, zur »Verständigung« ausgesandt werden: sie locken an oder stoßen ab – Düfte als Kommunikationssystem. Es mag verwundern, daß schon kleinste Konzentrationen Wirkungen auslösen können. Hier drängt sich ein Vergleich mit der Homöopathie auf, die sich ja gleichfalls geringster Konzentrationen bei ihren Präparaten bedient.
Einer der Wegbereiter für die Anwendung von Essenzen, um psychische Wirkungen zu erzielen, ist Professor Rovesti, Direktor des Mailänder »Istituto Derivati Vegetali«. Er hat klinisch den positiven Einfluß bestimmter Essenzen bei Angstzuständen und Depressionen nachgewiesen:
»Dieses Thema (die Verwendung ätherischer Öle bei Psycho-Neurosen, Anm. des Autors) ist außerdem von Interesse, da die ätherischen Öle bei der Aromatherapie in für den Organismus unschädlichen Dosen angewandt werden und keine anderweitigen Probleme verursachen wie die üblichen Psychopharmaka. Überzeugende Experimente in dieser Richtung sind an verschiedenen Nervenkliniken unternommen worden, und zwar an Patienten, die unter Hysterie oder psychischen Depressionen litten.« Prof. Rovesti ist auch Leiter eines Institutes, das die Wirkungen der Düfte ätherischer Öle erforscht.
Im mikroklimatischen Umfeld ist die Erkenntnis von besonderer Bedeutung, daß sich ätherische Öle mit geringem Aufwand zur Verbesserung des Wohnklimas anwenden lassen. Generell bewirken sie eine leichte psychische Stimulierung oder haben beruhigende Wirkung.
Experimentieren Sie ein wenig mit der Wirkung, machen Sie Ihre eigenen Erfahrungen, beobachten Sie sich. Und denken Sie daran: wie so oft, gilt auch hier das Sprichwort: »Viel hilft viel« nicht!

Duftanwendung ätherischer Öle im Mikroklima

Zur Anwendung der Düfte ätherischer Öle sind mittlerweile verschiedene Geräte – Aromalampen, Aromazerstäuber – auf dem Markt. Sie können sich jedoch auch selbst behelfen, indem Sie eine Schale Wasser über einer Wärmequelle anbringen (Heizkörper, Kerze, Glühbirne) und einige Tropfen Essenz zugeben. Die Anwendung ist nebenwirkungsfrei, solange keine hohen Dosierungen verwendet werden.
Zahlreiche Düfte – Eukalyptus, Lavendel, Melisse, Salbei u. a. – können in höheren Konzentrationen Kopfschmerzen, Übelkeit und Unwohlsein auslösen. In niedriger Dosierung sind uns keine Negativreaktionen bekannt geworden. Sollten trotzdem entsprechende Symptome auftreten, warten Sie ab, bis sie abklingen und verwenden Sie andere Öle.

Wenn Sie ätherische Öle kaufen wollen

Öle, die über die Apotheken verkauft werden, sind nach den Vorschriften des Deutschen Arzneimittelbuches auf Pflanzenschutzmittel, Rückstände und synthetische Beimischungen untersucht. Die Konzentrationen der bekannten Wirkstoffe des Öls müssen nachgewiesen werden. Leider ist es erlaubt, aus den isolierbaren, natürlichen Bestandteilen ein Öl »künstlich« wieder zusammenzufügen. Solche Öle enthalten nicht mehr die vollständige Wirkstoffpalette. Öle werden auch teilweise mit giftigen Lösungsmitteln (Benzol) gewonnen, die zwar einen vollständigen Ölauszug bewirken, aber in geringen Mengen im Öl verbleiben. Einige wenige Hersteller (siehe Index) bemühen sich besonders um ätherische Öle ausschließlich guter Qualität: aus erstklassigen Anbaulagen, ausschließlich mit Wasserdampf ausgezogen und mit Hilfe modernster Gerätschaften auf Hochwertigkeit, Beimengungen und Verunreinigungen untersucht. Die Firma Primavera zählt zu den Pionieren auf diesem Gebiet.
Für die Qualität von Essenzen, die über Reformhäuser und Kräuterläden vertrieben werden, kann meistens nicht garantiert werden. Durchaus gängige Praxis ist es, Öle schlechterer Qualität beizumischen. Versuchen Sie daher, möglichst reine hochwertige Essenzen zu bekommen.
Leider sind einige der Öle sehr teuer (Rosenöl!). Für erste Versuche genügt jedoch auch ein Milliliter.

Beispiele für die praktische Anwendung

Die Menge des verwendeten ätherischen Öls ist einmal von der Raumgröße und zum anderen von der individuellen Reaktion abhängig.

◇ Verwenden Sie anfangs in einem Raum mit etwa 20 m^2 6 Tropfen eines einzelnen Öls oder einer Mischung, und testen Sie Ihre Reaktion und Ihr Wohlbefinden.
◇ Geben Sie das ätherische Öl in eine Schale mit Wasser, die Sie z. B. auf die Heizung Ihres Wohn-, Schlaf- oder Arbeitszimmers stellen.

Eine beruhigende, stärkende, ausgleichende Mischung z.B. nach einem anstrengenden Arbeitstag

◇ 2,5 ml Bergamotte
◇ 2,5 ml Jasmin
◇ 2,5 ml Neroli
◇ 2,5 ml Zypresse

Zu dem gleichen Zweck können Sie auch eine Mischung folgender Öle verwenden

◇ Geranie 5 ml und Bergamotte 5 ml

Eine mögliche Mischung bei Niedergeschlagenheit und Mutlosigkeit

◇ 2,5 ml Jasmin
◇ 2,5 ml Nelke
◇ 2,5 ml Patschuli
◇ 2,5 ml Sandelholz

Viele Essenzen lassen sich nicht exakt in Sedativa oder Stimulantia einteilen, da sich ihre Wirkung je nach Dosis und individuellem Typ verschieben kann. In den folgenden Kurzbeschreibungen wurde versucht, dieser Bandbreite gerecht zu werden und die allgemeine Hauptwirkung zu kennzeichnen. Insgesamt haben die meisten Essenzen normalisierenden, ausgleichenden Charakter und steigern das Wohlbefinden.

Basilikum

◇ Stärkung der Nerven, sedativ-erfrischend.
◇ John Gerarde, ein englischer Arzt aus dem 17. Jh., schrieb über die Wirkung des Basilikums: »Der Geruch des Basilikums ist gut für das Herz ... er nimmt die Traurigkeit, die von der Melancholie herrührt, und macht den Menschen glücklich.«

◇ Basilikum mischt sich gut mit Geranie, Ysop und Bergamotte. Es gibt den Mischungen Frische.

Bergamotte
◇ Stimmungserhellend, aufmunternd.
◇ Der Geruch hat eine warme Komponente, die anderen Zitrusfrüchten wie Zitrone und Orange fehlt.
◇ Zur Mischung eignen sich besonders gut Jasmin-, Neroli- und Zypressenöl.

Eukalyptus
◇ Kräftigend, anregend, bekanntes und viel verwendetes Infektionsvorbeugungsmittel.
◇ Eignet sich aufgrund seiner stark antiseptischen Wirkung gut zur Desinfektion.

Geranie
◇ Leicht tonisierend, harmonisierend, vertreibt Mücken.
◇ Geranienöl hat wie das Bergamottöl einen gleichzeitig beruhigenden und aufmunternden Effekt auf das Nervensystem.
◇ Es eignet sich gut für Arbeitsräume.
◇ Geranienöl bewirkt eine besonders angenehme Verschmelzung der anderen Düfte.
◇ Es läßt sich in fast jeder Mischung verwenden, besonders gut mit Basilikum, Rose und Zitrusölen.

Jasmin
◇ Sehr stimmungshebend, nervenberuhigend, »reinigt Atmosphären« (Hohe Dosen können den gegenteiligen Effekt haben).
◇ Wird auch als König der Düfte bezeichnet.
◇ Verbindet sich gut mit Zitrusölen und Rose.

Kamille
◇ Leicht beruhigend und tonisierend, »besänftigt Kopf und Gehirn« (Culpeper, Pflanzenkundiger des 17. Jhs.).
◇ Paßt gut zu Geranie, Lavendel und Rose.

Kampfer
◇ Ausgleichend, sehr typ- und stimmungsbezogene, anregende oder beruhigende Wirkung; z. B. bei Nervosität und Abgeschlagenheit. Desinfizierend.
◇ Der Geruch ist scharf, ähnlich dem von Eukalyptus.

Lavendel
◇ Beruhigend, nervenstärkend im Sinn einer Regulation des Nervensystems, bei nervösen Erregungszuständen; stark antiseptisch wirksam. (Hohe Dosen können den gegenteiligen Effekt haben).
◇ Hildegard von Bingen schreibt zum Lavendel: »... und er bereitet reines Wissen und einen reinen Verstand.«
◇ Lavendel und Neroli sind eine exquisite Duftmischung.

Majoran
◇ Nervenwirksam, spannungslösend, sedativ-tonisierend.
◇ Majoran verbindet sich gut mit Bergamotte und Lavendel.
◇ Die Mischung wirkt angenehm entspannend.

Melisse
◇ Sedativ, aber geistig stimulierend, stimmungshebend, stärkt die Lebensgeister, kräftigt Gehirn und Nerven.
◇ Hildegard von Bingen: »... erfreut das Herz«.
◇ Hohe Dosen wirken abstumpfend, betäubend.

Neroli (Orangenblüte)
◇ Stark beruhigend, spannungslösend, antidepressiv.
◇ Orangenblütenöl eignet sich als das »Herz« einer Blütenmischung.
◇ Es paßt gut zu Bergamotte, Jasmin, Lavendel, Rose, Rosmarin, Sandelholz und Zitrone.

Patschuli (Blätter des indischen Patschulibaumes)
◇ Kleine Dosen regen an, höhere sedieren – abhängig auch vom individuellen Befinden.
◇ Aphrodisisch, stabilisierender Einfluß auf die vitalen Energiereserven.

Pfefferminze
◇ Nervenkräftigend, erfrischend, kühlend, wenn der »Kopf raucht«.
◇ Kleine Dosen regen an, hohe betäuben.

Rose
◇ Harmonisierend, leicht tonisierend und beruhigend.
◇ Die Essenz mit der geringsten Toxizität.
◇ In den Mythen der Völker mit der Mystik des Herzens verbunden.

Heilkräuter zur Verbesserung der Luft

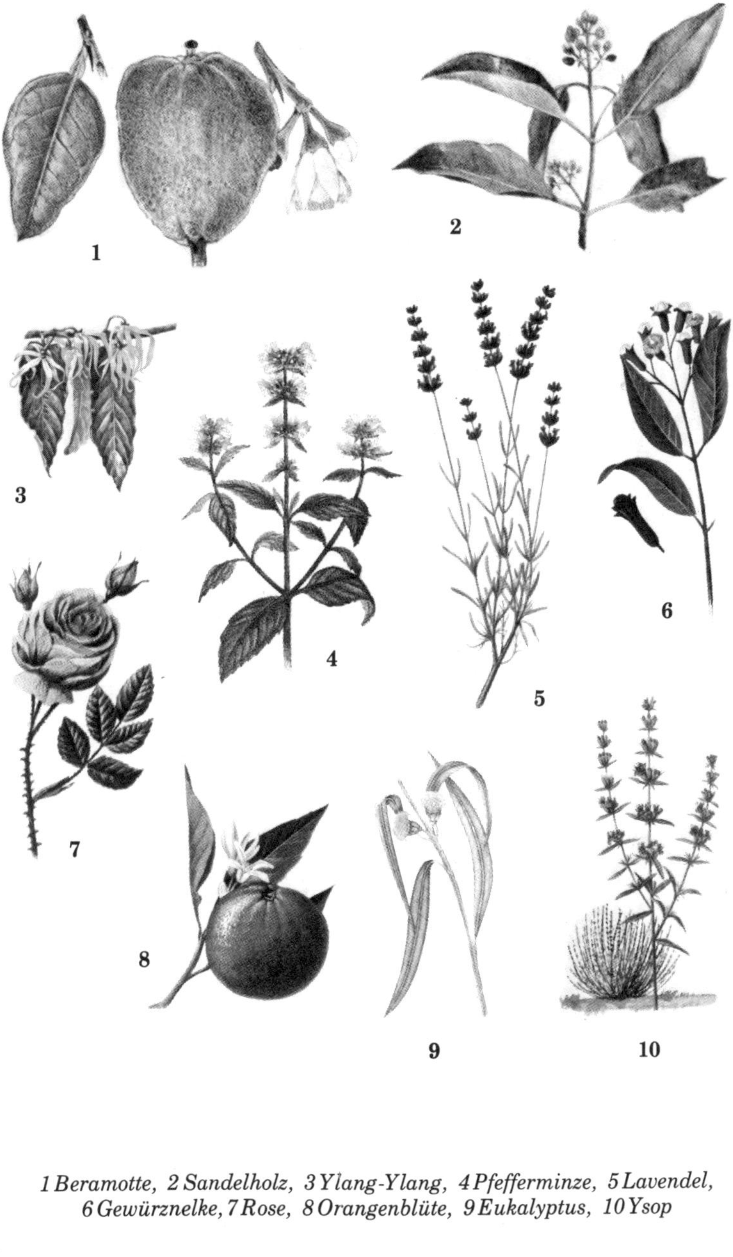

1 Beramotte, 2 Sandelholz, 3 Ylang-Ylang, 4 Pfefferminze, 5 Lavendel, 6 Gewürznelke, 7 Rose, 8 Orangenblüte, 9 Eukalyptus, 10 Ysop

◇ Hildegard von Bingen über Rose und Salbei: »Und wer jähzornig ist, der nehme die Rose und wenig Salbei und zerreibe es zu Pulver. Und in jenen Stunden, wenn der Zorn ihm aufsteigt, halte er es an seine Nase. Denn der Salbei tröstet, die Rose erfreut.«

Rosmarin
◇ Vitalisierend, anregend, tonisierend, stärkt die Willenskraft.
◇ Paßt gut zu anderen frischen Düften wie Basilikum, Bergamotte, Pfefferminze.

Salbei
◇ Kräftigend, anregend-sedativ, leicht euphorisierend.

Sandelholz
◇ Leicht tonisierend, aphrodisisch, sedativ.
◇ Verbindet sich mit den meisten Ölen gut, vor allem mit Rose und Orangenblüte.
◇ Dient als Duftfixierer.

Thymian
◇ Vitalisierend, belebend, nervenstärkend, aphrodisisch, desinfizierend. Z. B. bei Abwehrschwäche.
◇ Gut in der Mischung mit anderen frischen und desinfizierenden Ölen.

Wacholder
◇ Stärkend, beruhigend, tonisierend; z. B. bei nervösen Störungen.
◇ Paßt gut zu Rosmarin und Zypresse.

Weihrauch
◇ Erhebend, besänftigend, wärmend, inspirierend.
◇ Weihrauch fand anfangs nur als Räucherwerk Verwendung, um »böse Geister« zu vertreiben.
◇ Enthält eine würzige Note.
◇ Mischt sich mit den meisten Essenzen gut.

Ylang-Ylang (aus den Blüten des südostasiatischen Ylang-Ylang Baumes)
◇ Mildes Nervenstimulans, emotional ausgleichend, aphrodisisch.
◇ Ein exotischer, sinnlicher Duft, der in zu hohen Konzentrationen Kopfschmerzen verursachen kann.
◇ Verbindet sich gut mit Sandelholz und Jasmin.

Ysop (schon in der Bibel erwähnte Pflanze aus südlichen Ländern)
◇ Tonisierend, schwach sedierend, belebend, wärmend, kräftigend, fördert die Konzentration.

Zypresse
◇ Ausgleichend für das Nervensystem, konzentrationsfördernd.
◇ Gut mit Wacholder.

Fichte/Kiefer
◇ Anregend, erfrischend, desinfizierend.

Zitrusfrüchte
◇ Die Öle von Zitrone und Orange wirken erfrischend und kräftigend bei Gefühlen von Niedergeschlagenheit und Mutlosigkeit.
◇ Auf Zitrusöle wurden gelegentlich leichte allergische Reaktionen beobachtet.

Außer den oben Genannten haben
anregende Wirkung:
◇ Fenchel, Zimt, Zitrone, Kardamon

kräftigende Wirkung:
◇ Knoblauch, Zwiebel, Zitrone

Reinigung und Entgiftung der Luft

Eine Desinfizierung mit Hilfe ätherischer Öle ist vor allem bei infektiösen Erkrankungen zur Vorbeugung und zusätzlichen Therapie zu empfehlen.

Eine Mischung antiseptischer ätherischer Öle
◇ Thymian
◇ Lavendel
◇ Fichtennadel
◇ Eukalyptus
◇ Geben Sie jeweils zwei bis drei Tropfen Essenz in eine Schale Wasser zum Verdampfen.

Ein weiterer desinfizierender Luftreiniger
◇ 12 ml Bergamottöl
◇ 2 ml Eukalyptusöl

◇ 4 ml Wacholderöl
◇ Die gemischten Essenzen gibt man in eine Tropfflasche, daraus etwa 10 Tropfen in eine Schale Wasser.

Noch einige Vergleichszahlen: Um alle Keime in einem Liter mit Kloakenflüssigkeit verseuchter Fleischbrühe zu töten, ist 5,6 Kubikzentimeter Phenol nötig, ein chemisches Desinfektionsmittel. Den gleichen Dienst tun 0,7 cm^3 Thymianöl, 1 cm^3 Oreganoöl, 2,25 cm^3Eukalyptusöl, 2,5 cm^3 Pfefferminzöl oder 7 cm^3 Zitronenöl!

Räucherwerk

Unter Räucherwerk verstehen wir hier nicht die billigen, meist mit synthetischen Parfümölen hergestellten Räucherstäbchen. Jedoch sind die Zutaten für selbstgefertigtes Räucherwerk recht teuer geworden: Die notwendigen harzliefernden Bäume und Sträucher werden immer seltener.

Zur Herstellung von Räucherwerk benötigt man drei Bestandteile:
◇ Die aromatischen Substanzen – getrocknete Kräuter, Sträucher, Harze und Hölzer – als Mischung oder einzeln.
◇ Ein Bindemittel, durch das die aromatischen Kräuter und Hölzer zusammengehalten werden (Gummi arabicum).
◇ Kohle oder Salpeter zur Verbrennung.
◇ Ätherische Öle können hinzugefügt werden.
◇ Die notwendigen Zutaten erhält man in der Apotheke.

Eine Auswahl möglicher aromatischer Substanzen:
Kräuter
◇ Zimtrinde (am besten Cassiazimt = chin. Zimt)
◇ Kalmuswurzel
◇ Kiefern-/Tannennadeln
◇ Majorankraut
◇ Nelken
◇ Rosmarinblätter
◇ Thymiankraut
◇ Lorbeerblätter
Hölzer
◇ Aloeholz
◇ Sandelholz
◇ Zypressenholz

Harze
- ◇ Benzoe (vom südostasischen Styraxbaum)
- ◇ Galbanum (Umbelliferenharz aus Asien)
- ◇ Peru- oder Tolubalsam (aus Zentralamerika)
- ◇ Myrrhe

Herstellung:
- ◇ Aromatische Substanzen im Mörser zerstoßen, Bindemittel (Gummi arabicum zu einem Schleim anrühren – 2 Teile Wasser auf 1 Teil Pulver) hinzufügen und kleine Kegel formen, die Sie trocknen lassen.
- ◇ Die Verbrennung erfolgt auf Räucherkohle, die auf einer Herdplatte oder im offenen Feuer angeglüht wird.
- ◇ Um selbstbrennendes Räucherwerk zu erhalten, fügen Sie der obigen Mischung im Verhältnis 10:1 Salpeter zu.
- ◇ Ätherische Öle können hinzugefügt werden, sie verbinden sich gut mit den Harzen.

Sachets, Potpourris und Kräuterkissen

Sachets nennt man kleine Kräutersäckchen, die unsere Großmütter noch zwischen die Kleidungsstücke im Schrank gesteckt haben, bevor sie von den weniger gut riechenden, dafür wirksameren Mottenkugeln abgelöst wurden.
Unter *Potpourri* versteht man – in Zusammenhang mit diesem Kapitel natürlich – Mischungen aromatischer Pflanzen und Blütenblätter, die in Porzellan- oder Glasgefäßen aufbewahrt werden und nach einer Reifezeit kräftig duften.
Wie so oft besteht auch hier die Kunst in rechtem Maß und rechter Mischung. Lernen Sie, mit »feiner Nase« zu komponieren.

Drei Anteile gilt es für Sachets und Potpourris zusammenzufügen:
- ◇ Den flüchtigsten Duft oder die »Kopfnote«, bestehend aus Blütenblättern und leichten ätherischen Ölen.
  Zum Beispiel Lavendel, Apfelblüte, Kirschblüte, Orangenblüte, Bergamotte, Pfefferminze.
- ◇ Den verbindenden Mittelgeruch oder die »Herznote«, bestehend aus Kräutern und Gewürzen. Zum Beispiel: Geranie, Rosmarin, Ylang-Ylang, Ysop, Anis, Basilikum, Fenchel, Koriander, Muskatnuß, Majoran, Nelke, Zimt.
- ◇ »Schwere« Düfte zur Fixierung. Darunter versteht man »langlebigere« Düfte – meistens von Hölzern und Sträuchern –, die

langsamer verdunsten und so die leichter flüchtigen Düfte von Blüten und Kräutern zurückhalten und konservieren. Beispiele: Orangen-, Zitronenschalen, Benzoeharz, Kalmus, Sandelholz, Patschuli, Peru- und Tolubalsam, Zypresse. Auch grobkörniges Salz eignet sich als Fixierstoff.

Herstellung:

◇ Für ein *Sachet* wird die gewählte Mischung in einem Mörser zerstoßen. Falls gewünscht, können dann wenige Tropfen eines ätherischen Öls zugegeben werden.
◇ Prüfen Sie zuerst, ob sich die Gerüche vertragen.
◇ Die Mischung muß nun einige Tage trocknen und kühl lagern.
◇ Nach dieser Reifezeit wird sie mit Sägemehl in ein Leinen- oder Seidensäckchen gefüllt.
◇ Sägemehl nimmt den Geruch an und gibt ihn weiter.
◇ Ein gelungenes Sachet duftet jahrelang.

◇ Für ein *Potpourri* läßt man die Blütenblätter ganz und mischt sie mit den zerstoßenen Kräutern oder Gewürzen.
◇ Die fixierenden Hölzer und Harze gibt man erst nach einigen Tagen hinzu.
◇ Nun gut durchmischen, das Gefäß luftdicht verschließen und etwa fünf Wochen stehenlassen.
◇ Gelegentliches Schütteln verhindert Schimmelbildung.
◇ Dann wird die Mischung in kleinere Gefäße gefüllt.
◇ Der Duft entweicht durch den offenen Deckel oder durch kleinere Löcher im Gefäß.

◇ Bei der Herstellung eines sogenannten *»feuchten« Potpourris* werden halbtrockene Blütenblätter auf eine 1–2 cm dicke Salzschicht gelegt. Darauf wieder Blütenblätter und Salz im Wechsel, bis zur Füllung des Gefäßes.
◇ Die Mischung fest zusammendrücken und das Gefäß etwa zwei Wochen stehenlassen.
◇ Dann wird die Salz-Blüten-Masse mit einer fixierenden Gewürzmischung vermengt (etwa aus Zimtrinde, Muskatnuß, Nelken und Kardamom).
◇ Die neue Mischung noch einmal fünf Wochen reifen lassen.
◇ Ist der Duft zu schwach, können Sie auch einige Tropfen pflanzlicher Essenz hinzugeben.
◇ Mengenverhältnis: Auf fünf Tassen Blütenblätter kommt eine Tasse Salz.

◇ Einfacher herzustellen sind *Kräuterkissen.* Als Füllung haben sich bewährt:
◇ Hopfen und Lavendel bei Schlaflosigkeit.
◇ Minze, Lavendel und Thymian bei Erkältungen.
◇ Majoran und Melisse bei Rheuma.
◇ Eine Mischung kann aus 100 g Kräutern und 200 g Schafschurwolle bestehen, für ein kleineres Kissen reicht auch ein Verhältnis von 50 zu 100. Die Kräuter sollte man erneuern, wenn der Duft schwach wird.

Ein Vorschlag für eine Kräutermischung
◇ 20 g Melisse
◇ 20 g Johanniskraut
◇ 10 g Hopfen
◇ 15 g Thymian
◇ 15 g Veilchenwurzel
◇ 20 g Linde

Sollte Ihnen der Duft zu stark sein, legen Sie das Kräuterkissen unter Ihr Kopfkissen.

Literaturhinweise

R. Tisserand, »Aromatherapie«, Freiburg 1985
W. Wagner, »Reizende Erde«, Vechelde 1981
H. u. M. Fahlenbach, »Fortschritte in der Medizinelektronik«, 9. 7. 1971
R. Hübner, »Luftelektrizität«, VDI-Nachrichten Nr. 47/1980
H. Palm, »Das gesunde Haus«, Konstanz 1980
E. Hartmann, »Krankheit als Standortproblem«, Köln 1976
H. Endres, »Die Strahlung der Erde«, Köln 1978
M. Curry, »Der Schlüssel zum Leben«, Zürich 1978
F. Popp, »Resonanz der DNS«, Universität Marburg
A. Varga, »Einfluß von Magnetfeldern auf das Wachstum« sowie »Forschungsbericht über die physiologischen Wirkungen von Luftionen«, Heidelberg 1973
R. v. Wedel, »Wohngiftfrei leben«, München 1986
F. Popp/G. Strauß, »So könnte Krebs entstehen«, Frankfurt 1981
U. Poppe, »Mittel zur elektrischen Beeinflussung des Zellengewebes von Lebewesen«, Patentanmeldeschrift, 8. 10. 1976
W. Schrödter, »Geheimnisse der Düfte-Farben-Töne«, Freiburg 1963
J. Valnet, »Aromatherapie«, München 1986
K. Kleiner, »Physiologie des Geruchs- und Geschmackssinns«, aus: »Zeitschrift für Naturheilkunde« Nr. 5/1986
E. Breindl, »Gesundheitsbuch der Hildegard von Bingen«

Wolfgang Möhring – Thomas Poppe

Musik und Lärm

Musik

Unter den schönen Künsten nimmt die Musik eine gewisse Sonderstellung ein: Schon immer stand ihre Wirkung auf den Menschen, auf den Zuhörer im Vordergrund. Nicht der reine Selbstzweck, die Freude am Kunstwerk, sondern ihre Anwendung und Ausübung haben in erster Linie die Musikgeschichte bestimmt. Die ältesten Zeugnisse davon finden wir schon im Alten Testament, wo David den gemütskranken König Saul mit den Klängen seiner Harfe von der Melancholie befreite, und bei Plato, der ausführlich auf »gesunde und schädliche« Tonarten eingeht, die bei der »sittlichen Erziehung« junger Menschen eine wichtige Rolle spielen. Darüber hinaus diente Musik bei fast allen Naturvölkern dieser Erde als Mittel zur Bestärkung der Stammesbindung wie auch der Einstimmung vor kriegerischen Vorhaben und nicht zuletzt der Herbeiführung mystisch entrückter, ekstatischer Zustände – Funktionen, die ihr auch heute noch, nicht nur bei »Naturvölkern«, zugewiesen werden. Ein Lied, drei, vier!

Viele Menschen bezeichnen sich heute als »unmusikalisch« und verwechseln dies wahrscheinlich mit »musikalisch ungebildet«. Denn wir alle haben unsere Lieblingsstücke und -melodien, unseren Dean-Martin-Ohrwurm der Fünfziger Jahre, die Kleine Nachtmusik von Mozart oder den schrägen Rolling-Stones-Song, der auch in fünfzig Jahren noch zu hören sein wird. Und die meisten von uns haben schon erlebt, daß ihnen Musik oder eine ganz bestimmte Melodie in schweren Zeiten Kraft, neue Hoffnung oder neuen Mut gegeben oder zumindest Entspannung und Ablenkung verschafft hat. Wer also nicht gerade ein Musikfeind ist, hat auf seine Weise einen ganz persönlichen Bezug zur Musik.

Wir möchten hier keine musikalische Allgemeinbildung vermitteln, sondern diesem persönlichen, »subjektiven« Bezug nachgehen, ihn erweitern helfen und Möglichkeiten aufzeigen, wie wir durch einen bewußteren Umgang mit Musik unsere Lebensbedingungen, unser Mikroklima selbst gestalten und verbessern können.

Sie kommen von einem anstrengenden Arbeitstag nach Hause, sind abgespannt, wollen eigentlich erst einmal nur »Ihre Ruhe« haben. Was tun Sie jetzt? Bier, Beine hoch, Fernseher an? Oder sich entspannen mit einer ruhigen Musik? Probieren Sie mal was anderes: Legen Sie den ersten Satz aus Beethovens fünfter Symphonie auf, nicht zu leise, und hören Sie zu. Erst einmal nur hören, stimmen Sie sich auf die Musik ein. Stehen Sie nun auf, versuchen Sie, im Takt mitzudirigieren (am besten ohne Publikum, ironische Zwischenbemerkungen sind jetzt fehl am Platze). Wenn Sie sich danach fühlen, bewegen Sie sich rhythmisch zur Musik. Stellen Sie sich dabei vor, daß die Musik am Scheitelpunkt Ihres Kopfes langsam, ganz langsam in Sie eindringt, nach und nach tiefer sinkt, bis sie Ihren ganzen Körper ausfüllt. Lassen Sie sich von der Musik bewegen, tun Sie nichts selbst dazu.
Wir möchten die Wirkung nicht vorwegnehmen, indem wir sie zerreden. Lassen Sie sich überraschen.
Wenn Sie diese Übung mit verschiedenen Musikstücken durchspielen, werden Sie wahrscheinlich entdecken, daß sogar scheinbar ähnlich klingende Stücke ganz unterschiedliche Wirkungen haben können, daß zudem ein und dasselbe Stück verschiedene Reaktionen zu verschiedenen Zeiten auslöst. Außer Ihrem persönlichen Naturell spielen Vorlieben und Abneigungen, eigene Erlebnisse und Assoziationen zur Musik eine große Rolle. Vielleicht mögen Sie Bach nicht, weil Sie als Kind mit seinen Klavierstücken traktiert wurden. Oder Sie lieben Opernaufnahmen, weil Sie eine große bildliche Vorstellungskraft haben und das Bühnenbild immer plastisch vor sich sehen. Dazu kommt noch Ihre augenblickliche körperliche und seelische Verfassung wie auch die Umgebung, in der Sie sich gerade befinden. Wenn Sie niedergeschlagen sind, steht Ihnen der Sinn wohl kaum nach alpenländischen Volksweisen, aber vielleicht wäre die abwechslungsreiche, anregende Atmosphäre eines Freiluft-Konzertes jetzt genau das Richtige für Sie.
Wenn Sie mehr darüber herausfinden wollen, welche Musik Ihnen wann guttut, sollten Sie Ihre Erinnerungskraft bemühen:
Stellen Sie eine Liste der Musikstücke zusammen, die Sie in bestimmten Umständen stark bewegt haben – in welcher Weise auch immer –, die einen starken Eindruck hinterlassen haben. Experimentieren Sie ein wenig mit diesen Stücken, hören Sie sie öfter. Achten Sie auf die Wirkungen bei Ihnen. Statt diese Stücke einfach nur zu »konsumieren«, lernen Sie, zu hören! Wir versprechen nicht zuviel, wenn wir andeuten, daß Sie einige Überraschungen erleben könnten.

Grundsätzlich leben wir in einer stark »augenlastigen« Zeit, die auf Kosten der Wahrnehmungsfähigkeit mit den anderen Sinnen, dem Tasten, Schmecken, Riechen und auch dem Gehör geht. Ein bewußterer Umgang mit Musik hat zur Folge, daß Ihr Gehör ganz allgemein schärfer wird, daß Sie feine Nuancen und Untertöne etwa in der Sprechweise eines anderen Menschen wahrnehmen, die weit mehr über ihn verraten, über seine Verfassung und seine Absichten, als er selbst bereit oder fähig ist, mit dem Sinngehalt seiner Worte zu äußern.

Therapeutische Wirkung der Musik

Daß Musik sehr differenzierte therapeutische Wirkungen haben kann, wird Sie vielleicht überraschen, ist aber eine Tatsache, die früher viel geläufiger war als heute. Viele Ärzte des Mittelalters verordneten ihren gemütskranken Patienten Musik und waren eigens darin ausgebildet. Dabei kam meist ein Verfahren zur Anwendung, das heute als »Iso-Prinzip« bekannt und in der Musiktherapie nach wie vor gebräuchlich ist: Zuerst bekam der Patient Musik zu hören, die seinem Zustand entsprach. Bei Apathie beispielsweise konnte dies eine getragene und melancholische Flötenmelodie sein. Die Absicht war, die Aufmerksamkeit des Kranken einzunehmen, auf die Musik zu lenken, ohne ihn zu erschrecken oder gewaltsam aus seinem Zustand herauszureißen. Ein Sprichwort sagt: »Wenn das Haus brennt, fliegt der Zahnschmerz zum Fenster hinaus«. Das Geheimnis jeder Psychotherapie besteht darin, dem Kranken einen Fluchtweg aus dem Teufelskreis seiner Gedankenwelt zu zeigen, in den er sich verstrickt hat, ihm die Gewalt über seine Gedanken wiederzugeben, seine Denk-Fähigkeit zu stärken.

Nach einiger Zeit trat dann ein Lautenspieler zur Flötenmusik, und das Tempo wurde allmählich gesteigert. In Harmonie mit der wachsenden Lebendigkeit des Patienten wurde das Ensemble nach und nach erweitert. Auf diese Weise brachte man den Apathiker behutsam in die Realität zurück. Ein Musikstück, an dem sich diese Methode gut studieren und am eigenen Leib erfühlen läßt, ist der »Bolero« von Maurice Ravel, ursprünglich eine Melodie, die aus dem Orient zu uns gekommen ist, als eines der vielen Beispiele für Musik, die nicht nur dem ästhetischen Genuß dient, sondern viele andere Funktionen erfüllen kann.

Für solche Heilungen gibt es zahlreiche Zeugnisse, die aber nicht so detailliert sind wie die Ergebnisse der heutigen musiktherapeutischen Forschung, die mit Hilfe von Testreihen und wissenschaftlichen Verfahren zustande kamen. Aufsehen erregte John Diamond, ein amerikanischer Psychologe und Verhaltensforscher, der in den siebziger Jahren aufzeigte, daß verschieden stärkende und schwächende Wirkungen von Umweltreizen, besonders auch von Musik, sich unmittelbar im Körper des Betroffenen mit ganz einfachen Tests nachweisen lassen. Auf der Suche nach einem Weg, das Urteilsvermögen und die Selbständigkeit seiner Patienten zu stärken, kam er auf die Idee, »dem Körper Fragen zu stellen«, mit verblüffenden Ergebnissen: Die Patienten erlebten, daß ihr Körper spontan in der Lage war, förderliche und schädliche Einflüsse zu unterscheiden.

Den sogenannten *»Deltamuskel-Test«* können Sie selbst mit einem Partner durchführen (zitiert nach John Diamond):

◇ Ihr Testpartner steht locker vor Ihnen, den rechten Arm läßt er locker hängen, den linken Arm hält er mit gestrecktem Ellbogen horizontal zur Seite (Sie können auch den anderen Arm nehmen).
◇ Zur Durchführung des Tests stellen Sie sich vor Ihren Partner. Um ihm Halt zu geben, legen Sie Ihre linke Hand auf seine rechte Schulter. Dann legen Sie Ihre rechte Hand auf das Handgelenk seines ausgestreckten linken Armes.

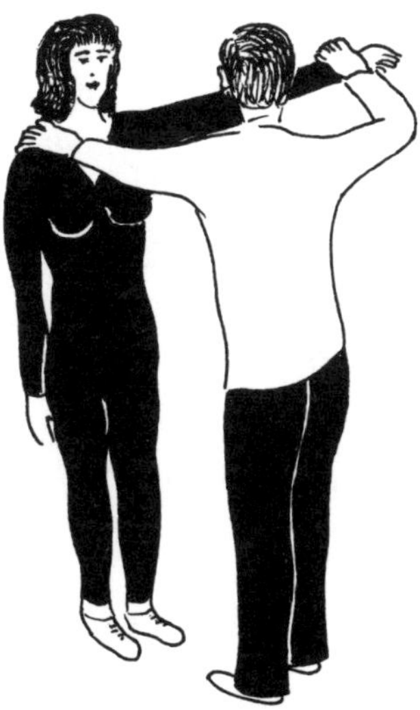

Der Test des Deltamuskels ohne Testpunktberührung

◇ Teilen Sie ihm mit, daß Sie jetzt versuchen, seinen Arm nach unten zu drücken, und daß er dabei nach Möglichkeit Widerstand leisten soll.
◇ Drücken Sie nun ziemlich rasch, fest und gleichmäßig auf den Arm. Der Druck soll gerade stark genug sein, um das Federn und Schnellen im Arm zu testen, aber nicht so stark, daß der Muskel ermüdet.

Konnte Ihr Partner dem Druck widerstehen? Fast immer ist dies der Fall; der Arm bleibt ausgestreckt.

Führen Sie nun den Test noch einmal durch, während die Testperson eine der folgenden Tätigkeiten ausübt:
– Sie ißt ein Stück Zucker.
– Sie denkt an eine unangenehme Situation.

Das Ergebnis des Tests wird Sie überraschen: Nur selten gelingt es der Testperson, dem Druck zu widerstehen; der Arm läßt sich fast immer herunterdrücken.

Wiederholen Sie jetzt den Test zu einem Musikstück von Mozart oder Bach. Der Arm Ihres Testpartners wird dem Druck standhalten!

Diamond führte diese verblüffenden Resultate auf eine zeitweilige Störung der Energieversorgung im Körper zurück, die sich unmittelbar im geschwächten Armmuskel (Deltamuskel) ausdrückt. Der Muskel ist sofort wieder stark, wenn der schwächende Reiz durch einen stärkenden ersetzt wird. Mit diesem Test können Sie die Wirkung aller möglichen Umwelteinflüsse prüfen.

Mit Hilfe von im Prinzip ähnlichen, aber verfeinerten Methoden hat Diamond vielfältige Untersuchungen in bezug auf die Wirkung von Musik und Lärm durchgeführt und kommt dabei unter anderem zu folgenden Ergebnissen:

◇ Lärm in jeder Lautstärke und vollkommen regelmäßige Geräusche wirken schwächend, ebenso ein Großteil der Rockmusik. Der schwächende Effekt von Rockmusik wird von einem ständig wiederholten Rhythmus der Bässe verursacht (kurz, kurz, lang).
◇ Fast alle Naturklänge und jegliche Musik außer Rock wirken mehr oder weniger stärkend.
◇ Das Ausmaß der Stärkung durch Musik ist sehr unterschiedlich und hängt ebenso vom Können des Interpreten wie von der Inspiration des Komponisten ab.
◇ Schallwellen werden nicht nur vom Ohr, sondern auch ohne »Umweg« direkt über den Körper aufgenommen, und zwar an verschiedenen Akupunkturpunkten entlang der Körpermeridiane.

Die Testergebnisse verändern sich nämlich nicht, wenn man die Ohren der Testpersonen verstopft, wohl aber, wenn zusätzlich die Meridiane abgedeckt werden.
Wir müssen einschränkend hinzufügen, daß Diamonds Ansatz ein wenig einseitig ist: Er untersucht gewisse körperliche Reaktionen und schließt daraus auf ganzheitliche Wirkungen, die ja von vielen anderen Faktoren abhängig sind. Die Stärkung und Schwächung von Muskeltätigkeit allein erscheint uns nicht ausreichend, um feinere musikalische Wirkungen zu erfassen oder damit schon ein endgültiges Urteil über den »Wert« verschiedener Musikstücke abgeben zu können. Besonders das abwertende Urteil über Rockmusik läßt sich nicht verallgemeinern: Niemand wird durch eine durchtanzte Nacht in einer lauten Diskothek Schaden nehmen. Sicher ist nur, daß auch hier wie bei allen Dingen des Lebens, die Kunst des rechten Maßes zu erlernen im Vordergrund stehen sollte. Zu meiden ist, was die Sinne betäubt oder einschläfert, was uns geistig oder körperlich noch mehr versklavt, als wir dies ohnehin schon sind.
Bedeutsam in unserem Zusammenhang ist bei den Forschungen Diamonds: Der Nachweis eines unmittelbaren Einflusses von Musik und Lärm auf den Körper (Muskulatur und Meridiane) und die Abhängigkeit der musikalischen Wirkung vom jeweiligen Zuhörer, Komponisten und Interpreten. Zu ähnlichen Ergebnissen kamen Untersuchungen mit modernen medizinischen Meßgeräten: Beim Anhören verschiedener Musikstücke wurden Atem- und Pulsfrequenz, EEG und EKG der Versuchspersonen aufgezeichnet. Dabei ergaben sich individuell verschiedene Veränderungen der Meßwerte. Die deutschen Musiktherapeuten Mechthild Grunwald und Dr. Gotthard Marschner haben beispielsweise in einem Reihenversuch mit an chronischen Erkrankungen leidenden Patienten eine völlige Beruhigung von Atem und Puls, erhebliche Verbesserungen der Leitwerte der körpereigenen Ströme sowie eine Aktivierung von blockierten Körpermeridianen erzielt. Diese Veränderungen wurden während des Abspielens klassischer Musikstücke gemessen. Die heutige Musiktherapie kombiniert gebräuchlicherweise mehrere Heilmethoden. Am häufigsten findet man eine Form der Bewegungstheraphie, bei der Musik zuerst begleitende Funktion hat, nach dem Iso-Prinzip dem Heilungsfortschritt angepaßt, und allmählich vom Patienten in Körpersprache umgesetzt und schließlich durch eigenes Singen oder Musizieren zum Ausdrucksmittel wird.
In engem Zusammenhang damit stehen die Therapieformen, die auf

der Grundlage des Orff-Schulwerkes arbeiten. Der deutsche Komponist Carl Orff (1895–1982) entwickelte nach dem Zweiten Weltkrieg ein Konzept für die musikalische Erziehung von Kindern und Jugendlichen und komponierte dafür, ausgehend von Kinderliedern und Reimen, eine umfangreiche Sammlung von rhythmisch und melodisch einprägsamen Musikstücken. Er verwendete nur leicht spielbare Instrumente wie das Xylophon, Trommeln, Blockflöten und Rasseln. Der Name Orff-Schulwerk steht sowohl für die Kompositionen wie auch für das Unterrichtsmodell und das verwendete Instrumentarium. Das Musizieren in Orff-Gruppen wurde populär, als es allmählich Einzug hielt in Kindergärten, Schulen und Musikschulen. Faszinierend an dieser Methode ist, daß weder besondere Begabung noch Vorkenntnisse noch intensives Üben notwendig sind, um bei einer Gruppe mitzuspielen und sich sofort als Teil eines Orchesters zu fühlen. Durch die Vielzahl von Kombinationsmöglichkeiten mit Rollenspielen, Bewegungen, Tanz, Gesang und Sprache lassen sich Stücke und Spiele genau auf Alter und Fähigkeiten der Kinder abstimmen. Diese Flexibilität, das Gruppenerlebnis und das damit verbundene Harmonieerleben machen das Orff-Schulwerk besonders wertvoll für die Musiktherapie.

Abgesehen von medizinisch-therapeutischen Anwendungen werden die Wirkungen von Musik heute auf vielen Gebieten eingesetzt. Amerikanische Agrarwissenschaftler haben mit Musikberieselung in Ställen und Treibhäusern experimentiert und eine Förderung von Wachstum und Gesundheit bei Pflanzen und Tieren durch klassische Musik nachgewiesen – größere Tomaten durch Vivaldi, mehr Milch mit Mozart!

Allerdings auch rollende Rubel durch reizenden Rhythmus! Die suggestive Wirkung von Musik auf uns Menschen ist eine zweischneidige Angelegenheit: Jedes größere Kaufhaus, jeder Supermarkt spielt Musikbänder in sanfter Lautstärke ab, permanent plätschert gute Laune auf uns herab, plötzlich haben wir es gar nicht mehr eilig, leicht beschwingt geben wir mehr Geld aus, als wir das eigentlich vorhatten. Musik wirkt eben ganz unspezifisch »stärkend«. Sie kann uns das Gefühl geben, »größer« zu sein, als wir eigentlich sind, sie kann unsere Lenkbarkeit durch Außenreize verstärken. Ein drastisches Beispiel: die Militärmusik. Zwischen Gebrauch und Mißbrauch zwecks Manipulation ist die Linie manchmal nur haarfein... Das einzige Gegenmittel in diesem Fall besteht wie so oft in der Bewußtheit im Umgang mit Musik. Bewußtwerden bedeutet nicht vernunftbestimmtes Analysieren! Es geht um die

Schärfung von wertfreier Wahrnehmung. Nur so werden Sie entdecken, wie Sie Musik als wertvolles Mittel, als mikroklimatischen Faktor nutzbringend einsetzen können.

Musik kann bei der Arbeit oder beim Lernen unterstützen, sie sollte nur weder zu laut noch zu »spannend« sein, weil sie sonst einen Teil Ihrer Aufmerksamkeitskraft bindet und Sie ablenkt. In den letzten Jahren kam auch in Deutschland ein neues Lernverfahren unter dem Namen »Superlearning« auf den Markt, das den Lehrstoff in aufgelockerter Form darbietet und bei dem Musik sowohl den auf Kassette gesprochenen Texten unterlegt als auch zur Entspannung in Pausen eingesetzt wird. In der Hauptsache werden dabei langsame Stücke der Barockmusik verwendet. Noch ist es zu früh, um ein endgültiges Urteil über diese Methode abzugeben, aber eine Steigerung der Lernkapazität wurde eindeutig nachgewiesen.

Experimentieren Sie. Finden Sie heraus, welche Musik Sie bei welcher Tätigkeit unterstützen kann, wann es besser ist, völlige Ruhe einzuhalten.

Wie erklären sich alle diese Wirkungen? Was ist es, das uns inspiriert, beruhigt, aufputscht, harmonisiert? Die Zusammenhänge sind so vielfältig, daß man sie kaum je vollständig ergründen wird. An dieser Stelle möchten wir aber anhand eines einfachen Beispiels zeigen, wie sich einige Wirkungen aus verschiedenen Strukturelementen eines Musikstücks ableiten lassen.

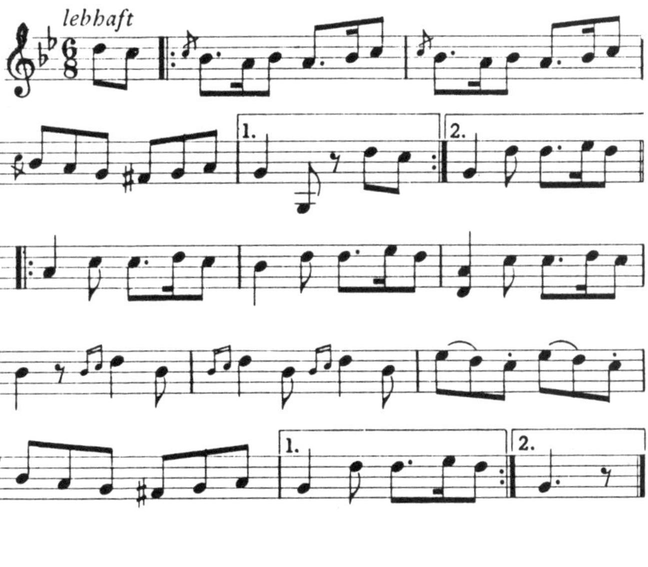

Unser Notenbeispiel ist eine Tarantella, ein süditalienischer Volkstanz, der ursprünglich dafür eingesetzt wurde, um krankhaft ekstatische Zustände zu lindern. Ein Geiger spielte die Melodie, viele Male hintereinander, die Betroffenen tanzten und sangen dazu. Wir haben hier ein gutes Beispiel für die Anwendung des schon vorher erwähnten Iso-Prinzips:

◇ Das Tempo ist sehr lebhaft und steht damit in Analogie zum Krankheitsbild.
◇ Die Bewegung ist fließend, nirgendwo tritt eine Stockung ein, die die Tanzenden aus ihrer Konzentration reißen würde.
◇ Der punktierte Rhythmus zu Beginn des Stückes wird am Ende von gleichmäßigen Notenwerten abgelöst; der »Patient« erlebt einen Übergang von rhythmischer Spannung zu Entspannung.
◇ Die Tonart (g-moll) bleibt immer gleich, es werden nur harmonieeigene Töne innerhalb einer Oktave verwendet. Das Stück ist regelmäßig aufgebaut und in Gruppen von je 4 Takten gegliedert. Dadurch wird ein sehr enger und fester Rahmen geschaffen, an dem der Tanzende innerlich Halt findet.

Der chaotische Zustand des Kranken wird durch die Musik in feste Bahnen gelenkt, dazu kommt wohltuend die körperliche Erschöpfung durch das Tanzen. Im Sinne des Iso-Prinzips könnte man dem Patienten nun ein mäßig bewegtes, einfach aufgebautes Orchesterstück, z. B. von Vivaldi, vorspielen und seine innere Ordnung behutsam stärken.

Diese Art von musikalischer Analyse wäre aber beispielsweise bei einer Symphonie wegen der Vielfalt und auch Gegensätzlichkeit ihrer Elemente wenig sinnvoll, außerdem spielen noch mehrere andere Faktoren hinein, die mit dem Aufbau des Stückes nichts zu tun haben:

Die Interpretation ist für die Wirkung eines Musikstücks fast ebenso bedeutsam wie die Komposition selbst; maßgeblich für die Qualität einer Aufnahme oder eines Konzertes scheint vor allem die Fähigkeit des Künstlers zu sein, sich in Einklang mit der Vorstellung des Komponisten und dem »Pulsschlag« der Musik zu bringen.

Auch die Instrumentierung ist ein wichtiger Faktor. Es scheint so, als ob die unterschiedliche Art der Tonerzeugung je nach Instrument auf andere seelische Bereiche wirkt. Dies war auch der Hauptansatzpunkt der mittelalterlichen Musiktherapie. Ohne die Instrumentencharaktere festlegen zu wollen, hier einige Schwerpunkte, die man damals betonte:

Flötenmusik wirkt eher entspannend und emotional lockernd (Bachs Flötensonaten). *Streicherklang* wirkt mehr anregend und oft emotionsverstärkend (Violinkonzert von Mendelssohn). Die Musik von *Tasteninstrumenten* ist – möglicherweise wegen ihrer Mehrstimmigkeit – vielfach aufbauend-stärkend. *Zupfinstrumente* wirken meist harmonisierend.

Natürlich sind Sie selbst, lieber Hörer, stark »verantwortlich« für musikalische Wirkungen. Vieles hängt von Ihrer augenblicklichen seelischen und körperlichen Verfassung ab, und Sie sollten versuchen, ein Gefühl für den richtigen Moment, für Zeit und Ort zu entwickeln. Schwerblütige, getragene oder auch aufrührende Musik wird Ihnen beispielsweise kaum dabei helfen, melancholische Stimmungen zu überwinden.

Manche Stücke eignen sich hervorragend als leise Hintergrundmusik zum Arbeiten und Lernen, zum Beispiel lebhafte und heitere Barockmusik, etwa von Telemann, oder auch leichter Jazz oder Swing. Für diesen Zweck sind leichte, beschwingte Stücke geeigneter als langsame, meditative Musik wie sie beim »Superlearning« eingesetzt wird, weil die »Background«-Musik anregend, aber nicht ablenkend wirken soll.

Die bisher erwähnten Musikbeispiele sollen natürlich keine Richtlinien, sondern allenfalls Einstiegshilfen für diejenigen sein, die hier Neuland betreten. Wenn Sie in Ruhe und Aufmerksamkeit Musik anhören wollen, sollten Sie einige Punkte beachten:

Sorgen Sie zunächst dafür, daß Sie nicht gestört werden, setzen Sie sich bequem hin und genießen Sie die Ruhe. Versuchen Sie nun, sich zu entspannen und sich auf das Stück einzustimmen. Schalten Sie möglichst alle störenden Gedanken ab, und lassen Sie sich vom Klang ausfüllen. Ruhen Sie danach kurz, und lassen Sie die Musik in sich nachklingen. In dieser Intensität sollten Sie Musik aber nicht mehrere Stunden nacheinander hören, da Ihr Aufnahmevermögen stark beansprucht wird. Eine mögliche Überreizung kann die Wirkungen ins Gegenteil verkehren.

Dieses konzentrierte Musikhören muß nicht nur passiv-aufnehmend sein, es läßt sich auch mit verschiedenen körperlichen Übungen verbinden. Am Anfang des Kapitels fanden Sie bereits ein Beispiel, das man natürlich auch auf andere Musik-Stilrichtungen anwenden kann. Wie auch beim »Dirigieren«, erfahren Sie eine belebende und stärkende Wirkung, wenn Sie die Musik laut stellen, durch die Wohnung gehen und rhythmisch dazu mit den Fersen aufstampfen, so dies der liebe Nachbar zuläßt. Sie können bei melodiebetonten Stücken auch mitsummen oder mitsingen, dadurch werden die inneren Resonanzräume geöffnet, und Sie spüren den Klang körperlich.

Darüber hinaus gibt es eine Vielzahl von Meditationsübungen zur Musik, die allerdings oft den stimulierenden, aufbauenden Aspekt außer acht lassen, zugunsten der geistigen Versenkung.
Eine einfache Übung zu ruhiger Flötenmusik sei hier erwähnt:

◇ Setzen Sie sich im Lotos- oder Schneidersitz auf den Boden, Rücken gerade, und lassen Sie zur Musik Ihren Atem fließen. Beobachten Sie ihn.

◇ Stellen Sie sich Ihren Körper als weit und leer vor, füllen Sie ihn dann mit der Musik, lassen Sie sie durch Ihren Körper fließen, zusammen mit Ihrem Atem.

Diese Übungen gibt es in ähnlicher oder abgewandelter Form schon lange und in den verschiedensten Kulturkreisen. Ihnen allen liegt mehr oder weniger das gleiche Prinzip zugrunde: Einstimmung des *ganzen* Menschen auf die Musik, oft mit Hilfe analoger, dazu passender Bewegungen oder Körperhaltungen, Volkstänzen der verschiedenen Kulturen. Es gibt natürlich eine Vielzahl von Variationen, besonders auch gemeinsam mit Partnern. Jede Art von eigener Aktivität in Zusammenhang mit Musik kann eine große Bereicherung sein. Wenn Sie zum Beispiel ein Konzert besuchen, bewirken das gemeinsame Hören und die Wechselwirkung zwischen Musikern und Publikum oft eine viel bessere Einstimmung auf die Musik. Ihren persönlichen Zugang könnten Sie natürlich vor allem durch eigenes Musizieren und Tanzen erweitern; selbst wenn dies für Sie völlig neu ist, sollten Sie sich nicht einseitig auf das Hören beschränken und einmal in dieser Richtung einen Versuch unternehmen (Tanzkurs, Laienchor, Instrumentalunterricht). Durch Ihre eigene Betätigung werden Sie Musik noch bewußter wahrnehmen können.
Seit es Musik gibt, ist noch ein ganz anderer Aspekt der Musik, nämlich der mystisch-religiöse und spirituelle, im Vordergrund gestanden und war Gegenstand vieler Spekulationen. Nicht nur der Orient kennt viele religiöse Gemeinschaften, etwa bestimmte Derwischorden, die die Suche nach Erkenntnis, dem Gotteserleben und das Streben nach spiritueller Befreiung und Erleuchtung mit zum Teil ekstatischer Musik zu fördern suchen. Auch spricht die Esoterik von »objektiver Musik«, die auf geheimnisvolle Weise fähig sein soll, dem Unbewußten Informationen über die »höheren Dimensionen« des Lebens zu vermitteln. Wer sich darin vertiefen möchte, wird mit einer Vielfalt von Büchern konfrontiert, die sich hauptsächlich darum bemühen, zu musikalischen Wirkungen seelisch-spirituell-kosmische Analogien und Zusammenhänge aufzuzeigen und herzustellen.

Vielleicht ist in diesem Zusammenhang ein frappierendes Beispiel aus der Verhaltensforschung für Sie von Interesse: George Leonard beschreibt in seinem Buch »Der Rhythmus des Kosmos« die Studie Dr. Condons, eines amerikanischen Verhaltensforschers, der Gespräche jeweils zweier Personen filmte und sekundenlange Ausschnitte dieser Filme quasi »unter dem Mikroskop« betrachtete. Er untersuchte auf jedem einzelnen Bild (48 pro Sekunde) die Gestik des Sprechers und des Zuhörers und den zeitlichen Zusammenhang zwischen Sprech- und Bewegungsabläufen. Zunächst stellte er eine Übereinstimmung zwischen Worten und Gestik der Sprecher fest, dann stieß er auf ein überraschendes Phänomen: Auch der Zuhörer bewegte sich jeweils synchron zu den Worten und der Gestik des Sprechenden, ohne jede zeitliche Verzögerung. Als ob die beiden eine absolute Einheit bilden würden. Wenn ein Sprecher eine Pause machte, deckte sie sich zeitlich genau mit einer Unterbrechung in der Gestik des Zuhörenden. Und all dies unabhängig davon, ob sich die beiden schon vorher kannten oder nicht.
Zwischen zwei Gesprächspartnern besteht offenbar eine Art Resonanz, eine Form von Kontakt, die nichts mit verbalen, vernunft- oder emotionsbestimmten Inhalten des Gesprochenen zu tun hat. Das gleiche Phänomen stellte Dr. Condon bei Neugeborenen fest, die der Stimme ihrer Mutter lauschten. Anscheinend sind Klänge, auch die der menschlichen Stimme, nicht nur Träger von Botschaften, die bedeutsamer sein können als verbale Inhalte, sondern sie bewirken auch, daß der Hörer sich auf eine bestimmte »Wellenlänge« einschwingt.
Wenn man diese Experimente auf den ähnlichen Vorgang des Musikhörens überträgt, kann man erahnen, wie tiefgreifend die Wirkungen von Musik sein können: »In jedem Ding ist ein Lied«.

Lärm

Eine Szene: Frau Meier, 42 Jahre alt, von Beruf Hausfrau, sitzt im Wohnzimmer vor dem Fernseher. Das Telefon schrillt. Sie springt auf: »Hallo, hier Meier... Wie bitte?... Moment, ich stelle den Fernseher leiser... so... was sagten Sie?... Eine Befragung für die Lärmforschung?... Probleme mit Lärm? Ach, woher denn, wir wohnen in einer ganz ruhigen Straße... ja... bitte, Wiederhören!« Sie setzt sich, stellt den Fernseher lauter, springt aber gleich wieder auf, um die Tür zum Badezimmer zu schließen, wo die Waschmaschine gerade den Schleudergang einlegt. Das allmählich lauter

werdende Geräusch eines startenden Flugzeugs bemerkt sie gar nicht. Sie seufzt und denkt: »Lärmforschung. Gottseidank sind die Nachbarn gestern mit dem Renovieren fertig geworden. War das ein Gehämmere! Endlich Ruhe!« Das Flugzeug entfernt sich. Aus der Küche hört man jetzt das Surren des Kühlschranks. Über ihrem Kopf das Trappeln der Nachbarkinder. Draußen hupt ein Auto, weil Oma Lindner die Straße zu langsam überquert...
Rund um die Uhr sind wir von Geräuschen umgeben, die durch ihre Intensität, Lautstärke und Frequenz eine Wirkung auf unser Wohlbefinden ausüben. Als störend empfinden wir meist nur diejenigen Geräusche, die nahe an der Schmerzschwelle liegen, und nur solche bezeichnen wir im allgemeinen als Lärm. In diesem Kapitel soll es aber auch um den »leisen Krach« gehen, um den Lärm, der uns gar nicht bewußt wird, gleichwohl ständig beeinflußt, wie das laufende Radio im Hintergrund, der tropfende Wasserhahn, der ferne Hauptstraßen-Verkehr. Gehör und Sehkraft sind an folgende Arbeitsteilung gewöhnt: Das Ohr steht mehr in Verbindung mit der rechten Hälfte unseres Gehirns, die hauptsächlich unterbewußte Eindrücke verarbeitet, das Auge mehr mit der linken Hemisphäre, in der Wahrnehmungen eher rational und handlungsorientiert umgesetzt werden. Auf akustische Störungen reagieren wir daher oft erst bei Annäherung an die Schmerzschwelle, während die Psyche schon längst auf den Negativreiz »leisen Lärms« geantwortet hat, etwa in Form unbestimmter Gereiztheit, von Kopfschmerzen oder anderen körperlichen Symptomen. Erschwerend kommt hinzu, daß unsere akustische Toleranzschwelle, vor allem der Stadtbewohner unter uns (in Mitteleuropa die Mehrzahl), im Laufe der Industrialisierung erheblich gestiegen ist, so daß uns oft die Abwesenheit auch des leisen Lärms bei einem Spaziergang im Wald deutlicher zu Bewußtsein kommt als Dauergeräusche in der gewohnten Umgebung. Wir »hören« dann die Stille. Damit Sie Lärmbelästigungen, vor allem dauerhafter Art, reduzieren oder gar vermeiden können, müssen Sie zuerst einmal Ihr »dickes Fell« ablegen. Versuchen Sie folgendes: Unterbrechen Sie für ein paar Minuten Ihre Tätigkeit, und horchen Sie nur auf die Geräusche in Ihrer Umgebung. Lokalisieren Sie sie und beobachten Sie, ob und wie diese Geräusche angenehm oder störend wirken. Wechseln Sie nun den Platz, gehen Sie zum Beispiel in einen anderen Raum, und versuchen Sie, die Veränderung der Akustik zu spüren. Diese Übung sollten Sie zu verschiedenen Tageszeiten machen, auch nachts, und an verschiedenen Orten (zu Hause, am Arbeitsplatz, möglichst auch dann, wenn Sie unter innerem Streß stehen).

Durch diese Sensibilisierung werden Sie einigen leicht zu identifizierenden Auslösern von Unruhe und Spannung auf die Schliche kommen.
Schlafstörungen beispielsweise sind häufig eine Nachwirkung von Dauerlärm während des Tages. Gerade wenn Sie in der Großstadt leben, einen modern eingerichteten Haushalt haben und einen anstrengenden Beruf ausüben, sollten Sie diese Übung öfter wiederholen. Nur was Sie am eigenen Leib und bewußt als störend empfunden haben, wird Sie dazu veranlassen, sich zu wehren und Maßnahmen zu ergreifen. Gerade der Kampf gegen Lärm erfordert das Aufbrechen einer extremen Gewöhnungshaltung, um gegen ihn anzugehen.
Einige Tips zum Schutz gegen lauten und leisen Lärm:

In der Wohnung
Wenn möglich, betreiben Sie laute Haushaltsgeräte in einem separaten Raum (Waschmaschine, Schleuder, Spülmaschine) oder in Ihrer Abwesenheit. Legen Sie jeder dieser Maschinen vibrationsdämpfendes Material unter (Filz etc.).
Wenn es die Finanzen erlauben: Legen Sie Ihre Wohnung mit Teppichboden aus. Schallschutzfenster bieten heute guten Schutz gegen Außenlärm, erfordern aber andere Lüftungsgewohnheiten. Richten Sie einen Raum als »Ruhezone« ein, ohne Fernseher, Telefon, Geräte; verkleiden Sie ihn mit Dämmaterialien, etwa Holz. Nützen Sie diesen Raum als Schlafzimmer und vielleicht auch als Arbeitsraum. Es gibt keinen Grund, warum man das Schlafzimmer entgegen unserer Gewohnheit nicht auch als in den Tageslauf integrierten Raum nutzen sollte! Meistens hat man ohnehin dafür das in der Wohnung ruhigste Zimmer gewählt.

Am Arbeitsplatz
Soweit dies möglich ist, Dauergeräusche abstellen. Wenn Sie genau »hinhören«, werden Sie sicherlich Möglichkeiten zur Geräuschreduzierung entdecken (und wenn es nur eine Gummileiste an der Tür ist, die ihr lautes Zuschlagen verhindert). Arbeiten Sie nie über längere Zeit ohne Ohrenschutz an lauten Maschinen, selbst wenn die Schmerzgrenze subjektiv noch nicht erreicht ist. Verbringen Sie Pausen an einem ruhigen Ort.

Bei der Anschaffung von neuen Geräten im Haushalt – und auch am Arbeitsplatz, sofern Sie ein Mitspracherecht geltend machen können – sollten Sie unbedingt auf die Geräuschentwicklung achten.

Schon bei elektrischen Schreibmaschinen gibt es bei gleichem Preis und gleicher Qualität erhebliche Unterschiede. Die gesetzlichen Bestimmungen zum Lärmschutz am Arbeitsplatz sind leider zum größten Teil unzureichend, werden teils nur schlampig eingehalten und hinken der Lärmforschung hinterher. Nach Angaben des bayerischen Landesinstitutes für Arbeitsschutz stehen Lärmschäden an der Spitze aller Berufskrankheiten; jeder zehnte Arbeitnehmer in der Bundesrepublik Deutschland ist durch Lärm gesundheitlich beeinträchtigt.

Denken Sie aber auch an die Kehrseite der Medaille: Wenn Sie beispielsweise intensiv geistig arbeiten, in ruhiger Atmosphäre, sollten Sie einen eher »lauten«, körperbetonten Ausgleich zur Entspannung suchen (Tanzen, Heimwerken, Sport, Musizieren, u. a.). Auch wenn Sie häufig starken Lärmreizen ausgesetzt sind, kann die eigene, laute, aber angenehme Betätigung einen Ausgleich zur sonstigen Lärmbelästigung darstellen; so überwinden Sie am besten den zermürbenden Streßeffekt, der sich oft bei Dauerlärm einstellt.

Hier nun eine kleine Geräusch- und Lärmtabelle. Die Werte sind in dB(A) angegeben (Dezibel). Ein dB(A) ist das leiseste für den Menschen noch hörbare Geräusch. Dezibel ist eine logarithmische Einheit, das heißt: Ein Anstieg um 10 dB(A) bedeutet eine Verdoppelung der Lautstärke. Die Tabellenwerte sind also nicht so harmlos wie sie aussehen.

Flüstern	20
Tropfender Wasserhahn	30
Leise Unterhaltung	40
Kühlschrank	45
Regen	50
Normales Gespräch und Vogelzwitschern	60
Waschmaschine, Staubsauger	70
Stadtverkehr, Streitgespräch und Cocktailparty	80
Autobahn, schreiendes Kind	90
Laute Motorengeräusche	100
Rockkonzert, Diskothek	110
Lauter Donner, Preßlufthammer	120
Flugzeug beim Start	130
Düsenjäger beim Durchbrechen der Schallmauer	150
Raketentriebwerke	180
Geräuschwaffen	200

Zusammenfassend kann man auf der Tabelle fünf Bereiche nach ihren Wirkungen unterscheiden:

0– 30 dB(A):	Störende Wirkung auf Kranke und lärmempfindliche Menschen.
30– 60 dB(A):	Belästigende Wirkungen psychischer Natur, nahezu jeden betreffend.
60– 90 dB(A):	Gefährdung der Gesundheit durch psychische und vegetative, dem Willen nicht unterworfene Wirkungen.
90–120 dB(A):	Gesundheitsschäden durch psychische, vegetative und spezifisch das Ohr schädigende Einwirkung.
über 120 dB(A):	Zerstörung der Gesundheit durch psychische, vegetative und organverletzende Wirkungen.

Bei etwa 120 dB(A) liegt auch die Grenze, ab der Lärm als körperlicher Schmerz empfunden wird. 180 bis 200 dB(A) wirken tödlich. Lärmreizen in den oberen Dezibelbereichen darf man sich nicht über längere Zeit hinweg aussetzen. Ein typisches Beispiel für vegetative Schäden beschreibt Max Bajog in seinem Buch »Schach dem Lärm«. Versuchspersonen wurden neben eine Motorsäge mit 90 dB(A) gestellt und gleichzeitig medizinisch untersucht. Dabei wurden erhebliche Kreislaufstörungen festgestellt: Aufgrund eines erhöhten Strömungswiderstandes in den Arterien halbierte sich das Herzschlagvolumen der Versuchspersonen, gleichzeitig stieg der Blutdruck bedenklich an. Als Folge einer Langzeitbeschallung wäre eine Arterienverkalkung zu erwarten, was sich in Tierversuchen auch bestätigte.

Kalifornische Lärmforscher stellten in unmittelbarer Nähe von Flughäfen eine extreme Häufung von Bluthochdruck, Schwindel und motorischen Störungen bei der Bevölkerung fest, ganz abgesehen von einem generellen Hörverlust. Diese Art von Dauerlärm ist um so tückischer, als gleichzeitig ein gesunder Schutzinstinkt verlorengeht und die Betroffenen sich überhaupt nicht geschädigt fühlen. Aus Untersuchungen amerikanischer Umweltforscher weiß man, daß Stammgäste von Diskotheken und sogar langjährige Orchestermusiker nur einen kleinen Frequenzbereich hören können: Beide Personengruppen sind stundenlang »Lärm« im vierten Dezibelbereich ausgesetzt. Diamonds Deltamuskeltest zeigt ebenso wie die Messung durch EKG und von Atem- und Pulsfrequenz, daß sehr laute Geräusche eine schwächende Wirkung haben, selbst wenn sie subjektiv als angenehm oder mental empfunden werden. Weitere Untersuchungen haben ergeben, daß Gehörlose sehr viel sensibler auf Lärm reagieren als Menschen mit »normalem« Gehör und ihn auch früher als schmerzhaft empfinden. Offenbar wird der Schall, wie schon angedeutet, nicht nur vom Ohr aufgenommen, sondern über die Körpermeridiane und den Tast- beziehungsweise Vibrationssinn, der bei gehörlosen Menschen natürlich viel stärker mit dem Bewußtsein gekoppelt ist. Wissenschaftler berichten über Gehörlose, die ihre Hände auf ein Radiogerät legten und ihre Wahrnehmungen in bezug auf Instrumentation, Klangfarben, Stimmungen und An- und Abschwellen der Musik so differenziert wiedergeben konnten, daß man den Vibrationssinn als eine Art zweites Gehör ansehen muß. Auch Lärm wirkt so auf mehreren Ebenen auf uns ein, und der Glaube, daß Unempfindlichkeit einen Schutz vor den Wirkungen bietet, ist eine Täuschung. Das wäre etwa vergleichbar mit einem Menschen, der sich den Geschmackssinn operativ betäuben läßt, um sich vor den Wirkungen von »bitter« zu schützen. Manchmal ist es erschreckend, welch hohen Preis wir zu zahlen bereit sind, nur um nicht das Leben als das zu erkennen, was es ist: ein endloses Abenteuer und eine endlose Herausforderung. Es ist durchaus möglich, vom Sklaven der Umstände, der »Sachzwänge«, der eigenen Vorurteile, der selbstgesteckten inneren und äußeren Grenzen zu ihrem Herrn zu werden, ein selbstbestimmender Mensch zu werden, ganz gleich, in welche »Umstände« man hineingeboren wurde. Diese Kunst wird nur leider an keiner Universität gelehrt.

Schützen Sie sich vor lautem und leisem Lärm. Aber vor allem: Lernen Sie Ihre Ohren zu gebrauchen. Die Welt nur mit den Augen wahrzunehmen, macht sie kleiner, als sie ist.

Literaturnachweis

Bajog, »Schach dem Lärm«, München/Zürich 1979
Behrendt, »Nada Brahma«, Frankfurt 1983
»Das große Jazzbuch«, Frankfurt 1981
Diamond, »Lebensenergie in der Musik«, Südergellersen 1983
»Der Körper lügt nicht«, Freiburg 1983
Grunwald/Marschner, »Musik als Therapie oder Störfaktor«, Heidelberg 1980
Halpern, »Klang als heilende Kraft«, Freiburg 1985
Kayser, »Akróasis«, Basel 1946
Leonard, »Der Rhythmus des Kosmos«, München 1980
Linke, »Heilung durch Musik?«, Wilhelmshaven 1978
Pontvik, »Heilen durch Musik«, Zürich 1981
Schrödter, »Geheimnisse der Düfte – Farben – Töne«, Freiburg 1963
Wolfgart, »Das Orff-Schulwerk ...«, Berlin 1971

Adressen und Bezugsquellen

Ernährung

DEMETER, Fenchelstr. 14, 7000 Stuttgart 75, Tel. 0711/4411025
Informationsschriften Ernährung

ALLOS, Walter Lang, 2841 Mariendrebber
Zu empfehlen ist die »Honigbroschüre«, die der Imkerhof ALLOS verteilt. Sie erfahren alles Wichtige über den Honig, von seiner Entstehung über Ernte, Lagerung, Inhaltsstoffe und Qualitätskriterien bis zu ausführlichen Darlegungen über Wert und Nutzen des Honigs für unsere Gesundheit.

Licht/Farben

Bio-Licht, Gerold Kurz, Römerstr. 15, 8261 Winhöring, Tel. 08671/3611
True Light Lampen und Zubehör

All Lothar Tücks, Duisburger Str. 77, 4000 Düsseldorf, Tel. 0211/490609
True Light Beleuchtung-Vertrieb

Wohnraum

Institut für Baubiologie und Ökologie,
Prof. Dr. Anton Schneider, 8201 Neubeuern
Forschung, Wohnumwelt- und Baustoffuntersuchungen.

OASE, Gartenfeldstr. 20, 5500 Trier
Biologische Bodenbeläge

Biologisches Zentrum, Kötztinger Str. 4b, 8400 Regensburg

Biologische Baustoffe GmbH, Rosenaustr. 25a, 6072 Dreieich

ANCON GmbH, Ginsterring 4, 2111 Handeloh-Höckel
Baubiologische Häuser

LIVOS, Postfach 233, 3123 Bodenteich, Tel. 05824/1087
Lasur- und Farbentechnik auf pflanzlich-biologischer Basis. Ihre besondere Spezialität sind Holzbehandlungsmittel (Imprägnierung, Farben, Lasuren, Wachse, Lacke, Öle) und Mittel für Wände, Fußböden, Eisen und Stahl. Die verwendeten Grundstoffe sind genauestens auf ihre Qualität geprüft.

Dr. Neumann – Physikalisches Labor, Kaltenbrunner Str. 17a, 8000 München 71
Formaldehyd- und Schadstoff-Messungen
Luftreinigungsgeräte

Bio-Rondom GmbH, Dillstr. 1, 8000 München 40, Tel. 089/33 66 22
Biologische Baustoffe

Kokosvaeverie, Blutenburgstr. 82, 8000 München 19, Tel. 089/19 19 05
Natürliche Bodenbeläge

AURO, Postfach 1220, 3300 Braunschweig, Tel. 0531/89 50 86
Naturfarben

INGENIEUR SOZIETÄT, Dorfelder Str. 7, 6000 Frankfurt 60, Tel. 069/46 80 21
Die INGENIEUR SOZIETÄT bietet eine breite Palette von Leistungen auf dem Gebiet der Umwelttechnik und der Baubiologie an: Von der Bestimmung der Luftqualität in Innenräumen über Material-, Staub-, Boden- und Wasseranalysen bis zur biologischen Sanierung von Häusern und der Projektierung von Neubauten.

Firma Aßmus, Postfach 30, 7121 Ingersheim 1, Tel. 07142/69 04
Holzbetten, Kleidung aus Naturstoffen.

Öko-Test Magazin, Forstbergstr. 7, 6107 Reinsheim
Empfehlenswerte Publikation

ORIGO Natursachen, Heilige-Geist-Str. 14A, 4350 Recklinghausen, Tel. 02361/ 2 41 28
Im Hof 11/2, 7070 Schwäbisch Gmünd, Tel. 07171/6 58 51
Vieles unter einem Dach: Bettsysteme, Matratzen, Möbel (Wohn-, Schlaf- und Kinderzimmer), Naturkosmetik, Natürliche Reinigungs- und Putzmittel, Farben, Lampen.

Firma Bio-Pin,Kanalweg 14, 2940 Wilhelmshaven, Tel. 04421/20 20 68
Bienenwachspräparate

Biologa, Hans Reichner,
Imber 2, 7770 Überlingen-Goldbach, Tel. 07551/54 98
Die Firma Biologa vertreibt eine Vielzahl baubiologischer Produkte, besonders auf dem Gebiet des gesunden Elektroklimas.

AGATHOS Naturfarben, Postfach 1155, 2863 Ritterhude, Tel. 04292/30 82
Agathos stellt eine breite Palette von Naturfarben und -lasuren auf Leinölbasis her. Bei der Produktion finden Grundstoffe wie Naturharz, Naturwachs, andere pflanzliche Öle und Erdpigmente Verwendung. Die Nachteile der traditionellen Leinölfarben, z. B. die langsame Trocknung, hat man inzwischen in den Griff bekommen. Ebenfalls angeboten werden in hoher Qualität Naturharzdispersionsfarben und -streichputze für Innenräume und wasserverdünnbare Holzlasuren.

Firma Nielsen GmbH,Körnerstr. 2, 8000 München 5, Tel. 089/2021608
Baubiologische Beratung und Projektierung.

Biologische Insel, Rheintalstr. 36–39, 6830 Schwetzingen-Hirschacker, Tel. 06202/ 30 16
Die »Biologische Insel« zählt zu den größten baubiologischen Beratungs- und Einkaufszentren.

Luft/Düfte

Barth & Stöcklein, Ingolstädter Str. 61h, 8000 München 46, Tel. 089/31 61 96
Großhandel für Luftbefeuchter aller Typen. Gute Beratung.

LSL Air Ion GmbH, Nahlstr. 4, 3500 Kassel, Tel. 0561/777055
Als einzige Firma Deutschlands vertreibt LSL Ionisatoren der Firma AMCOR, Geräte, die bei unseren Tests am besten abgeschnitten haben, was Leistungsfähigkeit und Sicherheitsbestimmungen (geringer Ozonausstoß, Erdung etc.) betrifft. Im Gegensatz zu den üblichen Ionisatoren, bei denen die negativen Ionen aus kleinen Nadeln austreten (rasche Verschmutzung), werden die Ionen bei diesen Geräten über Carbonfasern produziert, die keinem Verschleiß ausgesetzt sind. Angeboten werden vier Gerätetypen für Räume bis zu $100 m^2$.

Vital-Versand Tien, In der Märsch 10, 4460 Nordhorn
Raumluftreiniger nach dem Ionisatorprinzip

PRIMAVERA, 8961 Sulzberg, Tel. 08376/704
Für jeden Tropfen Öl, der das Haus verläßt, wird die Garantie absoluter Reinheit gegeben: wie wir gezeigt haben, ist das von entscheidender Bedeutung. Darüber hinaus wird eine bunte Vielfalt von Duftlampen angeboten, die jeden Geschmack zufriedenstellen dürften.

Fachschriftenverlag GmbH, Postfach 1329, 7012 Fellbach
Fachschriften zum Thema »Richtig bauen, richtig heizen«.

Unsere Haut...

CONLEI Biotechnologie, Postfach 1242, 2060 Bad Oldesloe
Die Firma CONLEI ist »zuständig« für alles, was mit umwelt- und hautfreundlicher Körperpflege und mit im Haushalt verwendeten Reinigungs- und Putzmitteln zu tun hat.

Dr. Hauschka GmbH, 7325 Eckwalden/Bad Boll
Haut- und Körperpflege

Weleda AG, Postfach 1309, 7070 Schwäbisch Gmünd
Großes Naturkosmetik-Programm

Bienenhof, J. & M. Drasch, Mooslängstr. 19, 8039 Puchheim
Kosmetische Produkte auf Bienenwachs und -honigbasis.

Aura Perfumes, Postfach 3001, 5377 Frauenkron

Aromatische Essenzen, Maximiliane Würstl, Postfach 15 22 22, 8000 München 15
Ätherische Öle für die Aromatherapie und die natürliche Hautpflege. Eine Besonderheit sind ihre Öldiffusoren: Öllampen, die die Essenzen rein und ohne Zugabe von Wasser in die Luft abgeben.

Firma Aßmus, Postfach 30, 7121 Ingersheim 1, Tel. 07142/6904
Kleidung aus Naturfasern ohne jede Kunststoff-Beimischung. Angeboten werden auch eine Auswahl von Bettstellen, Matratzen, Bettwäsche, Holzkämmen, Pflegemittel.

Martina Gebhardt, Wessobrunner Str. 8, 8911 Issing, Tel. 08794/679
Naturkosmetika

Shakti, Bahnhofstr. 12, 8261 Polling
Schuhvertrieb

HOCOSA, CH-5745 Safenwil
Herstellung und Vertrieb hochwertiger Damen-, Herren- und Kinder-Unterwäsche. Verwendet werden ausschließlich reine Schurwolle und Seide.

Österreich

Österreichisches Bundesinstitut für das Gesundheitswesen, Stubenring 6, A-1010 Wien

Österreichischer Verbraucherverband, Postfach 185, A-1020 Wien

Österreichisches Institut für Baubiologie, Landstraßer Hauptstraße 67, A-1030 Wien

Verein für Konsumenteninformationen, Mariahilferstraße 81, Münchner Hof, A-1070 Wien

Institut für Chemie und Umwelt, A-2123 Kronberg 124

Informationszentrale für Umweltschutz, Universitätsplatz 4, A-8010 Graz

Institut für Umweltforschung im Forschungszentrum Graz, Elisabethstr. 11, A-8010 Graz

Schweiz

Zentrum für Technologie und Sozialökonomie, Schwendistr. 12, CH-4438 Langenbruck

Oekos, Beratungsgemeinschaft für angewandte Ökologie, Mainaustr. 32, CH-8008 Zürich

Eidgenössische Forschungsanstalt für Obst-, Wein- und Gartenbau, CH-8820 Wädenswil

Form & Statik, Postfach 136, CH-3700 Spiez
Baubiologische Beratung, Neubau- und Renovierungskonzepte.

Die Autoren

Dr. med. Harald Kinadeter

Harald Kinadeter arbeitet als niedergelassener Arzt für Allgemeinmedizin in München. Der Schwerpunkt seiner breitgefächerten schulmedizinischen Ausbildung liegt auf der Kardiologie. Seit seiner Doktorarbeit befaßt er sich mit Streß und der Problematik von Konflikt und Zerrissenheit. Ein gesunder Mensch stellt für ihn eine Einheit von Körper, Psyche und Geist dar. Als Lehrer in einer Karateschule begreift er die Kampfkünste als einen Weg zu dieser Einheit. Darüber hinaus beschäftigt er sich mit den therapeutischen Möglichkeiten von Licht und Farbe. Seine gegenwärtige publizistische Tätigkeit umfaßt Veröffentlichungen über Ernährung, Grundlagen der Gesundheit sowie zur Prophylaxe von Herzinfarkt und Schlaganfall.

Wolfgang Möhring

Wolfgang Möhring ist ausgebildeter Heilpraktiker mit eigener Praxis in München. Zu den Schwerpunkten seiner Arbeit zählt die chinesische Medizin (Akupressur), die Aromatherapie und die Beeinflussung unserer inneren Einstellung über die Körperhaltung. Die langjährige Beschäftigung mit der chinesischen Medizin hat ihm die vorbeugende Gesundheitsberatung zu einem besonderen Anliegen werden lassen. Darüber hinaus leitet er eine Karate-Schule mit der Betonung auf »Karate als geistiger Weg«.

Thomas Poppe

Thomas Poppe ist Übersetzer, Journalist und Sachbuch-Autor. Zu seinen besonderen Interessengebieten zählen solch unterschiedliche Bereiche wie Psychosomatik, vergleichende Religionswissenschaften, interdisziplinäre Aspekte von Medizin, Physik und Erkenntnistheorie. Publikationen: »Schlüssel zum Schloß«, »Die Sufi-Tradition« sowie als Co-Autor bei Büchern über Astrologie, Psychotherapie und Esoterik. Gegenwärtig arbeitet er an Büchern über die Freundschaft, an einem Medizin-Ratgeber und an einer Analyse unseres Justizwesens. Er lebt mit seiner Familie in München.

Stichwortverzeichnis